clave

El doctor **David Perlmutter**, neurólogo y miembro del Colegio Americano de Nutrición, es un orador frecuente en simposios patrocinados por instituciones como el Banco Mundial, la Universidad de Columbia, la Universidad de Nueva York, Yale y Harvard, y trabaja como profesor adjunto en la Escuela de Medicina Miller de la Universidad de Miami. Entre los numerosos galardones que ha recibido cabe citar el Premio Linus Pauling por su enfoque innovador a los trastornos neurológicos; el Premio al Médico del Año de la Asociación Nacional de Alimentos Nutricionales, y el Premio al Humanitario del Año del Colegio Americano de Nutrición.
Mantiene un blog activo en drperlmutter.com y es autor de *Cerebro de pan*, *Alimenta tu cerebro*, *Más allá de tu cerebro*, *Cerebro de pan. Las recetas*, *Limpia tu cerebro* y *Baja el ácido*.

Kristin Loberg es coautora de varios libros, algunos de los cuales se han convertido en best sellers internacionales. Con más de quince años de experiencia, Loberg se ha especializado en la colaboración con científicos e investigadores a los que asesora en la redacción de sus obras. Es miembro de Author's Guild y PEN, e imparte cursos sobre escritura en la Universidad de California en Los Ángeles.

Para más información, visite la página web de la autora:
www.kristinloberg.com

DR. DAVID PERLMUTTER
con KRISTIN LOBERG

Baja el ácido

La nueva ciencia del ácido úrico para perder peso, controlar la glucosa y alcanzar una salud extraordinaria

Incluye la dieta keto LUV ™

Traducción de
Laura Paz

DEBOLS!LLO

Papel certificado por el Forest Stewardship Council®

MIXTO
Papel | Apoyando la silvicultura responsable
FSC® C117695
FSC
www.fsc.org

Penguin Random House Grupo Editorial

Título original: *Drop Acid*

Primera edición en Debolsillo: mayo de 2025

Printed in Spain – Impreso en España

ISBN: 978-84-663-7245-9
Depósito legal: B-4.698-2025

Compuesto en Pleca Digital, S.L.U.
Impreso en Black Print CPI Ibérica
Sant Andreu de la Barca (Barcelona)

P 3 7 2 4 5 9

A las personas, cada vez más numerosas,
que buscan desesperadamente comprender
las causas subyacentes de sus problemas metabólicos

Y al doctor Richard Johnson, cuya cuidadosa y atenta
investigación sobre el ácido úrico en los últimos veinte años
nos proporcionó herramientas nuevas y poderosas
para resolver estos retos relacionados con la salud.
Le agradezco profundamente su guía
en la creación de este libro

Índice

Prólogo 11
Introducción. La prueba del ácido 17

PRIMERA PARTE
Los fundamentos del ácido úrico

1. U definido. La conexión oculta que vincula nuestras dolencias modernas, desde la diabetes hasta la demencia 41
2. La supervivencia del más gordo. Cómo los primates prehistóricos nos codificaron con el gen de la gordura 74
3. La falacia de la fructosa. Cómo el ácido úrico amplifica la amenaza 102
4. La bomba U en el cerebro. El papel emergente del ácido úrico en el deterioro cerebral 133
5. Lluvia ácida. Cómo el sueño, la sal, la psoriasis, los productos del mar y el sedentarismo se conectan con el ácido úrico 152

6. Los nuevos hábitos de LUV. El poder de cinco suplementos clave, la tecnología de los monitores continuos de glucosa y de la restricción en los tiempos de alimentación para reducir el ácido . . . 183

SEGUNDA PARTE

Vuelta en U. El plan de acción LUV

7. Preparación a LUV. Enciende motores 217
8. Semana 1: Modificaciones alimentarias para bajar los niveles úricos. Cómo renovar tu metabolismo con la dieta LUV 230
9. Semana 2: Los compañeros de LUV. Sueño, movimiento, naturaleza y ventanas de alimentación 263
10. Semana 3: Una dulce oportunidad. Aplica LUV y vive bien 285
11. Recetas de LUV 299
Desayuno 302
Comida 313
Cena 322
Aperitivos 336
Bebidas 341

Epílogo 345
Agradecimientos 353
Notas 355

Prólogo

La primera edición de este libro se publicó en Estados Unidos pocos días antes de que un nuevo y mortífero coronavirus asolara el globo. La ansiedad, el pánico y el estrés colectivo que inundaron la sociedad —y que se sumaron a todo lo que la gente ya estaba soportando— solo han reafirmado la relevancia, la fuerza y la necesidad de nuestro mensaje. Es un mensaje que se centra en distanciarnos del miedo, mejorar nuestra capacidad de tomar buenas decisiones, encontrar estabilidad en nuestros patrones de pensamiento y en nuestras acciones, comportarnos de forma que aumente nuestra resiliencia física y mental y reconocer el poder sanador de la empatía. Como describimos en *Limpia tu cerebro*, cuando utilizamos la empatía, todos ganamos.

La pandemia del covid-19 suscita un número incalculable de preguntas para las que todavía no tenemos una respuesta satisfactoria. Solo estamos comenzando a comprender la biología y la personalidad de este virus. Su rápida propagación ha puesto al descubierto enormes lagunas en nuestro conocimiento y en la infraestructura médica, discrepancias entre comunidades, y el efecto abrumador de las decisiones de una persona sobre la salud de muchas. Al mismo tiempo, la pandemia ha generado solidaridad mundial y colaboración científica.

Aunque, principalmente, el foco se ha puesto en las consecuencias físicas directas del virus, también está claro que moverse en este nuevo entorno está causando una tensión psicológica generalizada. Un estudio de marzo de 2020 reveló que el 36 % de los estadounidenses adultos ya estaba sintiendo un efecto palpable en su salud mental debido al coronavirus. Cuando se encuestó a 1.210 ciudadanos chinos sobre su salud mental a principios de 2020, más de la mitad consideró que el impacto psicológico del covid-19 era de moderado a severo. Otro estudio realizado por Harris Poll detectó que la soledad ha aumentado de manera significativa: el 44 % de los estadounidenses se siente ahora más solo que nunca debido, sobre todo, a la pandemia de coronavirus. Y más de la mitad de los estadounidenses (el 52 %) desearía recibir recomendaciones sobre cómo cuidar mejor de su salud mental durante estos tiempos. Teniendo en cuenta cómo han cambiado nuestras vidas hasta la fecha, lo más probable es que sufriremos réplicas psicológicas —y económicas— del covid-19 durante décadas.

Lo cierto es que es posible que tengamos que vivir con las consecuencias físicas y mentales de este virus durante un tiempo. La buena noticia es que cada uno de nosotros puede actuar ya para abordar este problema, prosperar a pesar de la impredecibilidad y conservar la salud, la seguridad y el bienestar (en especial, el bienestar mental). El primer paso es optimizar el cerebro para pensar de forma clara y consciente. Gracias a este proceso, podremos mitigar nuestros miedos y fortificar la resistencia contra todo tipo de enfermedades. Las propuestas con un respaldo científico que describimos y enseñamos a aplicar en la vida diaria —limitar la exposición a las noticias, desarrollar prácticas de atención plena, aprovechar las fuentes fidedignas de las redes sociales, crear hábitos de descanso y de alimentación más saludables y pasar más tiempo en contacto con la naturaleza— serán útiles para renovar el cuerpo y reconectar con el cerebro para poder vivir en esta nueva normalidad de forma fácil y sin temor.

En la lucha contra este enemigo invisible hemos perdido temporalmente parte de nuestra libertad. Pero seguimos teniendo en las manos la decisión de cómo retomamos nuestra vida. Sí, debemos reconocer que hay problemas. Pero también que tenemos que buscar nuevas oportunidades de crecimiento. Cuando invertimos en nuestra mente y nuestra salud, nos convertimos en la mejor versión de nosotros mismos en todo lo que hacemos, y nos enfrentamos más fácilmente a los problemas. Esperamos que este libro aporte bienestar y fuerza para superar este periodo.

Drs. David y Austin Perlmutter,
abril de 2020

La salud perfecta vale más que el oro; un cuerpo sano antes que la riqueza.

Eclesiastés 30:15

Introducción

La prueba del ácido

Desde ahora estás empoderado.

TOM WOLFE,
Ponche de ácido lisérgico

Si has llegado aquí en busca de una secuela del clásico de la contracultura de los años sesenta de Tom Wolfe sobre aventuras con el uso de drogas psicodélicas, estás en el lugar equivocado. El ácido del que hablamos en este libro es otro totalmente distinto, uno que implica tener el control de la salud y sentirse empoderado para disfrutar una vida plena, larga y emocionante, con un cuerpo en forma y una mente despierta hasta el último momento. Quizá nunca hayas oído hablar del ácido úrico ni hayas pensado en este compuesto metabólico fuera del papel que desempeña en la gota y los cálculos renales. Si es así, no es culpa tuya, porque ese ha sido el mensaje durante años. Prepárate: le daré al término «ácido» un nuevo significado. Tu cuerpo y tu cerebro te lo agradecerán.

En el otoño de 2020, durante la pandemia de covid-19 que seguía azotando al mundo, yo corría mientras escuchaba uno de mis pódcast favoritos: *The Drive*, del doctor Peter Attia.[1] Siempre lo hago mientras corro; es tanto ejercicio para la mente como para el cuerpo y el cerebro. En aquel día en particular, las palabras del invitado del doctor Attia me impactaron. El doctor Richard «Rick» Johnson, profesor de nefrología de la Universidad de Colorado, básicamente estaba dando una cátedra de ácido úrico y revelando la impactante conexión de este metabolito tan subestimado y poco conocido con la salud metabólica en general, además de sus propios efectos biológicos en cadena, que pueden influir en casi todas las enfermedades y los achaques que te puedas imaginar. Con frecuencia se describe el ácido úrico como un «producto de desecho» del metabolismo, inerte e inofensivo, que se suele excretar por la orina (y por las heces, aunque en menor cantidad). Se descarta como un subproducto accesorio e insignificante de nuestra biología normal, pero es de todo menos poco digno de atención. Se encuentra en el centro de los mecanismos reguladores implicados en los procesos metabólicos más básicos. Cuando estos procesos metabólicos se desequilibran, terminan manifestándose en forma de problemas de salud, posiblemente los más graves de nuestro tiempo, desde obesidad y resistencia a la insulina hasta diabetes, elevación de lípidos en sangre, hipertensión, enfermedad cardiovascular e incluso deterioro cognitivo y demencia.

Al día siguiente volví a escuchar el pódcast. El mensaje y la información que lo respaldaban eran tan convincentes que enseguida empecé a tomar notas y hacer mi propia investigación en la literatura científica. Me adentré en lo desconocido aunque ilustrativo y satisfactorio. El doctor Johnson es uno de los muchos científicos en el mundo que se ocupan de investigar los efectos del ácido úrico en nuestra vida, sobre todo teniendo en cuenta las dietas modernas atestadas de ingredientes que estimulan la producción de este metabolito.

Mi propia inmersión me llevó a proponer una simple pregunta con una respuesta reveladora:

P: ¿Qué tienen en común la obesidad, la resistencia a la insulina, la diabetes, la enfermedad de hígado graso no alcohólico, la hipertensión, la enfermedad coronaria, el infarto, los trastornos neurológicos que incluyen la enfermedad de Alzheimer y la muerte prematura?
R: Niveles elevados de ácido úrico.

Mis investigaciones sobre la ciencia del ácido úrico por fin respondían las cuestiones que me habían rondado la mente durante años. Sí, sabemos que el azúcar amenaza la salud, pero ¿cómo? ¿Por qué tantas personas se ciñen a dietas estrictas y aun así tienen problemas para controlar el peso y la glucosa, y terminan desarrollando enfermedades graves? ¿Por qué están subiendo los índices de presión alta, incluso en adolescentes y en personas que mantienen un peso ideal (increíblemente, uno de cada tres adultos es hipertenso y uno de cada diez jóvenes entre los doce y los diecinueve años tiene la presión alta)?[2] ¿Cuál es la conexión entre los azúcares añadidos a casi el 74 % de los alimentos y las bebidas que venden en los supermercados y los índices cada vez mayores de enfermedades cronicodegenerativas, incluyendo las que merman las facultades mentales?[3]

Estás a punto de descubrirlo.

Si has hecho varios intentos para controlar tu salud, pero sigues sintiendo que no puedes alcanzar tus metas, creo que apreciarás lo que intento decir. Cuando descubras lo que aprendí en esta aventura te sentirás inmediatamente identificado. Este libro, en parte viaje personal y en parte informe de investigación médica, es la culminación de mi labor. No quiero que pasen décadas hasta que la ciencia que pide atención a gritos desde la literatura llegue a todos en la consulta del médico (como suele suceder, a un ritmo de casi veinte años). Me he tomado muy en serio estos descubrimientos y he ajustado mis propios hábitos para asegurarme de mantener los niveles de ácido úrico dentro de un rango saludable. No es tan difícil y será muy beneficioso para tu vitalidad y longevidad. Haciendo una buena analogía, piensa en la historia del tabaquismo y las enfermedades, incluso las de los fumadores pasivos. Hasta que no hubo suficientes personas que demostraron de manera fehaciente el vínculo entre el tabaco y el cáncer, tolerábamos el hábito. Ni siquiera a quienes nunca fumamos nos preocupaba demasiado llenarnos los pulmones de humo en bares, restaurantes y aviones. Pero observa cómo percibimos el tabaquismo ahora.

Hace décadas que la ciencia validó el control de los niveles de ácido úrico para alcanzar una salud ideal; sin embargo, sigue siendo un punto ciego en la medicina general actual. Estoy a punto de facilitarte un par de gafas nuevas con las que podrás ver una perspectiva totalmente nueva de lo que significa tener —y alcanzar— una salud excelente.

Historia oculta

Hace más de un siglo el médico escocés Alexander Haig hizo sonar las alarmas sobre la conexión entre los niveles de ácido úrico en el cuerpo y dolencias tan diversas como la migraña, la depresión, la epilepsia, la diabetes, la obesidad, la enfermedad hepática, la presión alta, la cardiopatía, el infarto, el cáncer, la demencia y el reumatismo. Sus revolucionarios hallazgos, que culminaron en un libro publicado en 1892 y cuya cuarta edición, en 1898, obtuvo una reseña en el *Journal of the American Medical Association*, no llegaron muy lejos durante el siglo siguiente.[4] Aunque proféticos, sus descubrimientos eran demasiado vanguardistas para la época, así que el ácido úrico siguió descartándose, como un producto inerte y de desecho del metabolismo celular, que en altas concentraciones podía provocar cálculos renales y una forma de artritis llamada gota. Pero la mayoría de la gente que nunca desarrolló gota ni problemas renales consideraba el ácido úrico como un compuesto biológico inocuo que no merecía ningún tipo de estudio.

Aunque la gota se ha descrito durante siglos, y desde tiempos de los antiguos egipcios, un monje dominico inglés, de nombre Randolphus de Bocking, usó por primera vez el término «gota», alrededor del año 1200, para describir la podagra (que literalmente quiere decir «trampa de pie» en griego).[5] La palabra gota proviene del vocablo latino *gutta*, que significa «una gota» (de líquido), y le debe su origen al humorismo, un antiguo sistema de medicina basado en el papel de los fluidos corporales, o humores, en el desarrollo de la enfermedad.[6] En este caso, la gota se definió como el «goteo» del material nocivo y causante de la enfermedad de la sangre hacia las articulaciones. Pero la relación entre la gota y otras dolencias se conoce desde hace mucho tiempo. Galeno, un médico romano del siglo II, comentó la asociación entre la gota —que él describía como una enfermedad ocasionada por «el desenfreno y la intemperancia»— y las enfermedades cardiovasculares.[7]

En la gota, considerada enfermedad metabólica, el exceso de ácido úrico erosiona los tejidos óseos y forma cristales filosos minerales (urato), parecidos a una aguja, en las articulaciones, lo que produce inflamación y dolor, a veces grave. La gota es famosa por atacar el juanete del dedo gordo del pie.

Desde reyes y reinas hasta poetas, científicos y exploradores, la historia es hogar de varios enfermos de gota famosos que incluyen a Alejandro Magno, Carlomagno, Enrique VIII, Cristóbal Colón, Leonardo da Vinci, Issac Newton, John Milton, la reina Ana de Inglaterra, Benjamin Franklin y lord Alfred Tennyson. Si bien la gota es más común en los hombres, los índices se igualan un poco más después de que las mujeres entren en la menopausia.

Desde la década de 1960 hasta los años noventa, la cantidad de pacientes de gota aumentó a más del doble en Estados Unidos y ha seguido escalando hasta la actualidad, en que afecta a casi diez millones de personas.[8] Es una de las enfermedades inflamatorias y del sistema inmunitario más comunes de nuestra era.[9] Resulta interesante que la prevalencia de la obesidad y el síndrome metabólico también se haya incrementado a la par que la gota. Ambos picos transcurren paralelos al auge del consumo de los ingredientes que causan hiperuricemia (ácido úrico alto) y gota: alimentos y bebidas endulzados con azúcar, como refrescos y zumos de fruta (también los tan consumidos zumos de naranja y manzana).

Pero, de nuevo, esta conversación sobre ácido úrico no trata solo sobre gota. Se estima que el 21 % de la población de Estados Unidos vive con hiperuricemia, arriesgándose a padecer múltiples problemas de salud.[10] Es básicamente uno de cada cinco individuos. La mayoría de estas personas lo desconoce porque no tiene gota ni problemas de riñón. (Aunque, por lo general, los niveles de ácido úrico se revisan en los análisis de sangre generales que varios nos hacemos como parte de una revisión anual, los pacientes y los médicos rara vez le prestan atención al resultado). De hecho, existe un término que comentaré con más detalle, llamado «hiperuricemia asintomática» —niveles elevados de ácido úrico sin ningún síntoma adverso que los saque a la luz—. Es importante señalar que los únicos síntomas adversos incluidos en esta definición médica son la gota y los cálculos renales. Pero la hiperuricemia asintomática dista mucho de ser inofensiva o solo una señal temprana de problemas renales o gota. Como verás pronto, mucho antes de que se desarrolle cualquier síntoma, la hiperuricemia asintomática podría estar preparando el terreno a una tormenta infinita e irreversible, avivando sutilmente los procesos biológicos que resultan en elevaciones de glucosa, presión sanguínea y colesterol malo, en un exceso de grasa corporal y una inflamación sistémica, que abre la puerta a una gran cantidad de afecciones cronicodegenerativas. En pocas palabras, la hiperuricemia precede a las dolencias debilitantes cuyo manejo se complica una vez arraigadas. Y es increíble, pero, en nuestro pasado evolutivo lejano, el ácido úrico elevado servía como mecanismo de supervivencia, como explicaré en breve.

Hasta las dos últimas décadas los investigadores no han retomado los descubrimientos del doctor Haig y no han confirmado que, de hecho, él ya había identificado lo que resultó ser uno de los mecanismos centrales de muchas dolencias prevenibles. La literatura médica actual está repleta de pruebas que confirman que los niveles altos de ácido úrico son indicadores de múltiples enfermedades, como diabetes tipo 2, sobrepeso, obesidad e hipertensión, por nombrar algunos. Es más, algunos clínicos ahora tratan el ácido úrico elevado con medicamentos como medida para controlar dichas afecciones. Pero, como verás, podemos reducir los niveles de ácido úrico si introducimos unos cuantos ajustes sencillos y directos en nuestro estilo de vida, casi siempre sin tener que recurrir a los medicamentos.

Desde hace años recabo información en la literatura médica más actualizada para descubrir por qué siguen disparados los índices de estas enfermedades. Estaba claro que nuestra dieta y nuestro estilo de vida habían cambiado, pero yo sentía que en el puzle faltaba una pieza que al final resultó encontrarse en las páginas de las revistas más vanguardistas: estas dolencias problemáticas son el producto de la conexión entre las decisiones que tomamos sobre nuestro estilo de vida moderno y el ácido úrico. El ácido úrico es un elemento clave que necesitamos comprender. Igual que aprendimos en el siglo XX que la proteína C reactiva nos habla de los niveles de inflamación sistémica del cuerpo, vinculados con muchas de las enfermedades que nos afligen hoy en día, en el siglo XXI estamos descubriendo que los niveles de ácido úrico a la larga se asocian con disfunción y enfermedad. Todos necesitamos mantener a raya el peso, la glucosa y la presión, y también el ácido úrico. No se trata de un personaje menor e inútil en la historia de nuestra química corporal, sino del agresor que provoca una mala salud cuando no se maneja bien.

Por desgracia, la mayoría de los médicos todavía no están al tanto de ello; esta información nos dice, de acuerdo con un artículo científico muy renombrado, publicado por el Colegio Americano de Reumatología, que el ácido úrico elevado es responsable del 16 % de la mortalidad por todas las causas y de un impactante 39 % del total de las enfermedades cardiovasculares.[11] (La mortalidad por todas las causas hace referencia a muerte por cualquier causa). En una reseña publicada en 2017, los investigadores escribieron: «Un ácido úrico en suero [nivel de ácido úrico en la sangre] elevado también es uno de los mejores predictores independientes de diabetes, y precede comúnmente al desarrollo tanto de la resistencia a la insulina como de la diabetes tipo 2, pues se ha descubierto que un cuarto de los casos de diabetes podía atribuirse a un nivel elevado de ácido úrico en suero, y se encontraron niveles altos de ácido úrico en suero asociados muy de cerca a la resistencia a la insulina y la diabetes mellitus tipo 2».[12] Dijeron además que «el ácido úrico en suero es un factor de riesgo fuerte e independiente para la diabetes en personas de mediana edad y mayores».[13] «Factor de riesgo independiente» es un término que oirás a menudo. Los investigadores lo usan para definir cierta circunstancia o medida —en este caso el nivel de ácido úrico— que por su cuenta corresponde al daño o lesión del cuerpo. Como explicaré más adelante, una persona con un aumento en el nivel de ácido úrico que no tiene otro factor de riesgo para diabetes tipo 2 (por ejemplo, obesidad); de hecho, puede desarrollar diabetes teniendo un peso saludable por los efectos del ácido úrico.

Sin lugar a dudas, el coadyuvante más abrumador de la elevación de ácido úrico en el mundo moderno es el ingrediente más barato y más abundante que hay: la clase de azúcar que se describe como bastante «segura» porque no eleva directamente la glucosa: la fructosa.[14] Y no estoy desprestigiando la fructosa de frutas frescas enteras, estoy hablando de la fructosa refinada y ultraprocesada que llega a muchos de los alimentos cotidianos, como los atrayentes aderezos para ensalada, salsas, condimentos, panes, aperitivos, barritas energéticas, alimentos procesados, bebidas y otros que ni siquiera se te ocurriría pensar que tuvieran azúcar. Es probable que pienses que el jarabe de maíz alto en fructosa no es bueno para ti, pero no te das cuenta de lo invasivo que se ha vuelto este ingrediente y de que podrías estar consumiendo demasiada fructosa al ingerir otras formas de azúcar. En las revistas médicas de la última década más o menos, apenas se ha hablado de la verdadera cara de la fructosa, que no tiene nada que ver con lo que tu abuela conocía como fructosa. Aunque la prestigiosa revista médica *The Lancet* informó de la hiperuricemia inducida por fructosa en 1970,[15] apenas hemos llegado a comprender todos sus efectos adversos.

No es nuevo que las dietas ricas en azúcar se relacionan con toda clase de problemas de salud, pero lo que nadie nos había dicho es el porqué y el cómo del impacto devastador que el azúcar tiene en el cuerpo, sobre todo en relación con la fructosa de fuentes no naturales. Ahora comprendemos los mecanismos biológicos de la fructosa y su relación velada con el ácido úrico, ambas cuestiones útiles para explicar las causas de raíz de estas condiciones inextricables, y no se trata de una mera asociación. De hecho, las pruebas de los estudios humanos y animales indican que es posible que la conexión entre azúcares alimentarios y obesidad esté promovida sobre todo por los efectos metabólicos de la fructosa.[16] La forma en que el cuerpo lidia con la fructosa implica al ácido úrico y favorece de manera directa el desarrollo de la obesidad.

El otro gran culpable que lleva a un aumento en los niveles de ácido úrico es una clase de químicos llamados purinas, que se encuentran en todas las células vivas y contribuyen a una fisiología saludable, pero, al igual que la grasa corporal, en exceso pueden causar problemas. Las purinas son compuestos orgánicos que las células usan para construir componentes básicos del ADN y el ARN, y el ácido úrico se forma cuando las purinas se descomponen de manera natural en el cuerpo. Dado que las purinas —dos de ellas, la adenina y la guanina— proporcionan las columnas vertebrales, o nucleótidos, en la formación del ADN y el ARN, cualquier asunto relativo a la descomposición de tejido (celular) elevará los niveles de ácido úrico. Conforme las células dañadas, moribundas y muertas se degradan, las purinas se liberan y se convierten en ácido úrico durante el proceso. Las purinas también forman parte de otras biomoléculas importantes, como el gigante de la energía —el ATP (trifosfato de adenosina)—, y las coenzimas que necesitamos para las reacciones bioquímicas que sustentan la vida.

Las purinas son más comunes de lo que la gente imagina. Además de producirse de manera natural en el cuerpo durante la renovación celular, abundan en una amplia gama de alimentos, entre ellos ciertos productos del mar, carnes, panes multicereal, cerveza e incluso algunas leguminosas y verduras. Cuando el cuerpo procesa estas fuentes externas de purinas, el ácido úrico se sintetiza sobre todo en el hígado, el intestino y la pared celular interna de los vasos sanguíneos (lo que se llama endotelio vascular). Como históricamente la enfermedad ha prevalecido en lo que hemos considerado gente adinerada, la gota se ha considerado desde hace mucho como «la reina de las enfermedades y la enfermedad de los reyes».[17] Pero las purinas también acechan en muchos alimentos que se anuncian como saludables en las dietas populares. Durante la última década, grandes estudios epidemiológicos han revelado una asociación entre el consumo de alimentos ricos en purinas y la concentración de ácido úrico en la sangre. Sin embargo, no hay que culpar a las verduras, porque, como veremos, a pesar del hecho de que ciertas verduras (por ejemplo, la coliflor, las espinacas y las setas) pueden ser ricas en purinas, quizá no supongan un incremento en los niveles de ácido úrico.[18]

En el último medio siglo se han prescrito dietas bajas en purina para personas propensas a la gota o los cálculos renales, pero este protocolo alimentario cada vez se recomienda más a cualquiera que quiera reducir el ácido úrico y controlar el metabolismo del cuerpo. Que no desarrolles gota ni cálculos renales, condiciones que tienen orígenes genéticos también, no implica que no sufras las consecuencias del ácido úrico elevado de manera crónica.[19] Lo que sabemos de este compuesto, presente en todos, que navega a través de nosotros, ofrece claves vitales para conseguir una salud humana óptima.

Para la gente que ha seguido todas las dietas «recomendadas por un médico» con poco o ningún éxito, entender el funcionamiento del ácido úrico llena un hueco enorme en la ecuación. Si no tienes en cuenta el componente del ácido úrico, seguir una dieta baja en carbohidratos, vegana, cetogénica, paleo, pescetariana, libre de lectinas o incluso mediterránea podría no ser suficiente para ayudarte a perder de manera permanente el exceso de peso o incluso manejar con facilidad la glucosa y la presión sanguínea. Es más, esta nueva ciencia precisa que revisemos la forma en que nos referimos al índice glucémico y consumimos ciertos alimentos en teoría saludables. Las cifras de ácido úrico en general se pueden equilibrar: 1) haciendo ajustes alimentarios simples; 2) con un sueño de calidad y suficiente ejercicio; 3) minimizando el consumo de medicamentos que aumentan el ácido úrico; y 4) consumiendo alimentos reductores de ácido, como cerezas amargas, café, vitamina C y quercetina (las dos últimas se encuentran en varios alimentos y se pueden tomar como suplemento). Nutrir el microbioma también es vital para controlar el ácido úrico. Los estudios muestran correlaciones entre la elevación de ácido úrico y los aumentos significativos en los tipos de bacterias malas en el intestino asociadas con la inflamación.

He llamado dieta LUV (en inglés, *lower uric values*, 'valores úricos más bajos') al protocolo detallado en este libro, con el que aprenderás cómo reducir los niveles de ácido úrico y mantener los ideales una vez que los hayas alcanzado.

Mi investigación me enseñó cosas que desconocía pese a

mi educación médica y a todos mis años de experiencia en la consulta de neurología. Una de las razones por las que decidí estudiar medicina fue la curiosidad propia. Es clave para explicar por qué hago lo que hago. Me gusta vivir a orillas del asombro, preguntándome una vez y otra por qué los pacientes desarrollan los problemas. Una vez que desvelamos esos misterios, abordamos cómo podemos modificar lo que hacemos como médicos para servir mejor a nuestros pacientes. Para mí jamás ha sido suficiente limitarme a tratar los síntomas de un problema, por ejemplo, usando un medicamento para disminuir la presión sanguínea o equilibrar la glucosa. Quiero comprender la raíz de esos problemas y tantos otros, y luego atender las causas, no solo las manifestaciones. Como me gusta decir desde hace años, en realidad me interesa centrarme en el fuego, no solo en el humo.

El nuevo referente de la salud

A pesar de la publicación del trabajo del doctor Haig hace más de un siglo, no ha sido hasta 2005 cuando se ha empezado a considerar el ácido úrico como algo más que un marcador de riesgo para la gota y los cálculos renales. La ciencia está confirmando, estudio tras estudio, que el ácido úrico influye en la salud. En Japón controlar el ácido úrico ya forma parte de la práctica común de la medicina, lejos de ser un mero tratamiento para la gota. Yo he obtenido una inmensa cantidad de información crucial para comprender el papel del ácido úrico. Por ejemplo, los niveles elevados de ácido úrico llevan directamente a un incremento en la reserva de grasa, y existe una razón para ello que data de millones de años y que comprenderás (y apreciarás) más adelante. Nuestros ancestros primates necesitaban niveles altos de ácido úrico para poder construir reservas de grasa que les aseguraran la supervivencia cuando se sucedían problemas ambientales como la escasez de agua y comida.

Pero todos sabemos que la escasez de comida no es una realidad moderna para la mayoría de los que vivimos en países desarrollados. En las siguientes páginas veremos que los humanos hemos adquirido mutaciones genéticas que nos hacen experimentar elevaciones en los niveles de ácido úrico que sobrepasan por mucho las de nuestros ancestros primates, que no contaban con ellas. Nuestros niveles también exceden los de otros mamíferos. Al volver a los primeros humanos cada vez más gordos y resistentes a la insulina, el ácido úrico estaba contribuyendo al mantenimiento de la vida. Este poderoso mecanismo de supervivencia llevó a transmitir esos genes a futuras generaciones dándonos la capacidad de perseverar y procrear. Veremos cómo el medio ambiente y la evolución chocan hoy en día, cuando vivimos en un tiempo de abundancia calórica, y cómo estas mutaciones genéticas están resultando ser devastadoras para nuestra salud. Es una historia fascinante que, al final, nos da la información para que seamos capaces de controlar la sensibilidad a la insulina, la presión, la producción de grasa e incluso el tamaño de nuestra cintura y el riesgo de padecer toda clase de enfermedades.

Cuando comenzó a investigarse el papel del ácido úrico en enfermedades distintas a la gota y los cálculos renales, la medicina convencional, como era de esperar, lo calificó de tontería. Pero ahora esta tesis ha alcanzado suficiente importancia y se tiene en cuenta en todo el mundo por su potencial para contribuir a los problemas más importantes de salud de nuestro tiempo, entre ellos obesidad, diabetes, enfermedad cardiovascular, hipertensión y otras dolencias crónicas, inflamatorias y degenerativas. Necesitamos atender este mensaje para tener vidas más longevas, más sanas y en mejor estado físico, así como evitar trastornos devastadores que son completamente prevenibles.

Autoevaluación: ¿Cómo detectar la bomba U en tu vida?

¿No sabes cuáles son tus niveles de ácido úrico (AU)? Seguro que te has hecho algún análisis rutinario en el pasado y puedes hacerte alguno en casa, del mismo modo que te revisas la glucosa, el peso o la temperatura. Incluso si tienes cierta idea de tus niveles de AU, que por supuesto cambian a lo largo del día, es importante saber qué influye en su escala en general, desde lo que consumes hasta los medicamentos que tomas, e incluso cómo duermes y cuánto te mueves físicamente. Antes de adentrarnos en la deslumbrante ciencia que explica el papel del ácido úrico en la vida, empecemos con un sencillo cuestionario que revelará qué hábitos podrían estar dañándote en silencio en estos momentos.

Sé sincero en las respuestas. No pienses en las conexiones con enfermedades implicadas en ellas, contesta solo la verdad. En los siguientes capítulos empezarás a comprender por qué he usado estas frases en concreto y cuál es tu situación con respecto de los factores de riesgo. Ten en cuenta que, si no sabes si responderías sí o no, o a veces o muy poco, tu respuesta es sí.

1. Tomo zumos de fruta (de cualquier clase).
2. Tomo bebidas azucaradas, como refrescos, tés de sabores y bebidas isotónicas.

3. Como alimentos azucarados, incluyendo cereales, panes, fruta seca y dulces.
4. Uso xilitol como endulzante artificial o consumo productos que lo contienen.
5. Tomo diuréticos o bajas dosis de aspirina.
6. Tomo cerveza y licor.
7. Tengo hipotiroidismo.
8. Tomo medicamentos inmunosupresores (por ejemplo, ciclosporina) o un betabloqueante.
9. Tengo sobrepeso o soy obeso (índice de masa corporal igual o mayor que 30).
10. Me diagnosticaron presión alta.
11. Me encanta la carne de los animales de caza (por ejemplo, venado, alce, ciervo, búfalo).
12. Como vísceras, entre ellas hígado, riñón y mollejas.
13. Como carne roja (ternera, cordero, cerdo, jamón) tres o más veces a la semana.
14. Como muchos pescados y mariscos, tales como sardinas, anchoas, caballa, mejillones, vieiras, arenque y abadejo.
15. Como encurtidos o carnes procesadas, incluyendo tocino.
16. Tengo psoriasis o lesiones en las articulaciones.
17. Tengo un trastorno metabólico (por ejemplo, resistencia a la insulina, diabetes tipo 2).
18. Mi familia tiene una historia de gota o problemas renales (por ejemplo, insuficiencia renal).
19. Duermo mal.
20. No practico ejercicio de manera activa ni con regularidad.

Cuantas más respuestas afirmativas hayas dado mayor será el riesgo para tu salud. Pero no te asustes. Una vez que tengas los conocimientos y las habilidades para replantearte estos hábitos, disminuirás ese riesgo.

Lo interesante es que una infección repentina, la deshidratación, el ejercicio excesivo, el ayuno y las dietas de choque también pueden elevar los niveles de ácido úrico en el cuerpo. He dejado estos factores de riesgo fuera del cuestionario porque suelen relacionarse con picos temporales de ácido úrico y no reflejan la causa principal de la mayoría de los problemas crónicos. No obstante, exploraré estos factores y, para quien haya estado infectado con el virus que causa el covid-19, atenderé su situación directamente en el primer capítulo, dado que quizá acarree riesgos desconocidos para su salud futura que requieran atención especial. Más adelante en el libro te enseñaré a comprender tus valores de AU y te ofreceré cifras ideales para redefinir por completo el rango de referencia, la forma en que los médicos determinan la diferencia entre normal y anormal.

Ya no es suficiente con estar dentro del rango normal. Es el momento de plantearse estar en el rango óptimo. Te lo mereces. También mereces saber cómo reconsiderar otros valores en la ecuación de tu salud, incluidos la glucosa y los niveles de A1c. Una prueba para esta última mide el promedio de glucosa de los tres meses anteriores (también se conoce como análisis de sangre de hemoglobina A1c, o HbA1c). Es la forma tradicional a través de la cual se diagnostican la prediabetes y la diabetes. Sin embargo, los niveles que tu médico podría recomendarte no van a ser los mismos que yo voy a prescribir. Noticia de último minuto: La degeneración cerebral comienza con una hemoglobina A1c de 5,5%, algo que los médicos consideran un valor normal.[20] Incluso un nivel de glucosa en sangre de 105 mg/dl (miligramos por decilitro), que tu médico podría determinar como bueno, está significativamente asociado al desarrollo de la demencia.[21] Sin que los problemas de salud que te preocupen o esos con los que estés lidiando ahora sean relevantes, hay dos objetivos fundamentales que debes alcanzar: la salud metabólica y los niveles controlados de inflamación sistémica. Si no sabes a qué me refiero con ellos, pronto lo descubrirás. Y controlar el ácido úrico te ayuda a encontrar tu camino hacia ellas. Es un portal hacia una salud óptima.

Como este libro te mostrará, el ácido úrico está lejos de ser un subproducto o un producto inerte de desecho. Es el momento de modificar la narrativa dogmática sobre este compuesto, que dirige e instiga varias reacciones en el cuerpo. Con todo respeto para otros médicos, debo advertirte de que tu doctor tal vez haya descartado un nivel anormalmente alto de ácido úrico en tus análisis rutinarios si no tienes gota ni problemas renales. Quizá haya dicho: «No te preocupes por eso». No podría estar más equivocado. Es posible que se burle de la idea de que reducir los niveles de ácido úrico es un objetivo de salud importante. Recuerda: por lo general, a la gente no le gusta aquello de lo que no sabe.

Como ya hemos dicho, podemos elegir vivir nuestra vida, pase lo que pase, y esperar a que la ciencia médica moderna nos dé un remedio para los males que, sin poder evitar, desarrollaremos. Pero se trata de un modelo destinado al fracaso. Uno que solo necesita mirar hacia la enfermedad de Alzheimer, por ejemplo, para ver que no existe un tratamiento médico exitoso. Ese tratamiento sería muy bienvenido, pero, hoy por hoy, solo contamos con la ciencia, que nos muestra que tomar las decisiones correctas en lo que respecta a nuestro estilo de vida puede ayudarnos a recorrer un gran camino hacia la prevención de esta enfermedad incurable. Tratar sus síntomas —bajar la presión sanguínea con medicamentos, reducir la glucosa con medicamentos, tomar medicinas diseñadas para ayudar al corazón a latir con más fuerza— no atiende las causas subyacentes del proceso patológico. De nuevo, implica tratar el humo mientras se ignora el fuego. El objetivo de este libro es que te mantengas sano. Lo he escrito para proporcionarte una herramienta nueva, vanguardista, comprobada, que pronto se volverá una pieza crucial entre el resto de tus recursos.

¿Listo? ¡Adelante!

PRIMERA PARTE

Los fundamentos del ácido úrico

Si la idea de no conocer el secreto para tener el control de tu salud —incluyendo tu peso— te enfada, prepárate para convertirte en una persona feliz e informada.

Todos sabemos que nuestras decisiones nutricionales y otros factores, como el ejercicio, el sueño y la reducción del estrés, son fundamentales para el bienestar general. Pero a veces saber con exactitud qué comer, cómo entrenar, cómo lograr un sueño reparador y las mejores formas de relajarnos parece difícil cuando se nos bombardea a diario con órdenes de haz esto y no hagas aquello. Y cuando no sabemos por qué estos objetivos importan, la motivación se tambalea. Es el momento de aprender la diferencia oculta entre la salud y la enfermedad dentro del contexto del ácido úrico. Es la ocasión de obtener una perspectiva nueva por completo que nos muestre el camino hacia la vitalidad y la salud óptima. He hablado con expertos de todo el mundo acerca de este tema, he devorado la literatura científica y he hecho toda la tarea por ti. Como he dicho antes, al igual que muchos de los grandes descubrimientos de la medicina, el conocimiento que nos ayuda a todos a disfrutar de una vida mejor y más longeva muchas veces puede quedar aislado durante años entre las páginas de la literatura médica, antes de entrar en los parámetros clínicos. El paso del laboratorio a la medicina clínica (es decir, la consulta del médico) tiene su propio marco de tiempo natural por una gran variedad de motivos. Por suerte, por fin ha llegado el momento del ácido úrico. Pregunta a las personas que estudian esta fascinante nueva área de investigación y te dirán que hay una auténtica revolución en marcha.

En la primera parte me adentraré en las profundidades de la sorprendente a la par que fascinante biología del ácido úrico. Implica un poco de historia, un toque de ciencia y fisiología, y muchas notas LUV que pondrás en práctica en la segunda parte. Reducir el ácido úrico y manejar unos niveles saludables no es tan difícil como podrías pensar. Y no requiere un cambio imposible de aplicar a tu vida ni la eliminación de todo lo dulce y rico. Prometo hacerlo fácil para que esto sea muy sencillo de comprender y de ejecutar. Todo lo que necesitas es introducir algunos ajustes sutiles en tus hábitos. Pero, antes de entrar en esos detalles, será útil que puedas ver un panorama completo, de 360 grados, de este compuesto químico que ejerce un impacto profundo en tu bienestar actual y futuro. Hacia el final de la primera parte tendrás en otra consideración tus procesos corporales, que necesitan poder trabajar de un modo tan óptimo como sea posible.

Tienes el poder de proteger tu cuerpo del daño prematuro, prevenir el deterioro de tus facultades mentales y hasta de influir en la forma en que se comporta tu código genético gracias a la magia de la epigenética, un tema que exploraremos.

Y, para captar tu atención desde el principio, voy a dejar a continuación algunos datos curiosos:

- El ácido úrico solo proviene de tres fuentes: la fructosa, el alcohol y las purinas (moléculas orgánicas que se

encuentran en el ADN y el ARN, también presentes en alimentos, algunas bebidas y los propios tejidos corporales).
- El ácido úrico estimula la producción de grasa, lo que implica desde engrosarte la cintura hasta llenarte el hígado de grasa peligrosa, incluso aunque no tengas sobrepeso ni seas obeso.
- Los niveles altos de ácido úrico se relacionan con el sobrepeso y la obesidad, así como con el riesgo de padecer problemas cardiovasculares e hipertensión, deterioro cognitivo, lípidos anormales en sangre y muerte por cualquier causa.

No sé tú, pero, en lo que a mí respecta, reducir el riesgo de muerte por cualquier causa es una prioridad. Y, si eso implica prestar atención a los niveles de ácido úrico además de a otros factores que contribuyen a la longevidad, entonces voy con todo. Acompáñame.

1

U definido

La conexión oculta que vincula nuestras dolencias modernas, desde la diabetes hasta la demencia

> Pero el ácido úrico no solo afecta de esta manera al pulso, sino que influye en cierto modo en la circulación y el funcionamiento de varios órganos importantes, hasta tal grado que deja poco margen de duda sobre la existencia real de la causa y el efecto del que he estado hablando.
>
> ALEXANDER HAIG, *Uric Acid as a Factor in the Causation of Disease*

Cuando piensas en las leyes de la naturaleza que todos hemos terminado por aceptar y bajo las que vivimos en concordancia, como los efectos de la gravedad, los principios del tiempo y el espacio e incluso la importancia de la comida y el agua para la supervivencia humana, es probable que tengas en mente a algunos viejos filósofos cuyos legados se conservan hoy en día en pinturas y bustos en museos. Incluso aunque nunca hayas estudiado física, química o medicina, quizá te vengan algunos nombres a la mente: Hipócrates, Aristóteles,

Platón, Newton y tal vez el médico griego Galeno, quien, antes de la caída del Imperio romano, fue el primero en describir la sangre en las arterias y los nervios craneales. Como antecedentes más próximos tenemos al gran Louis Pasteur, quien nos introdujo en el mundo de los microorganismos; a Edwar Jenner, creador de la primera vacuna funcional; a Ignaz Semmelweis, que nos enseñó la importancia de lavarnos las manos, sobre todo en entornos sanitarios; a Albert Einstein, con su teoría de la relatividad, y a sir William Osler, que revolucionó la práctica de la medicina en el siglo XX al enseñar a los médicos la importancia del aprendizaje clínico, en lugar de recurrir solo a libros de texto. Pero es posible que no hayas oído hablar del médico escocés del siglo XIX que mencioné unas páginas atrás, de nombre Alexander Haig.

Al igual que otros doctores que han hecho descubrimientos en el campo de la medicina, el doctor Haig primero experimentó consigo mismo. Documentó mejorías tremendas en su salud después de seguir una dieta diseñada para disminuir los niveles de ácido úrico. A finales de la década de 1800 eliminó la carne con la intención de calmar las migrañas que había sufrido durante años, y funcionó. La carne, como en breve sabrás, contiene ingredientes que elevan los niveles de ácido úrico en el cuerpo (purinas; ver el cuadro en la p. 43 para más detalles). Luego sugirió que el exceso de ácido úrico no solo podía causar dolores de cabeza y migrañas, sino también depresión y epilepsia. Llegó a la conclusión de que el ácido úrico alto está relacionado con una vasta gama de enfermedades comunes, tales como la enfermedad cardiovascular, el cáncer, la demencia, la gota, la hipertensión y el infarto. Haig, de hecho, ha sido uno de los primeros médicos en vincular un exceso de ácido úrico con la hipertensión al explorar minuciosamente la relación entre este ácido y la presión y el flujo sanguíneo. En su texto pionero de 1892, *Uric Acid as a Factor in the Causation of Disease*, escribió:

> Si mis premisas son buenas y mis deducciones son correctas, y si el ácido úrico de verdad influye en la circulación hasta el grado que he llegado a considerar, el ácido úrico realmente domina la función, la nutrición y la estructura del cuerpo humano a un grado insospechado hasta el momento en nuestra filosofía; en lugar de afectar a la estructura de algunos tejidos fibrosos, insignificantes en comparación, donde el ácido se encuentra después de la muerte, podría dirigir el desarrollo, la historia de vida, el deterioro final y la disolución de cada tejido, desde los centros de alimentación más importantes y las glándulas más activas hasta la matriz de las uñas y la estructura de la piel y el cabello.[1]

Aunque hubo siete ediciones del libro del doctor Haig y se tradujo a varios idiomas, y pese a que consultó con pacientes de todo el mundo, de lugares tan distantes como India y China, su labor apenas atrajo la atención durante el siglo xx. Ahora, en el siglo xxi, las pruebas que sustentan el papel del ácido úrico en los problemas de salud de la sociedad occidental se han vuelto demasiado abundantes para seguir ignorándolas. Era el momento de reconsiderar esta «señal de alarma fisiológica», como la llama el doctor Richard Johnson.[2]

LAS PURINAS Y EL ÁCIDO ÚRICO: ¿CUÁL ES LA CONEXIÓN?

Las purinas son sustancias orgánicas naturales que se encuentran en el cuerpo, donde llevan a cabo funciones importantes y ayudan a formar el material genético central de este, tanto el ADN como el ARN. Las purinas, de hecho, pertenecen a una familia de moléculas que contienen nitrógeno, llamadas bases nitrogenadas; ayudan a construir ciertos pares de bases de nucleótidos (columnas vertebrales) en el ADN y el ARN. Imagina la típica imagen de la estructura helicoidal, torcida y escalonada del ADN: sus peldaños incluyen moléculas de purina. Esto significa que, cuando se descompone el material genético, se liberan purinas.

Las purinas son en verdad los componentes básicos de la vida: junto con las pirimidinas, también bases nitrogenadas, las purinas ayudan a construir el material genético de todo organismo vivo. También desempeñan papeles importantes cuando se conectan con ciertas células a través de receptores especiales en ellas y comienzan procesos con repercusiones de largo alcance: afectan al flujo sanguíneo, a la función cardiaca, a las respuestas inflamatoria e inmunitaria, a la experiencia del dolor, a la función digestiva y a la absorción de nutrientes. Algunas purinas incluso actúan como neurotransmisores y antioxidantes.

Alrededor de dos tercios de las purinas en el cuerpo son endógenas: se producen de manera natural en el cuerpo y se encuentran dentro de las células. Las células del cuerpo están en un estado perpetuo de muerte y renovación, y las purinas endógenas de las células dañadas, en proceso de muerte o directamente muertas, deben procesarse. Las purinas también las contienen muchos alimentos, como el hígado, ciertos pescados y mariscos, carnes y alcohol. Se trata de purinas exógenas que entran en el cuerpo por medio de la alimentación y se metabolizan como parte del proceso digestivo. Por tanto, la reserva de purinas en el cuerpo es una combinación tanto de purinas endógenas como exógenas, y cuando estas se procesan, el producto final de su metabolismo es ácido úrico. Las purinas en sí mismas no son necesariamente dañinas, pero si la cantidad de purinas se vuelve excesiva y el cuerpo ya no es capaz de mantener su procesamiento, se acumula demasiado ácido úrico en el torrente sanguíneo. La mayor parte del exceso de ácido úrico producido se disuelve en la sangre, pasa a través de los riñones y abandona el cuerpo en la orina. Pero hay muchos factores que pueden impedir la eliminación adecuada del ácido, que puede acumularse hasta alcanzar niveles elevados en la sangre y provocar efectos adversos en el metabolismo, con un efecto dominó en el cuerpo y el cerebro.

El interruptor de la grasa

Llegar a la raíz de la presión alta y la cardiopatía —fuerzas motoras en la mortalidad— ha sido un esfuerzo desconcertante durante décadas para los científicos de todo el mundo. Un novedoso estudio que comenzó a mediados del siglo pasado y que continúa en la actualidad ha generado nuevas perspectivas y ha llevado a profundizar en los efectos del ácido úrico en la medicina moderna. Me explico.

Uno de los estudios más valorados y respetados que se han llevado a cabo en Estados Unidos, el famoso Estudio Framingham del Corazón, aportó muchísima información a nuestra manera de entender ciertos factores de riesgo para determinadas enfermedades, en particular para el asesino líder: la cardiopatía.[3] Comenzó en 1948 con el reclutamiento de 5.209 hombres y mujeres entre los treinta y los sesenta y dos años, del pueblo de Framingham, Massachusetts, de los cuales ninguno había sufrido todavía un ataque cardiaco o infarto, ni tenía siquiera síntomas de enfermedad cardiovascular. Desde entonces, el estudio añadió varias generaciones procedentes del grupo original, lo que ha permitido que los científicos monitoricen con detalle a estas poblaciones y recaben pistas de las condiciones fisiológicas de varios factores: edad, sexo, problemas psicosociales, características físicas y patrones genéticos. Aunque en origen se enfocó en las cardiopatías, el estudio ha aportado oportunidades extraordinarias para examinar los procesos de otras enfermedades, como la diabetes y la demencia.

En 1999 los autores del estudio informaron de que el ácido úrico elevado no era, por sí solo, una causa de cardiopatía; la presión alta elevaba el riesgo de la enfermedad y también los niveles de ácido úrico.[4] Esta conclusión, sin embargo, no le gustó demasiado al doctor Rick Johnson porque los investigadores no habían hecho pruebas con animales de laboratorio. Era una conclusión incompleta. Johnson, entonces en el Colegio de Medicina de la Universidad de Florida, había estado estudiando las causas subyacentes de la obesidad, la diabetes, la hipertensión y la enfermedad renal durante décadas, y había escrito cientos de artículos de investigación sobre sus hallazgos.[5] Dirigió su propio estudio para ver si elevar los niveles de ácido úrico con un nuevo medicamento podía hacer subir la presión también o afectar a la función renal.[6] Solo unos cuantos años antes demostró que las lesiones sutiles en los riñones de las ratas podían provocar una presión alta, un hallazgo que sorprendió a toda la sociedad médica.[7] El experimento los llevó a poner en marcha una serie de estudios posteriores que revelaron que los niveles elevados de ácido úrico en ratas causaban una presión alta de dos maneras.[8]

La primera, el ácido úrico elevado activa una cadena de reacciones bioquímicas, llamada colectivamente «estrés oxidativo», que constriñe los vasos sanguíneos. En respuesta, la presión sanguínea sube mientras el corazón se ve forzado a bombear con más fuerza para que la sangre circule. Pero reducir los niveles de ácido úrico revierte este efecto. La segunda, cuando hay un excedente subyacente de ácido úrico, se puede producir una lesión y una inflamación duraderas en los riñones, lo que los vuelve menos capaces de cumplir con su labor y excretar la sal. Dicha retención de sal contribuye aún más a elevar la presión, ya que esa sal de más en el torrente sanguíneo lleva agua hacia los vasos, lo que incrementa el volumen total de sangre de su interior. Cuanta más sangre fluye a través de los vasos mayor es la presión, como sucede en una manguera de jardín cuando el grifo se abre por completo.

Cuando Johnson y su equipo hicieron estudios con humanos para ver si respondían de manera similar a los niveles elevados de ácido úrico, midió el ácido en adolescentes obesos con un diagnóstico reciente de hipertensión.[9] Para su sorpresa, el 90 % de ellos tenía el ácido úrico elevado. Su equipo y él decidieron entonces tratar a treinta de los pacientes con alopurinol, un medicamento que reduce el ácido úrico al bloquear en el cuerpo una enzima necesaria para producirlo. Es importante mencionar que este medicamento restauró la presión sanguínea a un rango normal en el 85 % de los adolescentes solo con reducir los niveles de ácido úrico. Este revelador estudio aterrizó en el prestigioso *Journal of the American Medical Association* en 2008 y desde entonces otros investigadores han replicado los resultados numerosas veces, incluyendo estudios enfocados en adultos. De hecho, los estudios en adultos con hiperuricemia asintomática mostraron que administrar alopurinol para reducir el ácido úrico mejora muchos factores implicados en el funcionamiento cardiovascular y cerebral, desde la presión sanguínea y los lípidos en sangre hasta los marcadores inflamatorios.[10] Pero llevaría bastante tiempo que los científicos elucidaran por completo las conexiones de causa y efecto en estos hallazgos ilustrativos, también para que se fijaran en las pruebas acumuladas sobre el ácido úrico y se pusieran al día con ellas.[11]

Una pregunta que Johnson quería responder: ¿qué se produce primero, la obesidad o la presión alta? Se preguntaba si el ácido úrico podría ser el precursor no solo de la presión alta, sino de la obesidad misma. Más adelante pensó en la evolución y el concepto de «la supervivencia del más gordo»: estamos codificados, como otros primates, para guardar grasa cuando las calorías son abundantes, para así prepararnos para los tiempos de carencia alimentaria. Somos muy eficientes para reservar energía cuando tenemos comida a nuestra disposición. También estamos programados para volvernos resistentes a la insulina en ciertas circunstancias con el propósito de reservar la preciada glucosa en la sangre para el que cerebro pueda seguir siendo funcional y esté espabilado, un mecanismo de supervivencia que nos permite encontrar comida y agua. Johnson llamó a esta programación especial «el interruptor de la grasa» y llegó al grado de explicar que es el resultado de una serie de mutaciones genéticas que se dieron hace millones de años en nuestros grandes ancestros primates, antes del surgimiento del *Homo sapiens*. Como verás en el siguiente capítulo, en el centro de ese proceso figura una enzima llamada uricasa, que convierte el ácido úrico en otras sustancias que los riñones pueden excretar con más facilidad. La uricasa se encuentra en casi todas las especies de pescados y anfibios, algunos otros mamíferos e incluso bacterias, pero no en las aves, en la mayoría de los reptiles ni en los mamíferos de la familia hominoidea, que incluye a nuestros ancestros fósiles, los primates antropoides y nosotros.

¿Qué le pasó exactamente a nuestra uricasa? ¿La madre naturaleza cometió un terrible error? No. A lo largo de la evolución, y por el bien de su propia supervivencia, nuestros ancestros primates desactivaron los genes necesarios para crear uricasa y los volvieron «pseudogenes», que vendrían a ser la versión biológica de los archivos de ordenador dañados.[12] En pocas palabras, los genes con el código de la uricasa desarrollaron mutaciones que impidieron a nuestros ancestros lejanos, y a nosotros mismos, crear la enzima. Para desarrollar el interruptor de la grasa tuvimos que incrementar los niveles de ácido úrico mediante la desactivación de los distintos genes que contenían las instrucciones para producir uricasa. Menos uricasa es igual a más ácido úrico, lo que permite que se encienda el interruptor de la grasa.

Fue una concesión evolutiva arriesgada: cortar la función de los genes de uricasa para permitir una reserva de energía más eficiente, menos riesgo de inanición y, por fin, más posibilidades de supervivencia. Nuestros genes extintos de uricasa son la razón de que nuestra sangre contenga de tres a diez veces más ácido úrico que la de otros mamíferos, lo que nos predispone a ciertos problemas de salud. De hecho, simplemente es que nuestra fisiología no ha evolucionado lo suficiente para que seamos capaces de manejar todas las calorías que tenemos disponibles todo el año. La fructosa es perjudicial en particular porque, como verás más adelante, es muy eficaz a la hora de encender ese interruptor y hacer que el cuerpo almacene grasa y eleve tanto la glucosa como la presión directamente por medio de las acciones del ácido úrico. En poco tiempo, la fructosa genera ácido úrico mientras el cuerpo la metaboliza, y sin la uricasa para descomponer todo ese ácido úrico de una manera sencilla, el interruptor de la grasa se queda en «encendido» y esa fructosa se convierte en grasa. La fisiología «de fruta a grasa» salvó a los antiguos primates de morir durante los largos inviernos sin fruta. Pero las circunstancias han cambiado, aunque nuestra genética —y, por ende, nuestra fisiología— no lo haya hecho.

Para empeorar las cosas, la acumulación de ácido úrico amplifica los efectos de la fructosa. Es un golpe doble. Los investigadores demostraron que los ratones a los que se alimentaba con dietas altas en fructosa comían más y se movían menos que otros con una dieta más saludable.[13] Los ratones también acumularon más grasa; este incremento en el peso corporal también se produce, en parte, porque la fructosa silencia la hormona leptina, que es la que nos dice que dejemos de comer. Incluso el consumo moderado de fructosa puede tener efectos colosales en la salud hepática, el metabolismo de las grasas, la resistencia a la insulina y el comportamiento alimentario.[14] Más adelante describiré toda esta bioquímica con más detalle, pero, por ahora, ten presente que, si bien podemos estar genéticamente condenados a ser gordos en un mundo de calorías abundantes, podemos elegir de manera consciente esas calorías, y no todas son iguales. También podemos decidir cómo obtener beneficio del personal de apoyo preferido del cuerpo: el sueño, el ejercicio y las ventanas de alimentación.

En el título de un artículo de 2016, un grupo de investigadores de Turquía y Japón lo explicaron de una forma terminante: «Él ácido úrico en el síndrome metabólico: de un observador inocente a un jugador determinante»; en este texto sostenían que el ácido úrico oficialmente quedaba «incriminado en una serie de estados de enfermedades crónicas, como hipertensión, síndrome metabólico, diabetes, enfermedad de hígado graso no alcohólico y enfermedad renal crónica».[15] Su conclusión es muy ilustrativa: «Si bien el ácido úrico alguna vez no fue más que el objeto de la conversación de sobremesa de quienes sufrían gota o cálculos renales, ahora se valora como un director potencial en la sinfonía mundial de obesidad, diabetes y enfermedad cardiorrenal». (La enfermedad cardiorrenal hace referencia a un espectro de trastornos que implican al corazón y los riñones). Yo subrayaría «director» porque tiene importancia.

En un estudio más amplio llevado a cabo en Japón en 2020, que hizo un seguimiento a más de medio millón de personas de entre cuarenta y setenta y cuatro años durante un periodo de siete años, los investigadores observaron la asociación entre el ácido úrico en la sangre y la mortalidad cardiovascular y por cualquier causa.[16] Descubrieron que «se apreciaba un incremento significativo en la tasa de riesgo de mortalidad por cualquier causa con niveles de ácido úrico en suero ≥ 7 mg/dl en hombres y ≥ 5 mg/dl en mujeres. Se observó una tendencia similar para la mortalidad cardiovascular». El estudio reveló que incluso un ligero aumento en los niveles sanguíneos de ácido úrico era un factor de riesgo independiente de muerte para hombres y mujeres. Es más, los valores límites de ácido úrico para la mortalidad podrían ser diferentes para hombres y mujeres. Sé que no los he mencionado todavía, pero, como preludio de la información que encontrarás más adelante en el libro, te diré que es preferible mantener los niveles de ácido úrico por debajo de 5,5 mg/dl, seas hombre, mujer o niño. Esta recomendación es una meta más rigurosa de lo que consideran normal las directrices médicas establecidas, pero recuerda que buscamos algo óptimo, un estándar más elevado. Aunque los hombres suelen tener niveles de ácido úrico superiores a los de las mujeres (y asumen un riesgo general mayor de hiperuricemia y gota), eso no significa que sea imposible mantener los niveles por debajo de 5,5 mg/dl. Tal vez quiera decir que algunos hombres tendrán que esforzarse más por reducir el ácido que las mujeres; razón de más para seguir este programa.

No podemos olvidar el trascendental estudio que he resaltado en la introducción, que descubrió, en un periodo de ocho años, un aumento del 16 % en el riesgo de muerte por cualquier causa entre personas con el ácido úrico elevado, así como un incremento de casi el 40 % en el riesgo de muerte por enfermedad cardiovascular y del 35 % en el riesgo de muerte por infarto isquémico, causado por una arteria bloqueada que abastece de sangre el cerebro.[17] Además, los investigadores descubrieron un efecto bola de nieve: un aumento de entre el 8 y el 13 % del riesgo de muerte con cada miligramo por decilitro de ácido úrico en la sangre por encima de 7 mg/dl. No se trató de un estudio pequeño, ya que implicó a más de cuarenta mil hombres y casi cincuenta mil mujeres, de treinta y cinco años de edad y mayores, a quienes se les hizo un seguimiento durante esos años. Lo que me parece de verdad impresionante es que la investigación ahora muestre que el riesgo de muerte por tener el ácido úrico elevado sea mayor de lo que sería ¡si tuvieras un antecedente de cardiopatía isquémica! Otra cosa que me impactó en mi inmersión en estas investigaciones es que podrías no tener la presión alta, podrías no ser obeso ni diabético ni fumador, pero tener el ácido úrico alto —aunque sea muy poco— aumenta tu riesgo de muerte prematura.

Una buena pregunta: ¿por qué no hemos oído esto antes? Bueno, históricamente, como ya he dicho, solo hemos relacionado el ácido úrico elevado con la gota y los cálculos renales. Pero ahora estamos documentando, por fin, al asesino silencioso: la hiperuricemia asintomática. Los niveles de ácido úrico elevados hacen daño al cuerpo, pero no lo sabes porque no experimentas síntomas ni sufres gota ni tienes problemas renales. Sin embargo, la hiperuricemia asintomática puede «predecir» el desarrollo de presión alta, obesidad, diabetes, enfermedad renal crónica y enfermedad de hígado graso no alcohólico o EHGNA. Esta última es una de las afecciones hepáticas crónicas más comunes, y se considera un «promotor emergente de la hipertensión».[18] La prevalencia de EHGNA se ha duplicado en los últimos veinte años, de un 24 a un 42 % en los países occidentales, y de un 5 a un 30 %

en los orientales.[19] De nuevo, el ácido úrico desempeña un papel importante, pues aumenta directamente la producción de grasa en las células del hígado, lo que conduce a la EHGNA.

Es habitual ver hígados grasos en alcohólicos, pues el consumo de alcohol promueve un exceso de grasa en el hígado, pero muchas personas que no beben mucho alcohol o incluso nada en absoluto pueden padecer este mismo problema por el mismo proceso: la alteración del metabolismo corporal causa la acumulación de grasa en el hígado, lo que debilita su función y puede producir fibrosis y cirrosis irreversibles. Las bien conocidas causas principales de EHGNA son obesidad, diabetes, niveles anormales de lípidos en sangre (dislipidemia) y resistencia a la insulina. La presión alta y el ácido úrico alto también están implicados, y las nuevas investigaciones revelan que, en contra de lo que se creía, no es preciso tener sobrepeso o ser obeso para desarrollar EHGNA.[20] Muchas personas se encuentran en su peso ideal, pero tienen demasiada grasa en el hígado y se encaminan directas hacia un fallo. De hecho, algunos médicos han conseguido desacelerar la progresión de la EHGNA solo con disminuir los niveles de ácido úrico empleando medicamentos e induciendo cambios en el estilo de vida.[21] Esto es muy significativo.

Una de las fuerzas subyacentes que conectan todas estas dolencias es la inflamación. El ácido úrico alto y la inflamación sistémica elevada van de la mano, ya que el ácido úrico alto amplifica y estimula la inflamación.[22] La inflamación crónica es una de las causas que provocan problemas serios de salud e incluso la muerte: se asocia a cardiopatía isquémica, cáncer, diabetes, enfermedad de Alzheimer y casi todas las enfermedades crónicas que puedas imaginar. En este momento no hay discrepancia al respecto, pero hasta hace poco no podíamos concebir una conexión entre golpearte un dedo del pie (y experimentar enrojecimiento e inflamación importantes, las señales claras y obvias de la inflamación) y desarrollar la enfermedad de Alzheimer (cuyo mecanismo central es una inflamación invisible e imperceptible). No quiere decir que por golpearnos el dedo del pie vayamos a tener alzhéimer, sino que ambos problemas comparten el mismo fenómeno subyacente: la inflamación. De la misma manera, la cardiopatía y el cáncer son dos enfermedades distintas con un único denominador común: la inflamación.

El 23 de febrero de 2004 la portada de la revista *Time* mostró la silueta de una persona en llamas con el atrevido titular: «El asesino secreto».[23] El reportaje trataba de un «sorprendente vínculo entre la inflamación y los ataques cardiacos, el cáncer, el alzhéimer y otras enfermedades».[24] El concepto era una mera «teoría» en ese momento, que solo encontraba pruebas en su mayoría «circunstanciales», pero que «se veía bastante bien», mientras los médicos empezaban a notar mejoras enormes por todas partes cuando los pacientes con diversas patologías se beneficiaban del uso de medicamentos antiinflamatorios.[25] Desde nuestra perspectiva actual, es impresionante ver cómo hace menos de veinte años apenas empezábamos a comprender una de las causas fundamentales de las enfermedades crónicas. También es increíble pensar que las mismas estrategias inflamatorias que el cuerpo ha empleado durante milenios para defenderse de invasores microbianos y ayudar a sanar heridas abiertas se descontrolarán y nos dejarán crónicamente inflamados, como si, desde una perspectiva evolutiva, nos hubiéramos vuelto víctimas de nuestro propio éxito. En lugar de un mecanismo inmunitario de defensa, transitorio y útil, la inflamación se ha vuelto persistente y dañina, lo que, como última consecuencia, nos impide llegar a una edad avanzada.

Me encanta tomar prestada la analogía que mi buen amigo y colega el doctor David Ludwig, investigador en nutrición, médico y profesor de la Escuela de Medicina de Harvard, usa para describir las hogueras internas: «Imagina que te frotas el interior del antebrazo con un papel de lija. En poco tiempo, el área estará enrojecida, hinchada y sensible, las marcas inconfundibles de la inflamación aguda. Ahora imagina que este proceso inflamatorio se produce durante muchos años en el interior de tu cuerpo y que afecta a todos los órganos vitales como resultado de la mala dieta, el estrés, la privación del sueño, la falta de ejercicio suficiente y otras exposiciones. Puede que la inflamación crónica no resulte dolorosa de inmediato, pero está ayudando en silencio a los grandes asesinos de nuestra era».[26] Ahora debemos incluir el ácido úrico como una parte importante de la historia, otra de las formas en que nos hemos vuelto víctimas de nuestro propio éxito desde un punto de vista evolutivo. Ya se están llevando a cabo estudios que trazan elevaciones paralelas en los niveles de ácido úrico y la inflamación crónica, muchas veces medida por la cantidad de proteína C reactiva en la sangre.

Es posible que ya sepas que la proteína C reactiva (PCR) es un marcador común de inflamación en el cuerpo, que se analiza de manera sencilla a través de un análisis de sangre. Los niveles ideales son de 3 mg/l (miligramos por litro) o menores; las cantidades que los sobrepasan se relacionan con toda clase de males. Muchos factores se asocian con el aumento de la PCR, incluyendo sobrepeso, diabetes, hipertensión, tabaquismo, tratamiento de reemplazo de estrógeno, colesterol alto y también algunas predisposiciones genéticas. La PCR alta es un denominador común en la disfunción física y la enfermedad, y se relaciona con un amplio espectro de dolencias inflamatorias, como artritis reumatoide, cardiopatía isquémica, degeneración macular relacionada con la edad, enfermedad de Parkinson, infarto hemorrágico y diabetes tipo 2. En mi mundo, la PCR elevada es un factor de riesgo inmenso para el daño cerebral, el deterioro cognitivo, la depresión y las demencias, e incluso la enfermedad de Alzheimer. Y ahora sabemos que los niveles de ácido úrico y PCR comparten una relación: el ácido úrico alto está estrechamente relacionado con la presencia de PCR elevada, así como otros químicos inflamatorios (citocinas). Por ejemplo, en un estudio que supuso un esfuerzo conjunto entre investigadores italianos y el Instituto Nacional de la Vejez de los Institutos Nacionales de Salud, los incrementos en el ácido úrico predijeron directamente los aumentos de la PCR en un periodo de tres años entre un grupo considerable de hombres y mujeres entre las edades de veintiuno y noventa y ocho años.[27]

En otro estudio que intentaba determinar la conexión entre el ácido úrico y los químicos inflamatorios, incluyendo la PCR, un equipo de investigadores alemanes descubrió que el ácido úrico elevado en un grupo de más de mil pacientes de alto riesgo entre los treinta y los setenta años, todos con cardiopatía isquémica estable, era un mejor predictor de sucesos adversos de cardiopatía isquémica (CI) en el futuro, en lugar de la PCR o la IL-6 (interleucina-6), otro marcador de inflamación en el cuerpo.[28] En sus conclusiones indicaron que la relación entre el ácido úrico elevado y un aumento en el riesgo de eventos futuros de CI era «estadísticamente significativo», aun cuando se ajustaran otros factores de riesgo. Y sugerían que el ácido úrico elevado por sí solo podía provocar estos episodios adversos, una conexión que no se había visto entre los marcadores de la inflamación y los eventos de CI. El hallazgo más perturbador de este estudio es que muestra un riesgo progresivo para los sucesos de CI por elevaciones de ácido úrico incluso dentro del rango normal.

Vale la pena repetirlo: el incremento en el riesgo fue del todo evidente en niveles que se consideran normales. Otros estudios han confirmado estos hallazgos al mostrar que los niveles de ácido úrico reflejan los niveles de inflamación sistémica y, de hecho, pueden servir no solo como un marcador sustituto para la inflamación, sino como amplificador de ella. Esto significa que los niveles de ácido úrico van de la mano con cada malestar dentro del campo inflamatorio. Es lo que sitúa el ácido úrico alto en el epicentro de cualquier conversación sobre el riesgo de enfermedades.

La lección es clara; el ácido úrico descontrolado podría anunciar el fin. Debería añadir que no se trata solo de adultos y personas mayores que asumen equívocamente que lucharán con dolencias crónicas derivadas de la edad y el desgaste natural del cuerpo. El mensaje tiene consecuencias importantes para niños también, pues son ellos los que reciben cada vez más diagnósticos de problemas que antes se limitaban a los adultos: resistencia a la insulina, diabetes (los casos de diabetes tipo 2 se han más que duplicado entre los niños durante la pandemia de coronavirus), hipertensión, obesidad, EHGNA, señales tempranas de cardiopatía y, sí, ácido úrico elevado.[29] Los grandes estudios que se han llevado a cabo durante más de una década ya han asentado en la literatura médica que las elevaciones de ácido úrico en la infancia desempeñan un papel clave en el desarrollo de presión alta y enfermedad renal en la edad adulta, y de hecho pueden predecirlas.[30] Es evidente que la enfermedad comienza a manifestarse en la juventud con signos de hiperuricemia, que en gran parte pasa inadvertida. Y, lo que es curioso, los niveles de ácido úrico en la saliva de los adolescentes pueden incluso predecir su acumulación de grasa corporal unos años después.[31] Esto podría significar que tenemos una nueva forma no invasiva de detectar cambios tempranos en la fisiología adolescente que podrían derivar en resultados indeseables respecto a su peso y su metabolismo.

LO BUENO Y LO MALO: CONOCE TUS CIFRAS

Cuando lleguemos a las instrucciones del programa, en la segunda parte del libro, te recomiendo que te analices los niveles de ácido úrico a primera hora de la mañana, antes de comer o hacer ejercicio, y por lo menos una vez a la semana. Medirte el ácido úrico te abre una ventana hacia la salud y el funcionamiento del metabolismo, muy relacionado con la salud en general y el riesgo de deterioro. El ácido úrico tiende a incrementarse durante el sueño y llega a su punto máximo alrededor de las cinco de la madrugada, que es, curiosamente, más o menos la hora del día en que más ataques cardiacos se producen.

Al mismo tiempo, te invito a que compruebes tus niveles de glucosa con regularidad, si es posible sirviéndote de un monitor continuo de glucosa, para que conozcas tu estado en cualquier momento y veas cómo las decisiones cotidianas afectan a la biología. Puedes registrar en directo la respuesta de tu cuerpo a la comida, a los horarios de comida, al ejercicio, al estrés y al sueño. La combinación de analizarte de manera habitual el ácido úrico y la glucosa en sangre se encuentra entre las estrategias más poderosas para manejar la salud y saber cuándo debes actuar a través de intervenciones como reducir el consumo de ciertos alimentos y calcular el momento ideal para hacer ejercicio con la idea de perfeccionar el metabolismo. Sin embargo, el autoanálisis no es un requisito de la dieta LUV. Si sigues el programa, incluso sin hacerte análisis, experimentarás cambios positivos que te mantendrán fuerte y harán que tu salud progrese hasta un estado óptimo. Pero, llegado el momento, ¡sería bueno que revisaras tus cifras!

Ácido úrico: de tu metabolismo a tu inmunidad

Durante años los médicos han sabido que la gente obesa y con cardiopatías y niveles no saludables de lípidos en sangre tienen cifras mayores de ácido úrico que sus contrapartes delgadas y en forma con niveles normales de lípidos. Pero no han prestado demasiada atención a esos niveles de ácido úrico ni se han dado cuenta de que tenían un papel relevante en la conexión entre la obesidad y los lípidos en sangre... hasta ahora.

La prevalencia de la obesidad y las enfermedades relacionadas con ella en Estados Unidos y el mundo aumenta a gran velocidad: un impactante 73,6 % de la población de Estados Unidos mayores de veinte años tiene sobrepeso o es obesa.[32] Es casi tres de cada cuatro adultos. El 42,5 % de los adultos mayores de veinte años es obeso.[33]

Y, como mencionaron los científicos autores de un artículo de 2019, publicado en el *International Journal of Obesity*, se estima que la mitad de los adultos de los Estados Unidos serán obesos en 2030.[34] Es abrumador. Incluso más que el hecho de que la diabetes, la afección más vinculada con la obesidad, ahora aqueje a poco más del 10 % de la población de Estados Unidos. Y los niños no se salvan: más del 20 % de los adolescentes entre los doce y los diecinueve años, y los niños entre seis y once son obesos.[35] En el grupo de dos a cinco años el porcentaje de niños obesos oscila justo por encima del 13 %.[36]

La obesidad es una de las múltiples enfermedades metabólicas que se engloban bajo el término «síndrome metabólico» (también llamado síndrome X o MetS), que representa la mayor amenaza para la salud pública en el siglo XXI. Para ser claro, el síndrome metabólico es un acúmulo de anomalías que incrementan el riesgo de cardiopatía, infarto, diabetes, apnea del sueño, enfermedad hepática y renal, cáncer y enfermedad de Alzheimer. También aumenta el riesgo de morir de una infección como la del covid-19 (ver el cuadro de la p. 62) o por lo menos el riesgo de sufrir a largo plazo síntomas que no cedan después de haber eliminado la infección aguda.

El síndrome metabólico reúne cinco características principales. Solo necesitas marcar tres de las casillas que encontrarás a continuación para tener tu diagnóstico:

- ☐ Presión sanguínea alta
- ☐ Glucosa elevada
- ☐ Exceso de grasa corporal alrededor de la cintura (más de 102 cm en hombres y 89 cm en mujeres)
- ☐ Triglicéridos elevados en sangre (un tipo de lípido)
- ☐ Niveles anormales de colesterol (en especial, HDL bajo, o colesterol «bueno» bajo)

La mayoría de las características del síndrome metabólico no son tan obvias y resulta complicado dar con ellas a menos que se busquen *ex profeso*. Muchos expertos en medicina indican que el síndrome metabólico podría ser la afección más seria y más común de la que nunca hayamos oído hablar. Y, sin embargo, los casos van en aumento. Se sabe que afecta a casi el 35 % de los adultos, un porcentaje que asciende a cerca del 50 % entre personas de mínimo sesenta años.[37] Aunque el síndrome metabólico es menos común entre personas que se mantienen en un peso normal que entre las que son obesas o tienen sobrepeso, también ocurre en este primer grupo. Como indicaron en 2020 los Centros para el Control de Enfermedades de Estados Unidos (CDC), a consecuencia de un estudio realizado por investigadores de la Universidad de Nueva York, las personas con un peso normal con síndrome metabólico tienen un 70 % más de riesgo de muerte que la gente sin esta dolencia.[38] Además, se descubrió que la tasa de mortalidad era todavía más alta en el grupo de gente con peso normal y síndrome metabólico, comparada con la gente de este grupo con sobrepeso u obesidad, pero sin el síndrome. Los autores del estudio señalaron la importancia de encontrar a las personas con síndrome metabólico, pero sin sobrepeso u obesidad. Cuando tienes un peso normal, pero puedes marcar tres de las casillas, entonces están ocurriendo muchas cosas entre bambalinas y seguro que el ácido úrico está implicado en ellas, sobre todo en la tarea de crear y guardar grasa. De hecho, crear y guardar grasa es tan importante para todos los componentes del síndrome metabólico que los investigadores le están buscando un nombre propio: «almacenamiento de grasa».[39]

Muchas personas no creen que las enfermedades metabólicas sean tan dañinas o que puedan influir de forma tan definitiva en el riesgo de contraer enfermedades muy dispares, incluyendo las infecciones mortales. Después de todo, se piensa que la gente con glucosa elevada, hipertensión y colesterol alto puede controlar las afecciones con medicamentos y cambios en el estilo de vida. Pero los trastornos metabólicos son plagas. Incrementan de manera significativa el riesgo no solo de desarrollar diabetes, cardiopatía y enfermedad renal crónica, sino de padecer más adelante muchas enfermedades degenerativas, incluyendo demencias y alzhéimer. Es más, como ya he escrito en otros momentos, la diabetes y la enfermedad cerebral son las dolencias más perniciosas y costosas de Estados Unidos, pero se pueden prevenir y se encuentran vinculadas de una manera única: tener diabetes tipo 2 por lo menos duplica el riesgo de alzhéimer y puede hasta cuadruplicar el riesgo de una persona vulnerable.[40] En concreto, desarrollar diabetes tipo 2 antes de cumplir sesenta años duplica el riesgo de demencia, y por cada cinco años que una persona vive con diabetes, su riesgo de demencia aumenta un 24 %.[41] Las investigaciones también muestran que el camino hacia el deterioro cognitivo causado por el consumo de demasiados alimentos azucarados ni siquiera tiene que estar relacionado con la diabetes.[42] En otras palabras, cuanto más alta sea la glucosa, más rápido se producirá el deterioro cognitivo, sin importar que la persona sea diabética o no. Esta relación, como verás, también se establece para el ácido úrico: cuanto más alto sea el nivel de ácido úrico, más rápido se producirá el deterioro cognitivo, incluso en ausencia de gota o enfermedad renal. Los científicos ya han documentado una relación directa entre el ácido úrico elevado y la reducción del cerebro con manifestación de deterioro cognitivo. (¡Hasta ahí ha llegado la hiperuricemia «asintomática»!). Es más, verás que el «metabolismo cerebral de la fructosa» ahora se considera un precursor potencial grave de la enfermedad de Alzheimer.[43] El comportamiento de la glucosa en el cerebro y su metabolización pueden ser nocivos para la dinámica energética del cerebro y, en últimas circunstancias, para su salud y su funcionalidad.

UNA NOTA SOBRE EL COVID-19

La conexión entre el riesgo de morir por una infección como el covid-19 y tener disfunción metabólica quizá no parezca obvia al principio, pero es profunda y está relacionada con la base sobre la que se sustenta este libro. Para entender este vínculo, no busques más allá del índice de mortalidad alto entre personas con síndrome metabólico que padecen covid-19. Hacia mediados de enero de 2021 los investigadores ya habían declarado el síndrome metabólico como un vaticinio impactante de resultados patológicos graves en pacientes con covid-19.[44] La cantidad es sorprendente: los pacientes con síndrome metabólico han experimentado un incremento de un 40 % de mortalidad por cualquier causa, un incremento de un 68 % en la necesidad de servicios de cuidado crítico y un incremento de un 90 % en la necesidad de ventilación mecánica, comparado con pacientes sin síndrome metabólico. En la literatura comienzan a aparecer estudios sobre la relación entre el ácido úrico y el covid-19, y muestran que las personas hospitalizadas con la infección y niveles altos de ácido úrico son 2,6 veces más propensas a terminar en la unidad de cuidados intensivos con un ventilador, o a morir, que los pacientes con niveles normales.[45]

No es de extrañar que ya se hubieran sentado las bases para una catástrofe de salud cuando el covid-19 se paseó por todo el mundo en barcos, aviones, trenes y automóviles.

Este virus es todavía un gran desconocido y no tenemos toda la información acerca de sus efectos a largo plazo en personas expuestas a él. En mi campo, los médicos e investigadores están intentando descubrir qué clase de complicaciones supone la infección de covid-19 a largo plazo sobre la función cerebral y el riesgo de neurodegeneración, incluyendo la enfermedad de Alzheimer.

El covid-19 es, al principio, una infección respiratoria, pero sabemos que también es una enfermedad vascular inflamatoria con efectos extensos que rebotan por todo el cuerpo provocando daño a casi todos los tejidos, incluyendo el sistema cardiovascular y neurológico. Cuando se volvió evidente que el virus provocaba déficits neurológicos, desde algunos menores, como pérdida temporal del sentido del gusto y del olfato, hasta problemas más serios, como infarto, convulsiones y delirio —sin mencionar trastornos psiquiátricos, como ansiedad y depresión—, la gente abrió los ojos ante el hecho de que no se trata de una mala gripe. Por el cálculo de un estudio amplio, un tercio de los pacientes diagnosticados con covid-19 experimenta una enfermedad psiquiátrica o neurológica a los seis meses.[46] Eso coloca al covid-19 en el punto de mira.

Una vez que ceda esta pandemia, seguiremos viviendo sus consecuencias en las que decenas de millones de las personas que se infectaron podrán seguir presentando síntomas relacionados con el covid indefinidamente; los llamados pacientes con covid persistente. Los dos precursores principales del covid persistente parecen ser el daño a órganos y vasos sanguíneos, así como una sobrerreacción inmunitaria. Es probable que la sintomatología persistente sea resultado de una interacción compleja entre factores genéticos, epigenéticos y medioambientales. Mi esperanza es que los patrones en la información de la que disponemos, que cada vez es mayor, nos ayuden a predecir de forma más acertada quién es más propenso a padecer una enfermedad prolongada y aprender cómo tratar mejor a esas personas. Ya están apareciendo por todo el país programas de recuperación a largo plazo, tal es el caso del Hospital Mount Sinai, en la ciudad de Nueva York, donde se estableció una clínica poscovid. Si te encuentras entre los pacientes con sintomatología persistente, te recomiendo que participes en alguno de estos programas y que permanezcas tan cerca como sea posible de los nuevos tratamientos.

Quizá no tengamos mucho control sobre los factores que pueden amenazar la regulación inmunitaria, como el cáncer y la quimioterapia, pero cuando se trata de problemas como la diabetes, la cardiopatía isquémica y la obesidad, las decisiones sobre nuestro estilo de vida resultan tener una gran influencia. La obesidad se encuentra entre las patologías más comunes que separan a la gente que sufre inmensamente con el covid o muere por su causa de quienes no. En un estudio publicado en *Obesity Reviews*, los investigadores de diversas universidades y el Banco Mundial realizaron un metaanálisis de 75 estudios que observaban la relación entre la obesidad y el espectro de casos de covid-19, desde el riesgo de contraerlo hasta la muerte como consecuencia.[47] Los hallazgos de este informe son muy ilustrativos. Al comparar personas obesas con no obesas, se asoció la obesidad con un 46 % más de riesgo de ser positivo en covid, un 113 % más de riesgo de hospitalización, un 74 % más de riesgo de ser admitido en la UCI y un 48 % más de riesgo de muerte por el virus. Los autores dejaron claro que, mecánicamente, una de las principales razones de estas cifras relacionadas con la obesidad se centra en la alteración de la función inmunitaria, y sostuvieron que «los impedimentos inmunitarios de las personas con obesidad demuestran la convergencia de riesgos de enfermedades crónicas e infecciosas. Exponen a una gran porción de la población mundial con el estatus de sobrepeso/obesidad a un riesgo más elevado de padecer infecciones pulmonares virales, como el covid-19».

Aguardamos esperanzados el desarrollo de la inmunidad colectiva, así como más protocolos de tratamiento eficaces para el impacto que tiene el virus en quien lo contrae. Pero es importante abrazar el hecho de que tenemos cierta capacidad de acción en lo que respecta al riesgo de infección y sus consecuencias. Nuestras decisiones acerca del estilo de vida, como la dieta, el sueño, el ejercicio y la manera de lidiar con el estrés, influyen en nuestra capacidad inmunitaria y bien podrían negarle al coronavirus la oportunidad de aventajarnos y extenderse todavía más.

Otra forma de ver la pandemia es apreciar la oportunidad que nos brinda de volvernos más conscientes y proactivos en busca de la salud óptima. Y, como este libro muestra, si los niveles de ácido úrico, como una señal en el camino, pueden ayudarnos a predecir retos futuros para la salud, más vale que les prestemos atención. Será mejor que abramos los ojos ante esta nueva estrategia que tenemos a nuestra disposición.

Una relación escabrosa

La relación entre el ácido úrico y el síndrome metabólico se encuentra entre las áreas de estudio más populares hoy en día, y la fructosa es el enemigo público número uno por el papel que desempeña con respecto de los niveles cada vez más altos de ácido úrico y por agravar el síndrome metabólico. En un vasto metaanálisis realizado a partir de 15 estudios internacionales, un equipo de investigadores iraníes mostró que el consumo de fructosa en alimentos procesados, como las bebidas endulzadas, es una de las causas principales de síndrome metabólico en adultos sanos en otros aspectos.[48] Aunque los investigadores no se fijaron en el ácido úrico en concreto, sabemos que es un producto derivado del metabolismo de la fructosa, y muchos otros estudios han establecido que el ácido úrico desempeña un papel fundamental en el síndrome metabólico inducido por fructosa, tanto que la hiperuricemia ya se considera un «nuevo marcador para el síndrome metabólico».[49]

Estos hallazgos recientes demuestran que ya no podemos ignorar el ácido úrico ni descartar este metabolito como si solo fuera un testigo inocente. Es preciso considerar el ácido úrico junto a otros biomarcadores como la glucosa, el peso corporal, la presión sanguínea y el LDL (el colesterol malo). No obstante, iré todavía más lejos en concordancia con muchos investigadores que consideran el ácido úrico como un factor causal de la elevación de dichas medidas.[50] Se trata de la tesis central de *Baja el ácido*; vas a aprender cómo el ácido úrico empeora los biomarcadores en los que nos hemos enfocado durante décadas. Esto es lo que ha demostrado de manera concluyente que el ácido úrico alto precede y predice el desarrollo de muchas enfermedades cardiometabólicas y renales.[51]

> El ácido úrico es uno de los biomarcadores de salud que se miden de manera habitual, junto con la glucosa, el peso corporal, la presión, los triglicéridos y el índice de colesterol malo.

Las conexiones subyacentes entre todas estas alteraciones desde un punto de vista biológico —y dentro del contexto del ácido úrico— son complejas, pero iré proporcionándotelas en raciones pequeñas a lo largo de este libro para que puedas digerirlas con facilidad. Y es cierto, es increíblemente interesante desde muchos aspectos. Por ejemplo, una de las explicaciones de la relación entre el ácido úrico elevado y la resistencia a la insulina, un factor básico de la diabetes tipo 2 y la obesidad, parece ser el daño en la pared de los vasos sanguíneos, el endotelio.[52] Así es como funciona.

Primero, hay que saber que el óxido de nitrógeno (NO) se produce de manera natural en el cuerpo y que es importante para muchas facetas de la salud. Tal vez su función más relevante sea la vasodilatación, es decir, que relaja los músculos internos de los vasos sanguíneos haciendo que se expandan y que aumente la circulación. Como tal, el NO se considera una de las moléculas reguladoras del sistema cardiovascular más poderosas. Pero también es importante para el funcionamiento de la insulina, porque otro papel relevante de los vasos sanguíneos es facilitar el movimiento de la insulina a través del torrente sanguíneo hacia las células, sobre todo las células musculares, donde la glucosa entra y produce glucógeno (la forma de reserva de la glucosa).[53]

El ácido úrico perjudica la actividad del NO de dos maneras: 1) al comprometer su producción, y 2) al poner en riesgo la forma en que hace su trabajo.[54] Así que, si hay una carencia de NO y un impedimento para su forma de funcionar, tanto la tarea de la insulina como la salud cardiovascular en general quedarán comprometidos. Así, una deficiencia de NO y una funcionalidad alterada de NO se asocian con cardiopatía, diabetes y hasta disfunción eréctil (ver el cuadro en la p. 69). Los científicos que estudian los efectos del NO en el cuerpo llevan mucho tiempo documentando que la reducción de los niveles de NO es un mecanismo para inducir la resistencia a la insulina. Cuando experimentan con roedores con déficit de NO, estos presentan las características del síndrome metabólico. Y la razón biológica para ello es que hasta cierto punto se levanta un obstáculo entre la insulina y la glucosa. Se supone que la insulina debe estimular la absorción de glucosa en los músculos esqueléticos incrementando el flujo de sangre en ellos a través de una secuencia que depende del óxido de nitrógeno. Así pues, sin NO suficiente, la insulina no puede hacer su trabajo: la correspondencia, o actividad, entre la insulina y la glucosa queda alterada. La pérdida de óxido de nitrógeno también provoca hipertensión y pérdida de elasticidad vascular, que están relacionadas con la capacidad de los vasos sanguíneos para responder de forma adecuada a los cambios de presión sanguínea.

La conexión entre el ácido úrico y el óxido de nitrógeno

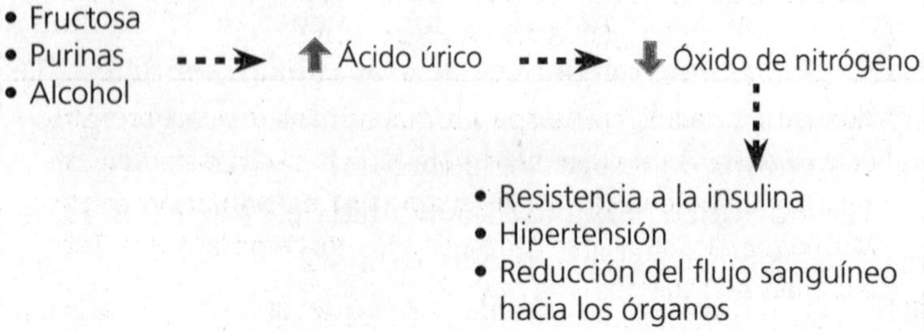

Permíteme que mencione un estudio más que muestra la impresionante diferencia, en lo que respecta al ácido úrico, entre la gente recién diagnosticada con diabetes tipo 2 y sus contrapartes sanas.[55] Se llevó a cabo en personas entre los cuarenta y los sesenta y cinco años, en quienes los investigadores midieron la glucosa en ayunas, la insulina, la A1c y el ácido úrico, y obtuvieron cifras en general más elevadas para las personas con diabetes tipo 2. Estudios como este y muchos otros exponen la forma en que el ácido úrico elevado induce la diabetes. Existen unos cuantos caminos: uno es la simple activación de la inflamación promovida por la elevación del ácido úrico, lo que causa resistencia a la insulina. Y el ácido úrico es un generador poderoso del estrés oxidativo —lo que daña los tejidos y el ADN—, como ya mencioné, y reduce el funcionamiento del óxido de nitrógeno (y provoca así un daño en la función endotelial), lo que incita aún más la inflamación. El efecto inflamatorio final por sí mismo podría lesionar las células del páncreas y hasta crear problemas con la expresión del gen de la insulina, lo que produciría una disminución en la secreción de insulina. Los problemas metabólicos están cerca cuando se altera el sistema insulina-señalización.

EDUCACIÓN SEXUAL: ÁCIDO ÚRICO Y DISFUNCIÓN ERÉCTIL. ¿CUÁL ES LA RELACIÓN?

Aunque soy neurólogo, como ya escribí con anterioridad, he tratado a una buena cantidad de hombres que padecen disfunción sexual, son impotentes o tienen algún nivel de disfunción eréctil. Muchos de ellos se ayudan con medicamentos como la Viagra. Tales pacientes no llegaron hasta mí por una disfunción eréctil en especial, sino que surgió en la conversación cuando les pregunté sobre la parte de su vida que debía atender además de sus preocupaciones neurológicas. Sin embargo, si ya hubiera estado familiarizado con la conexión que tiene el ácido úrico, podría haber añadido ese tema de forma premeditada.

La disfunción eréctil, o DE, se asocia desde hace mucho con problemas de vasos sanguíneos y cardiopatías. Este problema es un marcador de disfunción vascular y se relaciona de forma estrecha con la cardiopatía isquémica. Los hombres que tienen antecedentes familiares de dolencias cardiacas, como hipertensión y enfermedades de vasos sanguíneos pequeños, tienen un riesgo alto de sufrir DE, y ahora el ácido úrico elevado por sí solo es un factor de riesgo independiente también, incluso aunque no haya hipertensión.[56] ¿Cómo es posible?

Sabemos que el ácido úrico daña el recubrimiento interior de los vasos sanguíneos, el endotelio, mediante la inflamación y el estrés oxidativo. Esto reduce la actividad del óxido de nitrógeno, necesario para la función eréctil. De hecho, los medicamentos para la DE, como la Viagra y el Cialis, pueden funcionar aumentando el óxido de nitrógeno. En varios estudios recientes se han asociado los niveles altos de ácido úrico con un 36 % más de riesgo de padecer DE. El sobreconsumo de refrescos está implicado en la «progresión lenta y asintomática de la DE», lo que en ocasiones resulta en una manifestación total.[57] Así que, para los hombres que no están preocupados por la presión sanguínea alta, la diabetes ni la obesidad, pero sí tienen inquietudes respecto a su salud sexual, es posible que estos hallazgos sean esclarecedores.

Si no has entendido tantos términos científicos, quédate tranquilo, porque pronto lo harás. También aprenderás cómo este proceso biológico vital se relaciona con problemas tan dispares como la tiroides hipoactiva y la disfunción inmunitaria. Dada la experiencia con el covid-19, todos hemos tomado consciencia sobre la inmunidad. Buscamos los secretos de la resiliencia inmunitaria, incluso contra las enfermedades autoinmunes, y esta búsqueda en definitiva implica comprender el funcionamiento del ácido úrico.[58] Incluso hay un proceso en el cuerpo, llamado autofagia, que desempeña un papel principal en la inmunidad y la longevidad.

La autofagia (que literalmente significa 'autocomer' en griego) es una forma de limpieza celular que permite a las células actuar como células jóvenes. Sobre todo, es la manera en que el cuerpo elimina o recicla partes peligrosas y dañadas de las células, entre ellos patógenos y las problemáticas «células zombis» muertas. En el proceso, el sistema inmunitario recibe un estímulo que puede tener efecto en el riesgo de desarrollo de cáncer, cardiopatía, enfermedades autoinmunes y trastornos neurológicos. Y este es el punto crucial: el ácido úrico suprime la autofagia y disminuye la capacidad antiinflamatoria de las células. Dicho de otra manera, el ácido úrico no permite que tus células eliminen los desechos peligrosos y calmen las reacciones inflamatorias.

El toque dulce: el punto medio del U

En astrobiología, un campo de la astronomía que estudia la vida en la Tierra y más allá, la expresión «la zona Ricitos de Oro» alude al rango de distancias entre la órbita de un planeta y su estrella, en la que la temperatura del planeta es ideal para generar agua líquida. (Desde luego, puede aplicarse a muchas disciplinas para describir un fenómeno que solo sucede dentro de ciertas restricciones «perfectas»). La zona Ricitos de Oro es el lugar donde un planeta puede albergar vida porque sus temperaturas siguen siendo estables en una zona templada, no demasiado calientes ni demasiado frías. La Tierra es un excelente ejemplo de un planeta en la zona Ricitos de Oro. Los biólogos médicos muchas veces toman prestado el término para describir las cantidades ideales de los elementos que el cuerpo necesita para preservar la salud. Haz demasiado o muy poco ejercicio y el resultado puede ser nocivo. Lo mismo pasa con dormir mucho o muy poco, comer demasiado o casi nada, tener glucosa peligrosamente alta o baja, y tomar una dosis excesiva o insuficiente de un medicamento. Tú me entiendes. Es obvio que la terminología se basa en el cuento *Ricitos de Oro y los tres osos*, en el cual Ricitos de Oro prueba sopa de tres tazones diferentes y se da cuenta de que prefiere el que no está demasiado caliente ni demasiado frío, sino perfecto.

Cuando se trata del ácido úrico, es vital encontrar la zona Ricitos de Oro.[59] Aunque en la actualidad es muy raro encontrarse en un nivel peligrosamente bajo de ácido úrico, debo señalar que existen algunas cuestiones de salud que podrían asociarse, con el tiempo, con una cifra bajísima de ácido úrico (definida como menos de 2,5 mg/dl para los hombres y 1,5 mg/dl para las mujeres) e incluyen un riesgo potencialmente mayor de ciertos trastornos neurológicos, cardiopatías, cáncer y una enfermedad renal muy inusual, llamada síndrome de Fanconi. Pero estas asociaciones no están del todo verificadas y es posible que otros factores estuvieran en juego sin tener nada que ver con el ácido úrico bajo. Aun cuando escuches que el ácido úrico es un antioxidante y, por ende, tiene beneficios, es el perfecto personaje con doble cara: quizá tenga algunas propiedades antioxidantes en el plasma fuera de las células, pero en el interior de estas es un agresor prooxidante. Con toda sinceridad, no me preocupa que la gente tenga niveles persistentes bajos de ácido úrico, pues no ocurre así en la mayoría de los casos. Sí, ambos extremos de grasa corporal son peligrosos, pero hay muchísimas más personas con obesidad y sobrepeso que con bajo peso. Lo mismo pasa con el ácido úrico. Es probable que la gente que tiene ácido úrico bajo de manera crónica cuente con bases genéticas para esa circunstancia, y es una anomalía, representa un caso entre varios millones.

Otra forma de pensar en la zona ideal es imaginar una letra U: lo ideal no es estar en los extremos, con el ácido úrico a tope, en los bordes de la U. Lo idóneo es encontrarse en el punto medio. Y, por supuesto, yo te mostraré cómo lograrlo.

El aumento espectacular de los niveles de ácido úrico desde mediados de la década de 1970 tiene unos orígenes claros en los que profundizaré en breve. No tengo duda de que nuestros cambios alimentarios son responsables de ello en gran medida. Nuestro ADN no ha evolucionado lo bastante rápido para manejar la carga calórica actual, sobre todo la fuerza oscura de la fructosa en las comidas diarias. Te dejará boquiabierto conocer los vericuetos científicos detrás de la fructosa y lo predominante que es en nuestra vida. De hecho, pruébalo tú mismo: anota durante un día todas las fuentes de fructosa de los alimentos y las bebidas que ingieres. Lee las etiquetas. Pregunta en los establecimientos en los que compras. No es nada extraño que cada vez documentemos niveles más altos de ácido úrico, así como un aumento en la prevalencia de las condiciones degenerativas en todos los segmentos de la sociedad.

Las leyes de la naturaleza que regulan cada aspecto de nuestra fisiología llevan milenios escritas en nuestro código genético. Parte de esa codificación nos ha llevado a la situación precaria en la que nos encontramos hoy. Demos un salto al pasado.

2

La supervivencia del más gordo

Cómo los primates prehistóricos nos codificaron con el gen de la gordura

> Nada en la biología tiene sentido más que bajo la luz de la evolución.
>
> THEODOSIUS DOBZHANSKY

Sue no era un dinosaurio feliz.* Todos sabemos que los *T. rex* se encontraban entre los reptiles gigantes más feroces y famosos que rondaban por el planeta hace unos sesenta y seis o sesenta y ocho millones de años. Eran animales carnívoros y el canibalismo no era algo ajeno a ellos. Al igual que otros *T. rex*, Sue tenía extremidades superiores cortas y probablemente

* Sue, un esqueleto de tiranosaurio, se desenterró en 1990 en Dakota del Sur. La historia de su descubrimiento y adquisición es dramática por sí sola e incluye el encarcelamiento de un traficante de fósiles, la incautación del FBI y las tropas de la Guardia Nacional, y una subasta en la que se vendió por 8,3 millones de dólares. Sue Hendrickson, por quien se nombró al dinosaurio, la encontró sobresaliendo de un montículo. Se ha convertido en uno de los esqueletos de tiranosaurio más grandes y completos que se conservan en el mundo. Ahora reside en toda su fosilizada gloria en el Museo Field de Historia Natural de Chicago.

también muy mal genio, y quizá era un poco más nerviosa y temperamental que sus compañeros dinosaurios. Tenía un buen motivo para ser muy gruñona, ya que los estudios de sus huesos (bien podría haber sido un macho, pues no conocemos su sexo) arrojaron un diagnóstico extraordinario: gota.[1] Aun cuando los reptiles de hoy carecen de uricasa, es posible que esta condición no fuera común entre dinosaurios (y tiranosaurios en particular), pero sí presenta la cuestión de por qué este malestar data de tanto tiempo atrás.

Si bien nunca podremos dar un salto cuántico ni espiar a Sue y a su presa cretácica, los astrofísicos nos dicen que quizá podamos viajar hacia el futuro en algún momento. No puedo evitar preguntarme: ¿cómo se ve el humano del futuro? ¿Cuánto podremos extender los límites de la longevidad? ¿Adónde nos llevará nuestro genoma? Obviamente, no tengo las respuestas, pero si la historia nos dice algo es que debemos aprender a respetar nuestro genoma, tanto sus poderes como sus debilidades. De hecho, es la lección más importante de todas. Por desgracia, hemos llegado a un momento crítico de nuestra evolución, que demanda que atendamos a esta lección si queremos continuar como especie y prosperar. Muchos de nosotros no respetamos nuestro genoma y lo demuestran la cantidad de enfermedades crónicas que padecemos. La desconexión entre nuestro genoma, establecido hace mucho tiempo, y el medio ambiente en el siglo XXI es lo que los científicos llaman una «disparidad evolutiva/medioambiental». Déjame explicarlo.

A pesar de los portentos y las maravillas tecnológicas de la modernidad, seguimos teniendo un genoma de cazador-recolector. Es «ahorrador» en cuanto que está programado para hacernos engordar durante los momentos de abundancia. El genetista James Neel, de la Universidad de Míchigan, propuso por primera vez la hipótesis del gen ahorrador en 1962 para ayudar a explicar por qué la diabetes tipo 2 tiene una base genética tan fuerte y deriva en los efectos negativos favorecidos por la selección natural (el título de su artículo científico lo dice todo: «Diabetes mellitus: ¿un genotipo "ahorrador" que se volvió perjudicial por el progreso?»).[2] Se preguntaba por qué la evolución apoyaría un gen que causa síntomas debilitantes, incluso durante los principales años reproductores, desde ceguera y cardiopatía hasta fallo renal y muerte prematura. Eso no parece, al menos a simple vista, ser un buen augurio para el futuro de la especie. También se preguntaba qué cambios en el medio ambiente eran los responsables del incremento en los casos de diabetes tipo 2. Pues, de acuerdo con su teoría, ahora establecida, los genes que predisponen a las personas a la diabetes —genes ahorradores— históricamente solo habían supuesto ventajas. Encendían el interruptor de la grasa para ayudarnos a engordar de manera rápida cuando había comida disponible, ya que los largos periodos de escasez eran una parte inevitable de la vida. Pero una vez que la sociedad moderna transformó el acceso a la comida, los genes ahorradores, si bien seguían activos, ya no eran necesarios, pues su función era prepararnos para una hambruna que en la actualidad nunca se materializa.

La evolución humana tiene su propio marco de tiempo y todavía no sabemos cómo acelerarla. Supone entre cuarenta y setenta mil años que haya cambios significativos en nuestro genoma humano colectivo, cambios que podrían incorporar alteraciones drásticas en la dieta. Nuestros genes ahorradores innatos no están entrenados para ignorar la instrucción de guardar grasa. La mayor parte del genoma que nos define como humanos incluye genes elegidos durante la era paleolítica en África, un periodo que duró desde hace más o menos tres millones de años hasta hace unos once mil, cuando se estableció la revolución agrícola. (Estas cifras no son fijas: los arqueólogos continúan encontrando pistas en la cronología de nuestra evolución. La revolución agrícola se dio hace diez o doce mil años, así que once mil años se acerca bastante para ilustrar lo que quiero decir). Y once mil años comprenden más o menos trescientas sesenta y seis generaciones humanas, las cuales a su vez abarcan solo un 0,5 % de la historia del género *Homo*. Además, la revolución industrial y la era moderna, que marcan el inicio del estilo de vida occidental, son solo siete y cuatro generaciones humanas, respectivamente. Este periodo de unos cuantos cientos de años ha supuesto cambios rápidos y radicales en el estilo de vida y la alimentación, que aún continúan y que causaron en los hábitos de las personas modificaciones que llevaron a un aumento natural de los niveles de ácido úrico. La revolución industrial introdujo el uso generalizado de aceites vegetales refinados, granos refinados y azúcar refinado, mientras que la era moderna nos trajo la industria de la comida basura.

Nuestros hábitos alimentarios empeoraron entre 1970 y 1990, cuando el consumo de jarabe de maíz alto en fructosa se infló a más de 1.000 %, un incremento que excedía en gran medida los cambios en el consumo de cualquier otro ingrediente o grupo alimentario. Esta oleada corre paralela al aumento en obesidad y otras alteraciones agravadas por el ácido úrico alto. En Estados Unidos, hoy en día, los productos lácteos, los cereales (sobre todo los cereales refinados), los azúcares refinados, los aceites vegetales refinados y el alcohol suman poco más del 72 % del total de la energía consumida a diario.[3] Estos tipos de alimentos eran casi inexistentes en la dieta homínida preagrícola. De hecho, la industria alimentaria que nos proporciona alimentos procesados ¡solo ha existido un escaso 0,005 % del tiempo que los humanos llevamos en este planeta! Todavía no nos hemos adaptado genéticamente para prosperar ante nuestra dieta y estilo de vida occidentales.

Si bien algunos de nosotros nos aferramos a la idea de que estamos repletos de genes que promueven la generación y retención de grasa, lo que a su vez dificulta la pérdida de peso y el mantenimiento de un peso adecuado, lo cierto es que todos tenemos genes ahorradores que encienden el interruptor de la grasa. Es parte de nuestra constitución humana, y durante casi toda nuestra existencia en este planeta nos ha mantenido con vida. Pero la disparidad evolutiva entre nuestra fisiología antigua y la dieta y el estilo de vida occidentales es la base de muchos padecimientos llamados «de civilización»; incluyen la cardiopatía isquémica, la obesidad, la hipertensión, la diabetes tipo 2, los cánceres celulares, las enfermedades autoinmunes y la osteoporosis, que eran realmente extraños entre los cazadores-recolectores y otras poblaciones no occidentalizadas (hablaré al respecto en los párrafos siguientes).[4] Más adelante veremos el efecto cascada del estilo de vida moderno, desde avivar el fuego de la inflamación hasta cambiar nuestro microbioma, que está relacionado con el metabolismo y la inmunidad. Incluso tenemos nuevas pruebas de que los cambios adversos en el microbioma intestinal se relacionan directamente con el metabolismo del ácido úrico y las consecuencias de su acumulación en el cuerpo, aun en ausencia de gota o problemas renales.

La idea de que el *Homo sapiens* se adapta mejor a un ambiente ancestral está reforzada por información que muestra que los cazadores-recolectores que viven hoy en día, así como otras poblaciones mínimamente afectadas por los hábitos modernos, exhiben marcadores de salud superiores, una mejor composición corporal y un buen estado de salud, comparados con las poblaciones industrializadas cuya dieta es rica en azúcares refinados y grasas no saludables.[5] Estos marcadores incluyen:

- Presión sanguínea saludablemente baja.
- Falta de correlación entre la presión sanguínea y la edad (una asociación común para el resto).
- Excelente sensibilidad a la insulina, incluso entre individuos de mediana edad y mayores.
- Concentraciones menores de insulina en ayunas.
- Niveles menores de leptina en ayunas (que controlan las señales de hambre).
- Menor índice de masa corporal.
- Menor diámetro abdominal sagital (es decir, menos grasa abdominal).
- Índices menores en la medida de los pliegues de piel en el tríceps (otro marcador de la grasa corporal).
- Mejor consumo máximo de oxígeno, o VO_2 máx. (un marcador de funcionalidad cardiopulmonar).
- Mejor agudeza visual.
- Mejores marcadores de salud ósea e índices bajos de fractura.

Así que, a diferencia de estas poblaciones no occidentalizadas, estamos intentando forzar a nuestro cuerpo a hablar un idioma que no ha aprendido; el deseo de operar en un mundo nuevo 2.0 con tecnología 1.0 trabaja en nuestra contra. Y eso no quiere decir que nuestro genoma sea estúpido o primitivo; es una maquinaria impresionante que podrá hacer mucho por nosotros cuando aprendamos a usarla.

Había una vez...

Nuestra historia comienza hace quince o diecisiete millones de años, durante la era miocena temprana o media, cuando el mundo era algo distinto de lo que conocemos hoy. Dos de los ecosistemas principales —los bosques de kelp y las praderas— apenas comenzaban a proliferar aquí en la Tierra mientras los continentes seguían moviéndose hacia sus posiciones actuales. La Antártida quedó aislada, el monte Everest se elevaba en el este de Asia conforme crecían las montañas en el oeste de Norteamérica y Europa, y las placas africana y arábiga se unieron a la asiática cerrando el paso del mar que antes separaba África y Asia. Los animales del Mioceno eran bastante modernos, pues los mamíferos y las aves estaban muy asentados, y los primates aparecieron y se diversificaron. Los primeros primates evolucionaron de un ancestro común, los monos, probablemente en África oriental, alrededor de veintiséis millones de años atrás.[6] Esos primates caminaban a cuatro patas y, al igual que los monos, vivían en los árboles, pero su cuerpo era grande, sin cola, y el cráneo y el cerebro tenían un tamaño mayor que el del resto. Era cuando África estaba llena de bosques de caducifolias y selvas tropicales, algo parecido a un paraíso, donde los primates se alimentaban sobre todo de fruta.[7]

Pero la Tierra pasó durante esta época por una disminución progresiva de la temperatura, que se desplomó hace catorce millones de años aproximadamente. Esto dio lugar a una glaciación que sirvió para formar el puente entre África y Europa. Como todos aprendimos en las clases de ciencia, esto facilitó la migración de nuestros ancestros lejanos primates a Europa y Asia. El enfriamiento siguió y en algún momento supuso una presión medioambiental poderosa que favoreció la supervivencia entre quienes podían soportar periodos considerables de escasez calórica. Este proceso de «eliminación» fue lento; se produjo a lo largo de varios millones de años y sirvió para pulir la genética de los animales. Un cierto grupo de primates superó todos estos retos y se convirtió en nuestro ancestro. Finalmente, migraron de vuelta a África y plantaron las semillas para el nacimiento de los futuros humanos.

¿Su secreto para sobrevivir? Tenían una habilidad única tanto para generar niveles de grasa corporal altos como para conservar y guardar esa grasa, creando una reserva de energía calórica durante largos episodios de inseguridad alimentaria.[8] Como tal, se trató de la supervivencia del más gordo. Ahora bien, eso no implica que fueran forzosamente obesos o tuvieran sobrepeso, sino que habían desarrollado una predisposición genética a reservar calorías «por si acaso» con tal de sobrevivir con un peso normal y aferrarse a toda la energía extra que pudieran. Entre las mutaciones que se produjeron para equipar a nuestros ancestros con esta capacidad de supervivencia surgida de los genes se encontraban tres que casi eliminaban el gen para codificar una enzima uricasa funcional.[9] Como ya dije en el capítulo anterior, la uricasa es la enzima que descompone el ácido úrico. Es una enzima del hígado que convierte el ácido úrico en alantoína, la cual se excreta con mayor facilidad a través de los riñones, dadas sus características de solubilidad en agua. Debo reiterar que las mutaciones que desactivaron los genes de uricasa nos fueron de gran utilidad hace millones de años, pero también nos quitaron algo: la capacidad de eliminar el ácido úrico del cuerpo e impedir los efectos secundarios resultantes de la circulación por el torrente sanguíneo de un exceso de esta sustancia.

En el caso de los humanos modernos, estas mutaciones

están echando a perder la búsqueda del bienestar físico, y con ello me refiero a todas las clases de bienestar, desde un peso sano y otros marcadores físicos hasta la ausencia de enfermedad y trastornos metabólicos. Como tal, somos evolutivamente incompatibles con nuestro ambiente de hoy. Es posible que supusiera unos cincuenta millones de años que nuestros genes de uricasa mutaran a lo largo de varias iteraciones y alcanzaran el estado actual del genoma, pero todavía no han pasado otros cincuenta millones de años de evolución para forzar nuevas mutaciones y que nos hayamos adaptado a nuestro entorno moderno.

La mutación de la uricasa: antes y ahora

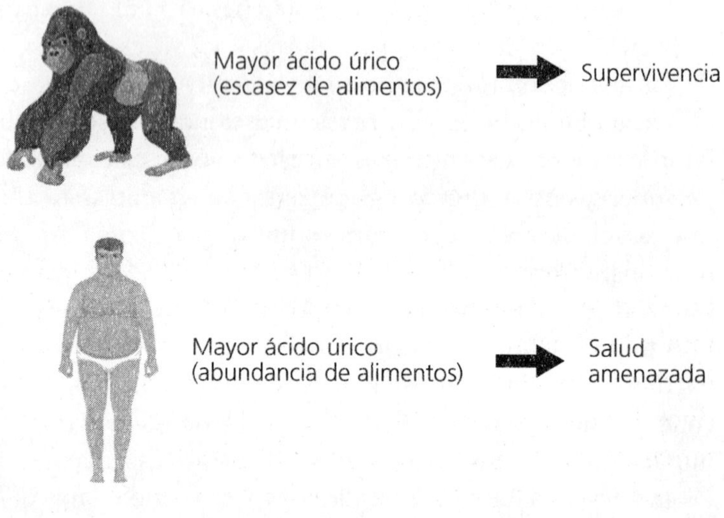

La disparidad entre el ambiente y la evolución, que también es la premisa central del llamado movimiento paleo, me ha llamado la atención casi toda la vida. De hecho, el 26 de marzo de 1971, cuando tenía dieciséis años, se publicó la siguiente carta en el *Miami Herald* como la «carta del día». Fue mi primera publicación.

> Para el editor:
>
> Después de haber pasado tres días y dos noches en las carreras de coches de Sebring, me pregunto: «¿Podemos adaptarnos a este ambiente del futuro?».
>
> Quizá nuestro cuerpo esté más acostumbrado al lozano suelo del bosque o a la suave arena de la playa donde los antiguos humanos vivieron tanto tiempo.
>
> No creo que dos semanas en las montañas o un sábado en la playa sea suficiente para mantener contento este cuerpo, que evolucionó en condiciones menos extenuantes.
>
> Tal vez el humano cambie rápidamente en los siguientes siglos para adaptarse a las latas de cerveza, el cemento y el ruido ensordecedor. Cada una de nuestras generaciones está contribuyendo a la evolución de pulmones resistentes a la contaminación. Pero ¿qué hay de la gente de hoy, que solo cuenta con la vieja maquinaria?

En las décadas posteriores a esta publicación hemos visto qué sucede cuando los humanos no somos capaces de adaptarnos lo bastante rápido para encajar ese eterno deseo que tenemos de «latas de cerveza, cemento y ruido ensordecedor». Estamos gordos, somos adictos al sedentarismo y a estar en interiores, y a sufrir los efectos adversos del estilo de vida moderno, ruidoso y en gran parte urbano que agrava nuestros niveles de estrés y entorpece nuestros hábitos de sueño.

TODAVÍA ESTAMOS ESCRIBIENDO LA HISTORIA DE NUESTRO ORIGEN

La comprensión de la historia del origen humano y nuestra evolución es una labor en proceso. Gran parte de la historia que estudié sobre los humanos primitivos ha cambiado. De lo que no nos dimos cuenta hasta el siglo XXI, cuando se descubrieron nuevos fósiles, fue de que hubo por lo menos dos migraciones fuera de África, si no más, en cuanto los puentes que propiciaron los movimientos de los continentes y los hielos empezaron a conectar África con Europa y Asia (Eurasia) hace unos veintiún millones de años. Esto quiere decir que las presiones para modificar los genes primarios para la enzima uricasa pudieron producirse fuera de África, sobre todo, ya que las pruebas fósiles sugieren que ciertos primates europeos viajaron a Asia y allí se convirtieron en ancestros de los gibones y los orangutanes, mientras que otros volvieron a África y evolucionaron en primates y humanos africanos. Hace siete millones de años ya no quedaban primates en Europa.

El defecto de la uricasa benefició a nuestros ancestros no solo porque les acolchó los huesos con la grasa que tanto necesitaban para sobrevivir, sino porque el incremento de la presión sanguínea que se produjo con la elevación del ácido úrico contribuyó a que pudieran soportar periodos de deshidratación y escasez de sal. La sal, como seguro sabes, puede elevar la presión sanguínea porque impide que los riñones eliminen agua del cuerpo de manera eficiente.* A través de la sal

* Considera que las palabras «sal» y «sodio» muchas veces se emplean alternativamente; sin embargo, en realidad el sodio hace referencia a un mineral, uno de los dos elementos químicos presentes en la sal, o cloruro de sodio, que es el compuesto en forma de cristales que esparcimos sobre los alimentos y añadimos a las recetas. Si dejamos de lado la semán-

la naturaleza nos ayuda a conservar esa preciada agua. Pero cuando hay sequía, y no hay sal que nos ayude, el cuerpo necesita otra forma de sobrevivir.[10]

Nuestros ancestros convertían el azúcar de la fruta en grasa y, por medio de las acciones del ácido úrico, aumentaban simultáneamente la presión sanguínea para mantenerla normal (no demasiado baja). De hecho, el metabolismo de la fructosa también estimula la producción de vasopresina, la propia hormona que el cuerpo emplea para estimular la presión sanguínea y ayudar a los riñones a retener agua. Así se explicaba en el *Journal of Internal Medicine*, en 2020: «Así, una de las funciones principales de la fructosa es retener líquidos estimulando la vasopresina, la cual reduce la pérdida de agua a través de los riñones a la par que estimula la producción de grasa y glicógeno como fuente de agua metabólica».[11] Es más, consumir fructosa también puede incrementar la sed, lo que actúa como un mecanismo más para estimular un incremento en la proporción de líquidos.

Puedes ver hacia dónde me dirijo con este razonamiento. No hay escasez de fructosa, sobre todo de la clase refinada, ni de sal en nuestro sustento diario. Pero nos faltan los genes de uricasa para mantenernos delgados y en forma en un mundo de abundancia. La plétora de calorías ricas en azúcar y sal que ingerimos en el último siglo es la razón de que los investigadores hayan registrado un aumento drástico en trastornos relacionados con la hiperuricemia, desde gota hasta problemas cardiometabólicos que nos predisponen a otros, como cáncer y demencia. Y el culpable alimentario número uno,

---

tica, no importa si hablamos de sodio o sal de mesa, porque ambos son lo mismo para la finalidad de este libro. El sodio es el ingrediente de la sal que tiene efectos en el cuerpo.

del que la literatura científica nos apercibe, es la fructosa.[12] La fructosa pudo haber sido el billete hacia el bienestar hace eones, pero es la licencia para matar del cuerpo cuando la consumimos sin control.

De la fructosa al bienestar

Mientras que es bien conocido que consumir demasiada azúcar de cualquier clase puede hacernos engordar, ya que esas calorías extras se almacenan en el tejido adiposo (graso), lo que no todo mundo comprende es el hecho de que el exceso de fructosa es en particular dañino por su impacto en las mitocondrias, los pequeños organelos de las células que generan energía química en forma de ATP (trifosfato de adenosina). Demasiada fructosa entorpece la producción de energía en las mitocondrias, lo que puede provocar que reservemos energía. Traducción: más grasa.

La fructosa es el endulzante de la naturaleza, se encuentra de forma exclusiva en la fruta y la miel de abeja; es el carbohidrato natural más dulce de todos, lo que probablemente explica por qué nos gusta tanto (y por qué los científicos pueden atribuir la prevalencia de la diabetes a nuestro romance con el azúcar).[13] Sin embargo, la mayoría de la fructosa no la consumimos en forma natural de azúcar en las frutas enteras. Una persona normal consume un promedio de 17 cucharaditas (71,14 g) de azúcar añadido todos los días. (El término «azúcar añadido» se refiere a cualquier azúcar que se agregue a los alimentos y las bebidas durante su preparación o procesamiento. El azúcar añadido puede estar en forma de sacarosa, dextrosa, azúcar de mesa, jarabe, miel de abeja y zumos de verduras o frutas concentrados). Se traduce a más o menos 29 kilos de azúcar añadido al año por persona, de la cual gran parte es en forma de fructosa altamente procesada, derivada del jarabe de maíz alto en fructosa.[14] El jarabe de maíz alto en fructosa, que encontramos en los refrescos, los zumos y muchos alimentos procesados en extremo deliciosos, es otra combinación de moléculas dominadas por la fructosa: alrededor de un 55 % de fructosa, un 42 % de glucosa y un 3 % de otros carbohidratos. Uso la palabra «alrededor» porque algunos estudios han demostrado que el jarabe de maíz alto en fructosa puede contener mucha más fructosa que otras fórmulas; una preparación de jarabe de maíz alto en fructosa presenta el 90 % de fructosa (aunque no verás el porcentaje desglosado en la etiqueta).[15]

El jarabe de maíz alto en fructosa, o JMAF, cobró fama a finales de la década de 1970, cuando el precio del azúcar era alto, mientras que los precios del maíz eran bajos debido a las subvenciones del Gobierno de Estados Unidos (el JMAF se suele elaborar a partir del almidón de maíz genéticamente modificado). Alabado al principio como un «caso histórico de innovación», ha sido un deterioro flagrante de la salud desde entonces.[16] Nos adentraremos en la biología de la fructosa con más detalle, así como en su relación con los niveles de ácido úrico, pero quiero prepararte desde ahora para esa parte del libro.

La fructosa muchas veces se promociona como el azúcar «seguro» o «más seguro» porque tiene el índice glucémico más bajo de todos los azúcares naturales, lo que implica que no dispara un pico directo de glucosa con la liberación reflexiva de insulina del páncreas. A diferencia de otros azúcares que entran de inmediato en la circulación y elevan los niveles de glucosa, la fructosa se maneja solo en el hígado. Si se combina con otras formas de azúcar, como sucede en el jarabe de maíz alto en fructosa, la glucosa termina en la circulación general y eleva los niveles de azúcar en la sangre, mientras que la fructosa se metaboliza en el hígado. Aunque la fructosa no tenga un efecto inmediato en los niveles de glucosa y de insulina, no te confundas: sus peligrosos efectos a largo plazo sobre estas cifras y tantos otros marcadores de salud metabólica son graves.[17]

Los hechos que comentaré en el siguiente capítulo están bien documentados: consumir fructosa se asocia a la tolerancia alterada a la glucosa, la resistencia a la insulina, a los lípidos en sangre elevados y a la hipertensión. Y ya que la fructosa no dispara la producción de insulina y leptina, dos hormonas clave para regular nuestro metabolismo, las dietas que contienen grandes cantidades de fructosa promueven la obesidad y sus repercusiones metabólicas. En realidad, nuestro consumo de fructosa cada vez está más implicado en el desarrollo de la epidemia de obesidad, y la fructosa encabeza la lista de culpables dejando atrás otras formas de azúcar.

Un vistazo a las zonas geográficas donde la tasa de obesidad es alta te proporcionará una imagen vívida de la disparidad evolutiva de la era moderna. Y no son los lugares que podrías pensar. Los humanos más obesos y con sobrepeso del planeta viven en la Polinesia, una región inmensa conformada por más de mil islas dispersas en la parte central y sur del océano Pacífico. Las revistas de viajes pueden publicitar este destino exótico como el paraíso de vacaciones, pero es el epicentro de las personas que viven con hipertensión, obesidad y diabetes.[18] Los polinesios también tienen una prevalencia inusualmente alta a la hiperuricemia y la gota. En ningún otro lugar del mundo es más impactante la disparidad evolutiva.

De acuerdo con la Organización Mundial de la Salud, más de la mitad de los residentes de las islas Cook, por ejemplo, son obesos; los porcentajes de obesidad varían entre el 35 y más del 50 % a lo largo de las islas polinesias.[19] Y la diabetes es rampante: el 47 % de los habitantes de las islas Marshall está diagnosticado. De acuerdo con el profesor Jonathan Shaw, del Instituto Baker para el Corazón y la Diabetes, en Australia «se trata de una población con una predisposición genética y, cuando queda expuesta al estilo de vida occidental, el resultado es un alto índice de diabetes. [...] Sin duda, lo ocasiona la alta tasa de obesidad».[20] Casi un cuarto de los polinesios tienen hiperuricemia hoy en día.

Históricamente, los polinesios son un grupo resistente que soportó largos viajes por mar. Pero en general tienen esos mismos genes ahorradores que les permitían sobrevivir a las migraciones en alta mar, pero les dificultan vivir en el siglo XXI, cuando tienen acceso a comida barata, muy calórica, procesada y rica en azúcar. Es curioso, pero, en los países de la Polinesia, como Fiji, donde existe una mezcla étnica (solo poco más de la mitad de la población es indígena y casi todo el resto es de origen indio), el índice de obesidad es significativamente menor, un 36,4 %. Un total del 40 % de la población polinesia de casi diez millones de personas tiene un diagnóstico de enfermedad no transmisible —por ejemplo, diabetes, cardiopatía e hipertensión—, lo que puede vincularse tanto con el caos crónico de la glucosa como con el ácido úrico elevado. De hecho, estas enfermedades por sí solas suman tres cuartas partes de todas las muertes en la zona, y entre el 40 y el 60 % del total de los gastos sanitarios.[21]

La preocupación por la salud de los isleños del Pacífico comenzó hace décadas. En 1960, los médicos de lo que entonces se llamaba el Hospital Reina Isabel para Enfermedades Reumáticas, en Nueva Zelanda, comenzaron a publicar artículos sobre el fuerte incremento de las enfermedades metabólicas y los niveles altos de ácido úrico entre el pueblo maorí del país.[22] Cuando los occidentales se toparon por primera vez con el pueblo maorí de Nueva Zelanda, casi no había rastro de gota ni de obesidad entre la población nativa, incluso en un tiempo en que la prevalencia de la gota era importante en áreas del norte de Europa. No obstante, hacia mediados del siglo XX la gota hizo su aparición entre muchos de los habitantes de la cuenca del Pacífico. Un estudio de 1975 señaló que «la mitad de la población polinesia de Nueva Zelanda, Rarotonga, Puka Puka y las islas Tokelau era hiperuricémica según los estándares aceptados en Europa y Norteamérica, y la tasa de gota derivada llegaba al 10,2 % entre los hombres maoríes de veinte años y más». Los investigadores comentaron: «La tendencia hacia la hiperuricemia y la gota, por un lado, y hacia la obesidad, la diabetes mellitus, la hipertensión y los trastornos vasculares degenerativos asociados, por el otro, que se manifiestan aparte en ciertos isleños del Pacífico polinesio, se presentan juntos en los pueblos maorí y samoano, lo que implica un problema conjunto de considerable importancia para la salud pública».[23]

Más recientemente, científicos de la Universidad de California en San Francisco, la Universidad del Sur de California y la Universidad de Pittsburgh documentaron la misma inquietud entre los nativos de Hawái con ancestros polinesios, cuyo riesgo de obesidad, diabetes tipo 2, enfermedades cardiovasculares y varios cánceres comunes es mucho mayor que el de los europeo-americanos y los asiático-americanos que viven en las islas hawaianas.[24] Y la razón de ello es la misma: genes ahorradores fuertes que predisponen a la gente a tener ácido úrico elevado y sus efectos dominó frente al estilo de vida occidental abundante en calorías. Después de estudiar el ADN de 4.000 nativos hawaianos, este consorcio de epidemiólogos determinó que, por cada 10 % de incremento en la cantidad de ADN que indicaba una herencia genética polinesia, había un 8,6 % más de riesgo de diabetes y un 11 % más de riesgo de fallo cardiaco. Como la doctora Veronica Hackethal escribió para *Medscape Medical News*, «Tres mil años de migraciones a través del océano en la Polinesia pudieron haber aportado una ventaja selectiva para que una variante genética favoreciera la obesidad».[25] Y, claro está, nos da una explicación sólida de por qué esta población tiene tal prevalencia de hiperuricemia.

Además de las predisposiciones contundentes de los genes ahorradores a la hiperuricemia y la gota entre este singular grupo de personas, se han descubierto otras variantes genéticas que suman todavía más a la predisposición. Por ejemplo, las protecciones evolutivas contra la malaria, infección transmitida por mosquitos, pudieron haber propiciado cambios genéticos hace miles de años que ahora predisponen a las poblaciones a más hiperuricemia y gota. (Desde luego, el urato monosódico, formado a partir del ácido úrico, dispara una respuesta inflamatoria muy fuerte. Durante el proceso patológico causado por el parásito de la malaria se libera urato). En otras palabras, los niveles elevados de ácido úrico pudieron «ser seleccionados» por cambios evolutivos para aumentar la tasa de supervivencia de los humanos con esta variante en su composición genética que habitaban regiones donde la malaria era endémica.[26] De nuevo, se trata de ajustes que se hacen bajo la presión de sobrevivir.

Los fundamentos genéticos de la obesidad y otros trastornos metabólicos no suelen comentarse en medicina, o por lo menos se minimizan. En la mayoría de las personas obesas, por ejemplo, no se puede identificar ninguna causa genética y tampoco se han encontrado muchos genes directamente relacionados con la obesidad. En los estudios que han identificado partes de nuestro genoma asociadas a la obesidad, su contribución total a la variación del IMC (índice de masa corporal) y del peso corporal se estima en menos de un 2 %, lo que sugiere que las influencias medioambientales son más importantes que los factores genéticos. Sí existen ciertas condiciones excepcionales para la obesidad promovidas por la genética, como el síndrome Prader-Willi. No solo implica alteraciones hormonales que retrasan la pubertad y provocan hambre insaciable y constante, sino que conlleva problemas conductuales, discapacidad intelectual y corta estatura.

Si dejamos de lado las condiciones poco frecuentes, como este síndrome, el cambio drástico en las tendencias de salud entre los isleños del Pacífico en el último medio siglo demuestra que las variantes genéticas pueden llevar hacia problemas metabólicos que no están relacionados con un «defecto» genético. Se trata de un mecanismo de supervivencia establecido hace mucho, que se enfrentó al estilo de vida de los siglos XX y XXI con consecuencias desastrosas. Cuando los científicos estudiaron al detalle esta tendencia, descubrieron que, para los polinesios, estar afectados por genes ahorradores dominantes y dietas modernas abundantes en purinas y fructosa es similar a un «genocidio alimentario».[27]

La «hiperuricemia del Pacífico» ahora es un término frecuente en la literatura médica. Y creo que es seguro decir que todos sufrimos ahora hiperuricemia del Pacífico hasta cierto grado. La literatura médica señala a los isleños del

Pacífico y a los caucásicos como los pueblos más susceptibles a la hiperuricemia y la gota. Incluso aunque no tengas ancestros de las islas del Pacífico, es probable que poseas los genes adecuados para ser un recolector y no un glotón. Tus niveles de ácido úrico pueden atestiguarlo. Ahora, esto no quiere decir que el ácido úrico alto provoque obesidad por sí solo, pero es una parte importante en un cuadro metabólico intrincado que es preciso tener en cuenta. A continuación encontrarás unas gráficas adaptadas de estudios recientes que muestran los paralelismos entre los niveles elevados de ácido úrico y el incremento del IMC y de la circunferencia de la cintura.[28]

Cómo se relaciona el ácido úrico con el IMC

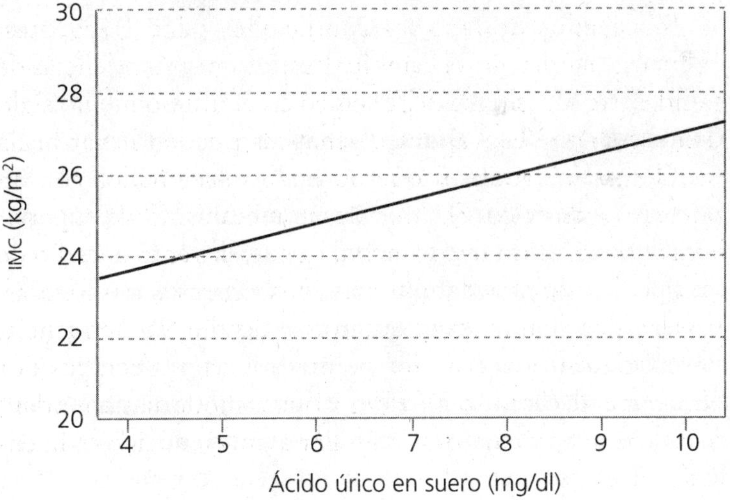

Adaptado de Nurshad Ali *et al.*, *PLOS ONE*, 1 de noviembre de 2018.

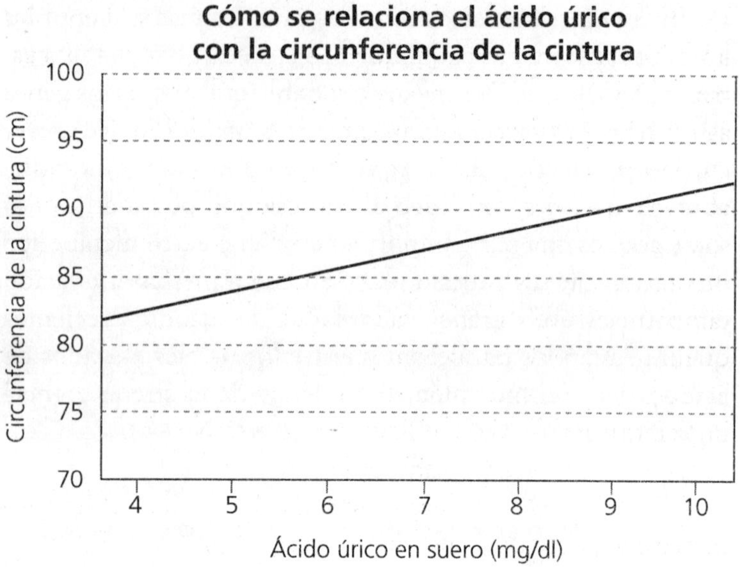

Adaptado de Nurshad Ali *et al.*, *PLOS ONE*, 1 de noviembre de 2018.

Guardar grasa *vs.* quemar grasa

La mayoría de nosotros nos sentimos atraídos hacia cosas que nos ayudan a quemar el exceso de grasa, desde entrenamientos que activan el metabolismo y los momentos ideales para comer hasta simplemente dormir bien por la noche (y si no sabes de qué forma el sueño quema calorías, ya verás cuando lleguemos al capítulo 5). Pero es probable que no todo el mundo sepa que existen mecanismos dentro de nuestra fisiología para determinar si necesitamos generar y guardar grasa o quemarla; es decir, usarla como fuente de energía. Algunas investigaciones importantes de los últimos años han revelado que tenemos la capacidad de controlar la forma en que nuestro metabolismo lidia con la grasa.

El estudio del metabolismo de la grasa podría llenar un libro por sí solo, pero aquí quiero destacar unos cuantos aspectos de la fisiología humana que son fundamentales en este asunto. En particular, vamos a guiarnos por una molécula del cuerpo de la que quizá nunca hayas oído hablar: AMPK, abreviatura de «proteína quinasa activada por monofosfato de adenosina». Esta joya no solo es fundamental a la hora de determinar si guardamos grasa o la quemamos, sino que también influye mucho en cómo envejecemos. Has leído bien: la AMPK actúa como la navaja suiza del cuerpo. Es una herramienta multifunción que nos ayuda a ejecutar tareas importantes, que pueden llevarnos a volvernos viejos y gordos, o ayudarnos a permanecer jóvenes y delgados.

Los biólogos consideran que la AMPK es una enzima antienvejecimiento que, cuando se activa, promueve la limpieza celular del cuerpo y contribuye a ella, así como a su equilibrio energético, ya estés quemando grasa o guardándola. No quiero ahondar en el tema, pero, básicamente, cuando la AMPK se activa le dice a tu cuerpo que «la caza es buena», es decir, que la comida es abundante y, por ende, no hay necesidad de generar y acumular grasa ni de incrementar la producción de glucosa. Tu metabolismo pasa de guardar grasa a quemarla, con lo que crea una máquina delgada y optimizada para cazar. Y cuando la comida es abundante, la AMPK ayuda al cuerpo a reducir la producción de glucosa. La metformina, el popular medicamento para la diabetes, se aprovecha de este mecanismo al estimular directamente la AMPK y reducir los niveles de glucosa. Esta activación explica por qué las personas que la toman —o que estimulan la AMPK al hacer ejercicio o tomar berberina— muchas veces experimentan el «efecto secundario» de la reducción de las reservas de grasa abdominal.

Como leerás más adelante en el libro, hay diversas estrategias que pueden ayudar a activar la AMPK sin la necesidad de recurrir a medicamentos; en especial, ciertos alimentos y suplementos, el ejercicio e incluso el ayuno intermitente (también llamado «ventanas de alimentación restringida»). Y mientras que, por supuesto, es deseable seguir fortaleciendo la actividad de la AMPK, lo que no quieres es activar demasiado a su gemela malvada, la AMPD2, abreviatura de desaminasa de monofosfato de adenosina 2. También es una enzima, pero ejerce el efecto opuesto: reduce la quema de grasa y aumenta su reserva. En concreto, la forma en que nuestro cuerpo se ocupa de la grasa está regulada por ambas enzimas y, en gran medida, el ácido úrico es el que determina cuál se activa. Los niveles altos de ácido úrico impulsan la activación de la AMPD2 y reducen o silencian la AMPK.

En un estudio de 2015 llevado a cabo con animales que hibernan y desarrollan un hígado graso cuando están activos durante el verano, y que cambian hacia una modalidad de quema de grasa durante el invierno, que pasan dormidos, los investigadores descubrieron que la acumulación de grasa en las células del hígado podía atribuirse a la activación de la AMPD2 y la reducción de la actividad de la AMPK.[29] Los animales que hibernan alternan entre la activación de la AMPD2 para almacenar grasa cuando se preparan para la hibernación y la de la AMPK para quemar grasa cuando están dormidos. Y el ácido úrico es el que provoca ese cambio.

En un estudio similar, los mismos investigadores descubrieron que, cuando las ratas recibían sacarosa, una fuente de fructosa, desarrollaban un hígado graso, como era de esperar,[30] pero, si se activaba la AMPK al darles a las ratas metformina, no se producía esa acumulación de grasa en el hígado. De nuevo, el ácido úrico determina qué secuencia se sigue, ya sea para producir grasa o para quemarla. En especial, cuando el cuerpo descompone las purinas y la fructosa, la AMP (monofosfato de adenosina) se encuentra entre las múltiples moléculas que se generan en una larga cadena de reacciones, y esta enciende la producción de ácido úrico, el producto final de este metabolismo. La producción de AMP implica que se está consumiendo energía, y este sistema le dice a nuestro cuerpo que necesitamos conservar energía para generar grasa y guardarla. Así es como el entorno (la carencia de comida) dirige la orquesta. Y, como reveló por primera vez este estudio en particular, el ácido úrico que aparece al final de esa secuencia biológica inhibe directamente la AMPK mientras que enciende la AMPD2. El estudio señala además que la fructosa es en especial culpable de estimular la acción de la AMPD2.

En el capítulo siguiente profundizaremos en ello mientras te muestro cómo y por qué la fructosa es tan dañina. Por ahora, ten en mente que el consumo de fructosa y el nivel de ácido úrico resultante están estrechamente relacionados con el hecho de que el cuerpo active la AMPK o la AMPD2. El nivel de ácido úrico actúa como una clase de señal de tráfico en un cruce y le dice al cuerpo que acumule grasa o que la queme. De manera estricta, el control sobre el metabolismo empieza y termina con la comprensión del ácido úrico. Ya que el ácido úrico desempeña un papel crucial en la determinación de los kilos que guardamos para el invierno que viene, debemos aprender a controlar las cifras y para ser capaces de alcanzar nuestros objetivos en materia de salud.

Compartir el planeta: el ácido úrico y la salud intestinal

Durante milenios los humanos y otras criaturas vivas han compartido más que una evolución única a partir de los antepasados prehistóricos. También hemos coevolucionado con colonias de microbios que ahora forman el colectivo de nuestro microbioma. En mi libro *Alimenta tu cerebro* traté a conciencia lo referente al microbioma y te invito a que lo leas. El programa LUV está diseñado para cultivar un microbioma sano y también está vinculado al control del ácido úrico. Pero, antes de que nos adentremos en esa conexión, quiero presentarte un poco de información básica sobre tu microbioma.

Las bacterias intestinales son clave para nuestra supervivencia. Se encuentran en el microbioma intestinal y desempeñan un papel importante en muchas funciones fisiológicas: fabrican neurotransmisores y vitaminas que no podríamos producir de otra manera, promueven el funcionamiento gastrointestinal normal, proporcionan protección contra las infecciones, regulan el metabolismo y la absorción del alimento, y ayudan a controlar la glucosa. Incluso intervienen en si tenemos sobrepeso o estamos delgados, si nos sentimos hambrientos o saciados. Tu microbioma es un conjunto que engloba microbios que viven en muchas partes dentro de tu cuerpo y sobre él (piensa en la piel), y que es exclusivo tuyo. Aunque sí existen patrones en los microbiomas de las personas que viven en ambientes parecidos, en realidad son como huellas dactilares personales: no hay dos iguales.

Dado que la salud de tu microbioma influye en la función de tu sistema inmunitario y tus niveles de inflamación, esas bacterias bien podrían interferir en tu riesgo de desarrollar enfermedades tan diversas como depresión, obesidad, trastornos intestinales, diabetes, esclerosis múltiple, asma, autismo, alzhéimer, párkinson e incluso cáncer. Las bacterias también ayudan a controlar la permeabilidad del intestino, la integridad de tu pared intestinal, que actúa como salvaguarda entre tú y el mundo exterior, lleno de amenazas potenciales para la salud. Una ruptura en la pared intestinal (el llamado intestino permeable) permite que las toxinas de los alimentos y otros patógenos pasen hacia el torrente sanguíneo, lo que dispara una respuesta inmunitaria agresiva y muchas veces prolongada. Los componentes de algunas bacterias, como los lipopolisacáridos, o LPS, también pueden pasar a través de un intestino permeable y activar la inflamación. Varias cepas de bacterias intestinales buenas necesitan los LPS por protección y para mantener su estructura, pero los LPS no deberían cruzar hacia el torrente sanguíneo; se trata de una endotoxina nociva (los LPS se emplean en los experimentos de laboratorio para crear una inflamación instantánea en animales, incluyendo humanos). De hecho, medir los LPS en la sangre es una forma de detectar el intestino permeable, ya que no deberían estar ahí. En mi campo, ahora se considera que los LPS desempeñan un papel fundamental en las enfermedades neurodegenerativas. Y ¡sorpresa!: el ácido úrico está conectado con la salud intestinal e influye en si los LPS terminan o no en tu torrente sanguíneo.

Cualquier brecha en la pared intestinal afecta a la salud y al funcionamiento no solo del intestino, sino de otros órganos y tejidos, incluidos el sistema esquelético, la piel, los riñones, el páncreas, el hígado y el cerebro. ¿Cuál es la función del ácido úrico en todo esto? Resulta que los intestinos excretan en gran medida el ácido úrico del cuerpo. Por tanto, nuestros intestinos están expuestos al ácido úrico y las elevaciones pueden alterar la composición de las bacterias intestinales favoreciendo las cepas proinflamatorias. Las elevaciones también estimulan el deterioro de la pared intestinal, lo que allana aún más el camino hacia la inflamación sistémica. No es de extrañar que los investigadores ahora documenten una fuerte asociación entre la hiperuricemia, la disfunción de la barrera intestinal y los trastornos inmunitarios.[31]

En estudios innovadores que aprovechan el poder de la tecnología CRISPR, que les permite a los científicos «editar» el ADN de los ratones para que tengan niveles anormalmente altos de ácido úrico, los roedores suelen desarrollar microbiomas enfermos, con bacterias proinflamatorias dominantes y claras señales de una pared intestinal perjudicada. La relación entre el ácido úrico elevado y los cambios en las bacterias intestinales es tan profunda que los investigadores ahora llevan a cabo trasplantes de microbios fecales (TMF) durante las investigaciones para ver si podría constituir un tratamiento para la gota aguda y recurrente. Los trasplantes de microbios fecales implican tomar una muestra del microbioma de un donante físicamente sano a través de sus heces y dárselo a un paciente enfermo después de filtrarlo. Hasta ahora, los experimentos en humanos han revelado que los TMF conducen a una reducción significativa del ácido úrico justo después del tratamiento y disminuyen la frecuencia y la duración de los ataques graves de gota. Es curioso que, después del tratamiento de TMF, las medidas de la endotoxina LPS disminuyeran.

Lo que me intriga todavía más es que los estudios se refieran a las bacterias nocivas relacionadas con el ácido úrico elevado como «bacterias de gota». En una de las primeras exploraciones de este tipo, los investigadores identificaron 17 bacterias asociadas con la gota y pudieron predecir diagnósticos de gota con cerca de un 90 % de precisión solo mediante la observación de las bacterias intestinales.[32]

Y no es de sorprender que hayan descubierto que las bacterias de los intestinos de los pacientes de gota fueran muy similares a las de las personas con diabetes tipo 2 y otras características del síndrome metabólico.

Todas esas dolencias tienen similitudes subyacentes, y el ácido úrico es un componente importante de nuestra biología que ya no podemos descuidar. Cuanto antes reduzcamos el ácido a niveles saludables y sustentemos la fortaleza y la función del microbioma intestinal, más rápido alcanzaremos un estado de salud más favorable. Te ayudaré a hacerlo en la segunda parte de este libro; por ahora, vayamos a un encuentro más íntimo y personal con el azúcar que durante tanto tiempo ha mantenido una «agenda oculta».

3

La falacia de la fructosa

Cómo el ácido úrico amplifica la amenaza

> Quien sea descuidado con la verdad en cuestiones menores no es de confianza en asuntos mayores.
>
> ALBERT EINSTEIN

Cuando Joanna cumplió cincuenta años, se regaló una visita a un spa equipado con tecnología punta y médicos especialistas en ayudar a personas a crear planes personalizados para optimizar la salud y, al parecer, la longevidad. Después de años de lucha para mantener bajo control algunas dolencias molestas, entre ellas la presión alta, la prediabetes y 27 kilos de sobrepeso, había llegado a un punto donde se había dicho a sí misma: «Ya es suficiente». Ninguno de sus médicos de cabecera le daba ningún consejo útil fuera del mismo de siempre: «Ten cuidado con lo que comes e intenta hacer más ejercicio». Y nunca nadie le habló del síndrome metabólico, una condición que seguramente sufría, pero no le habían diagnosticado de forma oficial.

A pesar de que su médico de cabecera la instó a que probara fármacos para mantener la glucosa y la hipertensión bajo control, Joanna se resistía a tomar medicamentos y esperaba alcanzar su objetivo a través de cambios en el estilo de vida. Pero daba igual lo que intentara, desde dietas populares hasta campamentos de entrenamiento que eran una auténtica tortura; nada servía. Hasta que conoció a un médico visionario en el spa, quien la diagnosticó con síndrome metabólico y le hizo una simple pregunta: «¿Cuánta fructosa consumes?».

Joanna no sabía cómo responder a eso. Su mente de inmediato se fue hacia la fruta, y admitió que quizá no comía la suficiente. Luego pensó en su amor por los refrescos y otras bebidas endulzadas hechas con jarabe de maíz alto en fructosa. Las bebidas azucaradas eran la debilidad principal en su alimentación, que en general era bastante buena. Cuando el doctor hizo algunos análisis básicos para corroborar sus sospechas —que podían marcar por lo menos tres de las cinco casillas de la lista de síntomas del síndrome metabólico (ver p. 60)—, descubrió que cumplía con los cinco criterios de la condición. Incluso los lípidos en sangre, tanto los niveles de triglicéridos como de colesterol, mostraban problemas inquietantes sobre su metabolismo. En un giro crucial, también notó que su nivel de ácido úrico era alto. Además, los análisis revelaron que su tiroides era hipoactiva, lo que después supo que podía haber exacerbado el ácido úrico elevado. Dado que las hormonas tiroideas ayudan a regular la función renal y el metabolismo, cuando hay un desequilibrio en ellas, el ácido úrico no se excreta de forma adecuada a través de los riñones y se acumula en la sangre. Las cifras de proteína C reactiva de Joanna, una medida de inflamación sistémica, eran también anormalmente altas.

Luego mantuvo una larga conversación con el médico

sobre el ácido úrico y su conexión con muchas cuestiones metabólicas que a su vez influyen en condiciones tan diversas como la cardiopatía, la demencia, la obesidad y el cáncer. No se había enterado de la relación tan cercana entre el ácido úrico y el síndrome metabólico, y estaba ansiosa por aprender más. La conversación giraba en torno a un impactante enfoque en la relación secreta entre la fructosa y el ácido úrico. Joanna sabía que la fructosa no era inocua ni ganaba premios por ser saludable, y, como muchas otras personas, asumía que podía consumirla con moderación. Pero lo que este doctor compartió con ella le dio la vuelta a muchas de sus creencias. Pronto se percató de que no tenía idea de lo que era la fructosa, en realidad, y hasta qué grado estaba echando a perder su salud. Fue como si Joanna estuviera escuchando una novela policiaca acerca del asesino oculto de su cuerpo. Del mismo modo que desconocía la relación entre el ácido úrico y el síndrome metabólico, nunca había oído hablar del papel conspiratorio del ácido úrico en los efectos dañinos de la fructosa. Joanna escuchó atenta cada palabra del médico y, después de seguir su sencillo protocolo para disminuir el ácido úrico y equilibrar la glucosa, su salud se transformó en cuestión de meses.

Mi esperanza es que tu salud también se transforme, ya que el programa que explicaré en la segunda parte reproduce el que siguió Joanna para mejorar y llevar el control de su peso. Sin embargo, antes de entrar en esos detalles, necesitamos dar algunas clases más de ciencia, empezando con el enemigo público número uno: la fructosa. La historia del vínculo entre la glucosa y el ácido úrico elevado es de todo menos dulce.

Noticias falsas sobre la fructosa

A principios de la década de 2010, algunos anuncios, financiados por la Asociación de Refinadores de Maíz, proclamaban que el consumo de jarabe de maíz alto en fructosa era seguro. La campaña publicitaria fue un intento por detener el marcado descenso en el consumo de JMAF y frenar la percepción negativa que se habían formado muchos de los consumidores. En un anuncio de televisión que irritó los ánimos, un padre caminaba con su hija por un maizal y decía que estaba más tranquilo ahora que los expertos decían que el jarabe de maíz alto en fructosa era lo mismo que el azúcar de caña. «Tu cuerpo no los diferencia —decía—. El azúcar es azúcar».[1]

Eso no le sentó nada bien a la Cooperativa Azucarera del Oeste y otros procesadores de azúcar, quienes demandaron a la Asociación de Refinadores de Maíz, la empresa Archer Daniels Midland y la corporación Cargill por falsa publicidad, entre otras denuncias. (Archer Daniels Midland y Cargill son corporaciones globales de alimentos que producen, entre muchas otras cosas, maíz para el JMAF). Pidieron mil quinientos millones de dólares por daños, lo que provocó que los refinadores contrademandaran por quinientos treinta millones. La principal queja de los refinadores de maíz era que los procesadores de azúcar estaban difundiendo información errónea sobre el JMAF. El 3 de noviembre de 2015 comenzó un juicio con jurado.[2]

La guerra entre los azucareros y los refinadores de maíz es feroz como ninguna, pues hay miles de millones de dólares en juego. La demanda reveló lo desagradable que es la rivalidad competitiva en la industria multimillonaria de los endulzantes y los límites que cada bando es capaz de atravesar para ganar presencia en el mercado vendiendo sus productos dulces. Sacó a la luz cientos de páginas secretas de correos electrónicos corporativos y documentos estratégicos donde se exponían por completo los manejos, la presión, la decepción, la difamación y el alarmismo que existe entre bambalinas. Durante años antes del juicio los refinadores de maíz hicieron todo lo posible por cambiar la narrativa que se estaba desarrollando en su contra y llegaron al extremo de pedirle a la Administración de Alimentos y Medicamentos (FDA, por sus siglas en inglés) que les dejara llamar al JMAF «azúcar de maíz» para que sonara más natural. La FDA bloqueó su intento en 2012.

Tratando de apagar la idea de que consumir JMAF lleva a consecuencias de salud peores que consumir azúcar refinado de mesa, la Asociación de Refinadores de Maíz gastó alrededor de diez millones de dólares a lo largo de cuatro años para ayudar a financiar investigaciones dirigidas por el doctor James M. Rippe, un cardiólogo de Massachusetts que sacó una serie de estudios en los que ponía en duda que hubiera alguna consecuencia negativa sobre la salud asociada en concreto al endulzante hecho a base de maíz.[3] El doctor Rippe también recibió un atractivo anticipo de 41.000 dólares al mes por parte del grupo comercial para que enviara con regularidad artículos de opinión a periódicos locales, en los que decía que el jarabe de maíz alto en fructosa no era más peligroso que el azúcar. Si te suena un poco indecente, espera, porque es todavía peor.

Si bien no es poco frecuente el apoyo de las empresas a las investigaciones sobre productos, cuando se trata de ingredientes y productos que afectan de manera significativa a la salud de la gente creo que las reglas deberían ser diferentes. ¿Por qué, por ejemplo, ibas a escuchar a un científico pagado por la industria del tabaco decirte que fumar con moderación es totalmente seguro? No lo harías. Es absurdo. Pero sucede con mucha frecuencia en el mundo turbio de la industria de alimentos y bebidas, en la que todas las empresas se disputan tu dinero. Las compañías también se dan codazos para obtener la atención de conglomerados de alimentos que necesitan endulzantes para preparar sus propios productos. Tampoco ayuda que los estudios donde se afirma que la relación entre los endulzantes (azúcares añadidos) y el aumento de peso y la diabetes no es estrecha estén financiados por la industria del azúcar y la industria de las bebidas.[4]

Diez días después de haber iniciado el juicio del azúcar *versus* el jarabe de maíz alto en fructosa, se negoció una tregua y ambas partes llegaron a un acuerdo confidencial. Es curioso, pero la declaración conjunta sobre el acuerdo fue neutral sobre cuál es «más sano», si el azúcar o el JMAF. Cada bando simplemente prometió fomentar el «consumo sano y seguro de sus productos».[5]

Sacarosa *vs.* fructosa: ¿cuál es la diferencia?

Si te hicieran un examen sobre el funcionamiento del azúcar en el cuerpo, sospecho que te equivocarías en muchas preguntas. El azúcar que se encuentra en los alimentos procesados puede disfrazarse con una larga lista de nombres (por ejemplo, jugo de caña evaporado, sólidos de jugo de caña, cristales de jugo de caña y más), y verás una extensa lista con todos ellos en la segunda parte de este libro. Por ahora, enfoquémonos sobre todo en la fructosa, porque difiere de otros tipos de azúcar y tiene una relación íntima con el ácido úrico.

La glucosa y la fructosa puras, los monosacáridos, son las formas más simples de azúcar, mientras que la sacarosa —la cosa blanca granulada que también conocemos como azúcar de mesa— es una combinación de glucosa y fructosa, que se convierte así en un disacárido (dos moléculas unidas). Después de ingerirla, la enzima sacarasa degrada la sacarosa en el intestino delgado liberando fructosa y glucosa, que entonces se absorben.

Como ya he mencionado, la fructosa se encuentra de manera natural en la fruta y la miel de abeja, así como en el agave y en muchas verduras, incluyendo el brócoli, las alcachofas, los espárragos y la okra. Pero rara vez se produce una sobredosis de fructosa pura por fuentes naturales; los alimentos enteros, sin procesar, solo contienen fructosa en cantidades pequeñas, y esa fructosa se absorbe despacio ante la presencia de fibra. Así que, en términos generales, consumir estos alimentos no incrementa los niveles de ácido úrico. Es más, muchas frutas contienen nutrientes y otras moléculas que contrarrestan o compensan las subidas potenciales de ácido úrico, como potasio, flavonoles, fibra y vitamina C (ascorbato), y esta última incluso tiene el poder de bajar el ácido úrico mientras estimula su excreción. Beber fructosa líquida en la forma de zumo de fruta o de otras bebidas endulzadas con fructosa no es lo mismo que comer, digamos, una dosis equivalente de esa fructosa de verduras y frutas enteras, ricas en fibra. Y cuando te tomas de un trago una bebida que tiene fructosa, estás ingiriendo demasiada en un periodo corto de tiempo. Esto promueve efectos metabólicos peligrosos que no quieres sufrir. Es probable que no los sientas de inmediato, pero, como se suele decir, el cuerpo lleva la cuenta.

En la primera década del siglo XX una persona normal comía alrededor de quince gramos de fructosa al día (el equivalente a una pieza entera de fruta o una taza de arándanos); hemos casi cuadruplicado ese consumo hoy por encima de cincuenta y cinco gramos, la mayoría de fuentes no naturales, sobre todo, jarabe de maíz alto en fructosa.[6] Sí, que quede claro: a pesar del marketing, no hay nada natural en el JMAF. Nuestro consumo medio de fructosa suma más de trece cucharaditas al día y constituye casi el 10 % de nuestro consumo de energía diario.[7] Es uno de los ingredientes principales de los refrescos, los bizcochos, los postres y varios alimentos procesados. El azúcar de la gran mayoría de los refrescos es por lo menos un 58 % de fructosa, y el azúcar que se encuentra en los tres refrescos más populares (Coca-Cola, Sprite y Pepsi) puede contener hasta un 65 % de fructosa.[8] Como explicaré en breve, la fructosa envía un mensaje urgente al cuerpo a través del metabolito ácido úrico: «¡¡¡Crea y guarda toda la grasa que puedas!!!». No me extraña que los osos se peguen atracones de alimentos repletos de fructosa cuando se preparan para la hibernación. Necesitan crear tanta grasa como sea posible para poder sobrevivir al invierno y llegar a la siguiente primavera.

Aunque los cálculos sí varían y puede ser difícil calcular definitivamente las cifras reales, el consenso actual es que una persona común consume 94 gramos de endulzantes añadidos al día, cuatro veces el límite establecido por la Oficina de Prevención de Enfermedades y Promoción de la Salud (ODPHP, por sus siglas en inglés), que forma parte del Departamento de Salud y Servicios Humanos de Estados Unidos.[9] Sin embargo, no hay necesidad de añadir azúcares y no existe ningún beneficio nutricional que se derive de su uso. Es más, estas indicaciones están muy desactualizadas. Junto con las recomendaciones de la ODPHP, las que ofrecen organizaciones como la Asociación Americana del Corazón y la Asociación Americana de la Diabetes se han quedado obsoletas. Y no conozco a ningún médico experto que diga que todos tenemos una relación sana con el azúcar.

Va a llevar tiempo que toda la información científica que está demostrando los perjuicios que ocasionan las bebidas endulzadas cambie las directrices de salud en la medicina moderna. Y la parte que le corresponde al ácido úrico en esta historia es probable que eluda el radar de la mayoría de los doctores durante más tiempo todavía. En un amplio metaanálisis de más de ciento cincuenta y cuatro mil personas, que se comentó en el *British Medical Journal* en 2019, pero que nunca llegó a los grandes medios, los investigadores demostraron una poderosa relación entre el consumo de bebidas azucaradas, el ácido úrico elevado y la gota.[10] Las personas que tomaban más bebidas azucaradas tenían el doble de posibilidades de experimentar gota que las que tomaban una cantidad menor de bebidas azucaradas. Y el consumo de zumos de fruta también incrementa el riesgo de gota. Es importante señalar que la gota no se relacionó con el consumo de frutas enteras. Esto habrá que considerarlo en las recomendaciones alimentarias que daré más adelante.

Aunque las bebidas endulzadas y los zumos de fruta son los principales culpables de la sobredosis de fructosa, la gente que solo toma agua también puede sobrepasar los límites de ingesta de fructosa a través de salsas, aderezos, mermeladas, jaleas, aperitivos, helados, galletas, cereales, dulces, yogures endulzados, sopas, panes comerciales (por ejemplo, bollitos, galletas, bizcochos y pasteles), y muchos otros alimentos procesados. Las salsas y los condimentos nos llevan hacia la comida rápida, como hamburguesas, sándwiches y pizzas. Incluso se le añade a la aspirina para que el medicamento amargo sepa mejor. Como he dicho, el JMAF está en todas partes.

> «Es muy sencillo, en este país subvencionamos el jarabe de maíz alto en fructosa, pero no las zanahorias».
>
> MICHAEL POLLAN, *El dilema del omnívoro*

En contra de lo que te pueda decir la industria del maíz, la fructosa y la glucosa no son hermanas con los mismos efectos biológicos. La fructosa es más bien la gemela malvada de la glucosa: cuando tomas glucosa, el cuerpo la utiliza para producir energía; pero cuando comes fructosa, esta promueve cambios en el cuerpo que favorecen la reserva de energía en forma de grasa. En pocas palabras, la glucosa es el azúcar implicado en la producción de energía; la fructosa es el azúcar responsable del almacenamiento de energía. Una vez que comprendas cómo se metaboliza la fructosa refinada en el cuerpo, verás que se trata del peor azúcar. Y, como estás a punto de descubrir, no es la «alternativa más segura» ante otros azúcares, a pesar de lo que hayan dicho las personas de más confianza (incluyendo médicos) de la industria alimentaria. La fructosa es el asesino oculto del siglo XXI, tanto como lo fueron el tabaco y la margarina en el siglo XX. Y el ácido úrico, su producto metabólico final, hace el trabajo sucio.

Aunque no se digiera ni se metabolice de la misma forma que otros azúcares, como describe mi colega el endocrino Robert Lustig, la fructosa es como «el alcohol sin el efecto».[11] Especialista en trastornos hormonales pediátricos y experto en obesidad infantil, el doctor Lustig considera la fructosa «un contribuyente principal a las enfermedades humanas», y encuentra paralelismos entre los efectos nocivos de la fructosa y las reverberaciones del alcohol en el cuerpo.

Cuando comparas el consumo excesivo de alcohol con la fructosa surgen muchas similitudes: ambos provocan los mismos efectos tóxicos dependientes de la dosis y provocan hipertensión, resistencia a la insulina, lípidos no saludables en la sangre y enfermedad de hígado graso. Al igual que el alcohol, la fructosa induce cambios en la capacidad de señalización de energía del sistema nervioso central a través de la estimulación directa de nuestro «sistema de recompensa» innato, así como la estimulación indirecta de nuestro «circuito del hambre».

Déjame bajar un poco el ritmo. Primero, nuestro sistema de recompensa (del placer) se caracteriza por el impulso de comer para obtener placer cuando no necesitamos realmente la energía, por lo menos de manera fisiológica. Todos sabemos lo que es tener hambre emocional, ver algo delicioso y de inmediato querer devorarlo por puro placer, aun cuando no sentimos hambre física. De hecho, hay sistemas de recompensa en el cerebro establecidos para inducir sensaciones de gratificación después de tragar un bocado de un empalagoso pastel de chocolate. Y supongo que ahora mismo estarás pensando lo tentador que podría ser ese exquisito pastel. Tal vez se te ha hecho la boca agua. Es el cerebro hedónico intentando tomar el control. Por otra parte, la secuencia del hambre se caracteriza por los procesos que he descrito, en los que sentimos la necesidad de comer porque nuestro cuerpo piensa que nos estamos muriendo de hambre cuando no es así.

La fructosa es, en especial, engañosa en el circuito del hambre porque le desarma las señales de hambre y provoca que fracase al hacernos sentir llenos. Como resultado, seguimos saturándonos de comida; sin duda un tipo de «alimentación inconsciente». En presencia de la fructosa, el cuerpo entra en un modo de retención de grasa y hace todo lo posible para sobrevivir bajo la falsa creencia de que está famélico. Mientras tanto, la insulina no puede trabajar de manera eficaz, lo que afecta todavía más y promueve la inflamación (hablaré de ello más adelante). La combinación de ambas secuencias, la hedónica y la del hambre, da como resultado un círculo vicioso que invita a comer en exceso, y ya sabemos lo que eso significa: aumento de peso, problemas con la presión sanguínea y la glucosa, y todos los efectos derivados que de seguro le seguirán.

La fuente más grande de fructosa comercial a nivel mundial no es la fruta ni la miel: es el azúcar de mesa derivado de la caña de azúcar y la remolacha. El azúcar de mesa se procesó por primera vez en Nueva Guinea y en el subcontinente indio; era un producto raro y caro que se adentró en Europa a través de Venecia, Italia, y otros puertos comerciales durante la Edad Media. Los bioquímicos Richard O. Marshall y Earl R. Kooi introdujeron por vez primera el jarabe de maíz alto en fructosa en 1957, en la Estación de Experimentación Agrícola de la Universidad Estatal de Oklahoma, después de crear una enzima que reajustó químicamente la composición de la glucosa en jarabe de maíz y la convirtió en fructosa.[12] Alrededor de una década después empezó a penetrar con paso firme en nuestra dieta, porque es más dulce y más barato de producir que el azúcar de mesa, y así reemplazó poco a poco a la sacarosa, de precio más elevado. Desde 1970, más o menos, los fabricantes empezaron a añadir jarabe de maíz alto en fructosa a sus productos, y en 1984 tanto Coca-Cola como Pepsi anunciaron que cambiarían la sacarosa de sus refrescos por JMAF.

Hacia finales de la década de 1970 el JMAF ya estaba en todas partes y era difícil de evitar. Su consumo en Estados Unidos pasó de cero en 1970 a unos impactantes 27 kilos por persona al año en 2000, lo que representa la mitad de todo el consumo anual de azúcar por cabeza.[13] Los estudios epidemiológicos a largo plazo ahora muestran que el aumento paralelo de la obesidad y la diabetes desde los años setenta se puede vincular con el vertiginoso auge del consumo de JMAF.[14]

Durante esta progresividad meteórica en la ingesta de fructosa ha habido una disminución equivalente en el consumo de grasas saludables después de que el Departamento de Agricultura de Estados Unidos, la Asociación Médica Americana y la Asociación Americana del Corazón desaconsejaran de modo erróneo cambiar el consumo de todas las grasas en favor de los carbohidratos. La locura baja en grasa que se adueñó del mundo alimentario en Occidente favoreció a los carbohidratos refinados y azucarados, en lugar de a las grasas y proteínas saludables. Por supuesto, esas grasas y proteínas saludables son lo que nos hace sentir satisfechos. Y, como verás más adelante, ciertas grasas, como las omega-3, pueden contrarrestar o compensar algunos de los efectos negativos del consumo excesivo de azúcar, en concreto de fructosa.

El porcentaje de grasa en las dietas de las personas ha caído de un 40 a un 30 % en los últimos 25 años, mientras que el porcentaje de carbohidratos ha subido de un 40 a un 55 %; todo ello coincide con la explosión de la epidemia de obesidad.[15] Hace poco empezamos a comprender que una de las formas fundamentales en que la fructosa amenaza nuestra salud es a través de —sí, lo has adivinado— la elevación de los niveles de ácido úrico. El ácido úrico es el eslabón perdido entre el consumo de fructosa y la enfermedad. Es lo que separa la fructosa del resto de los azúcares.

Ahora, mientras te acerco a la comprensión del comportamiento de la fructosa en el cuerpo y a su relación clandestina con el ácido úrico, podrías considerar que la glucosa es buenísima. Tampoco lo creas. La glucosa se relaciona con la energía celular, pero su molécula también se debe manejar con mucha delicadeza. Al igual que muchas moléculas (y fármacos) en el cuerpo, puede ser un aliado o un veneno, dependiendo de su cantidad, y debemos establecer una relación sana con ella y controlar sus niveles para conseguir una salud óptima.

> La incidencia de diabetes tipo 2 es un 20 % mayor en países con fácil acceso al JMAF que en países donde no está tan disponible.[16] Y para el año 2030, un 7,7 % de la población mundial será diabética.[17]

El metabolismo de la fructosa y la sobrecarga de ácido úrico

La bioquímica del metabolismo de la fructosa es compleja y afecta a muchas moléculas con nombres dignos del más largo de los trabalenguas. Pero esto es lo que necesitas saber. Primero, la fructosa se absorbe desde el tracto gastrointestinal por medio de un mecanismo distinto al que procesa la glucosa. Como sabes, la glucosa estimula la liberación de insulina del páncreas, pero la fructosa no. Y este simple hecho es justo lo que les ha dado licencia a las campañas de publicidad para afirmar que, como la fructosa no estimula una respuesta de insulina, se puede considerar un azúcar «más seguro». Sin embargo, al margen de lo que nos quiere hacer creer ese vericueto del marketing, los efectos del consumo elevado de fructosa son devastadores en lo referente a la insulina, y el ácido úrico desempeña un papel protagonista en esa devastación.

En su estructura, la fructosa y la glucosa son casi idénticas, con la excepción de un par de enlaces químicos. Pero estas variaciones, al parecer pequeñas, establecen todas las diferencias del mundo. Cuando la enzima glucocinasa metaboliza la glucosa, el paso inicial del proceso (la fosforilación de la glucosa) se regula con cuidado, y la célula conserva las cifras de la molécula de energía más importante en el cuerpo —el trifosfato de adenosina (ATP)—. Este no es el caso cuando hablamos de la fructosa. El torrente sanguíneo absorbe muy deprisa la fructosa que ingerimos y se desvía hacia el hígado para su metabolismo. Dentro de las células hepáticas, la enzima fructoquinasa empieza a trabajar y a consumir ATP.

¿Ya te has percatado de este último dato fundamental? Que este proceso use ATP implica que el metabolismo de la fructosa agota los recursos energéticos. En lugar de contribuir a la generación de la preciada energía, la roba. Y consume ATP sin control, como si no hubiera nadie al volante. Si una célula ve demasiada fructosa, sus niveles de ATP pueden desplomarse un 40 o un 50 %.[18] Mientras tanto, el efecto subsecuente del robo de la fructosa no es solo la disfunción mitocondrial, sino una rápida elevación del nivel de ácido úrico en el torrente sanguíneo. Al drenar la energía de las células, la fructosa provoca una señal de alarma que grita: «¡Nos estamos quedando sin energía!», lo que enseguida obliga al cuerpo a cambiar de velocidad y entrar en modo conservación de energía: el metabolismo se desacelera para reducir el gasto de energía en reposo (es decir, quemas menos grasa), y es muy probable que cualquier caloría que entre vaya a la reserva (es decir, se agregue a tu propia grasa).

Si observamos este proceso más de cerca, mientras la fructosa recorre varios pasos en su metabolismo, el ATP se convierte en la molécula que mencioné en el capítulo anterior, AMP (monofosfato de adenosina), y, por último, genera ácido úrico como producto final en esta complicada cadena. Sobreviene un ciclo que se perpetúa a sí mismo (lo que técnicamente se llama «potenciación de la retroalimentación») porque el alto nivel de ácido úrico estimula aún más la fructoquinasa.[19] Como un vendedor de droga, el ácido úrico elevado mantiene la fructoquinasa activada y conserva el proceso entero, que entonces exacerba la merma de energía y la disfunción mitocondrial, fomenta la inflamación y el estrés oxidativo, eleva la presión sanguínea, aumenta la resistencia a la insulina y estimula la producción de grasa corporal; todo ello te resultaría de gran ayuda si fueras un cazador-recolector en tiempos de escasez alimentaria.[20] Pero en el mundo en que nos encontramos, ¿quién lo necesita? Además, como señal de supervivencia, la fructosa dispara el hambre y la sed, y te empuja a comer todavía más; pero, al hacerlo, estás desviando esa energía potencial hacia su forma de acumulación más eficiente: la grasa.

Por lo general, existen mecanismos fisiológicos en los que los productos finales de las reacciones biológicas ayudan a apagar los procesos que amenazan con saturarse o que ya no son necesarios. Se denomina «sistema de retroalimentación negativa»: los productos finales llegan a un volumen máximo y ayudan a detener su creación. No sucede lo mismo con los productos metabólicos de la fructosa. La fructoquinasa no tiene sistema de retroalimentación negativa, sigue presionando el botón para crear ácido úrico. Por ende, el metabolismo continuo de la fructosa acaba con la energía y bombea ácido úrico perjudicial a nivel celular. Este sistema fuera de control pudo funcionar bien para nuestros ancestros en tiempos de carestía, y sigue funcionando para los mamíferos que van a migrar o hibernar, pero es la máxima paradoja moderna: nuestros mecanismos innatos de supervivencia nos están matando.

> El consumo de fructosa se conecta a fondo con la programación de ADN: los genes cargan la pistola y el medio ambiente aprieta el gatillo.

Suceden muchas cosas en el hígado mientras se metaboliza la fructosa. Además de agotar la energía, provoca lipogénesis, un proceso que produce grasa en el hígado. Has leído bien: el metabolismo de la fructosa en el hígado lleva directamente a la producción de grasa, en particular a la formación de triglicéridos, el tipo más común de grasa en el cuerpo. Cuando se encuentran en grandes concentraciones en la sangre, los triglicéridos son uno de los principales factores de riesgo de accidentes cardiovasculares, como ataques cardiacos y cardiopatía isquémica. Desde hace mucho, los niveles elevados de triglicéridos se han etiquetado como un sello distintivo del consumo excesivo de carbohidratos, pero ahora sabemos qué carbohidrato es el principal agresor. En un artículo de revisión de 2017, «Chronic Fructose Ingestion as a Major Health Concern», la doctora Amy J. Bidwell, profesora de nutrición de la Universidad Estatal de Nueva York en Oswego, lo enunció claramente: «El aspecto más perjudicial de la fructosa es su capacidad de convertirse en ácidos grasos dentro de los hepatocitos [células del hígado]».[21]

Otra conclusión fundamental: la propia acumulación de grasa en las células del hígado provoca un caos al comprometer directamente la capacidad de la insulina para hacer su trabajo y guardar glucosa. Es más, la generación de ácido úrico por el metabolismo de la fructosa también produce estrés oxidativo en los islotes pancreáticos, pequeñas islas de células en el páncreas que producen insulina. Entonces, si bien es cierto que la fructosa no eleva directamente la insulina, al final incrementa la resistencia a la insulina por la puerta trasera del hígado con ayuda del ácido úrico. Es así como la fructosa —y el ácido úrico alto— está vinculada con el desarrollo de la diabetes y otros trastornos metabólicos. El ácido úrico no es un mero subproducto, es un instigador de reacciones con efectos dañinos en el metabolismo y, a su vez, en el cuerpo entero.

> Me parece vergonzoso que la fructosa se haya publicitado alguna vez como un azúcar bueno y seguro para los diabéticos bajo la idea equívoca de que no intervenía en el flujo de insulina ni elevaba la glucosa. Esta idea entra en conflicto directo con la ciencia. La fructosa actúa de manera furtiva por su comportamiento en el hígado. Su metabolismo particular, que culmina en la generación de niveles elevados de ácido úrico, resulta en un conjunto de consecuencias negativas: carencia de energía, producción de grasa y disfunciones del sistema insulínico del cuerpo. Todo esto termina por provocar inflamación sistémica y estrés oxidativo. Otro golpe biológico.

En uno de los estudios más reveladores que señalaron el problema con la fructosa en oposición a la glucosa, un grupo de científicos de un amplio conjunto de instituciones, entre ellas la Universidad de California en Berkeley, les dio a unos voluntarios bebidas endulzadas con glucosa y a otros con fructosa, que les proporcionaban el 25 % de las calorías que necesitaban durante un periodo de 10 semanas.[22] Ambos grupos subieron de peso, pero el grupo de la fructosa tenía un nivel mucho mayor de tejido adiposo visceral (grasa abdominal). Sabemos que los niveles altos de grasa abdominal —la peor clase de grasa corporal que podemos tener en exceso— se relaciona con un incremento en la inflamación, un incremento en la resistencia a la insulina y ciertas afecciones, como la diabetes tipo 2, la enfermedad de Alzheimer y la cardiopatía isquémica. El estudio demostró que, de forma crucial, el grupo de la fructosa experimentó una subida tremenda de los niveles de triglicéridos y más producción de grasa en las células hepáticas, lo que se vincula estrechamente con la resistencia a la insulina. Además, en el grupo de la fructosa también experimentó una subida cierta variedad de marcadores de riesgo cardiovascular. En otro estudio similar, llevado a cabo para medir el efecto metabólico de 10 semanas de consumo de bebidas endulzadas con fructosa en las mujeres, los resultados fueron similares: incrementos exagerados de triglicéridos, incrementos exagerados de los niveles de glucosa en ayunas y resistencia a la insulina comprometida.[23]

Dados los efectos promotores de grasa que tiene el ácido úrico como resultado directo del metabolismo de la fructosa, puedes ver ahora que no se trata de un testigo inocente.[24] Bien podría ser uno de los principales sospechosos, en pie frente al cuerpo del delito, en estos sucesos biológicos adversos. Para colmo de males, la descomposición de la fructosa en el hígado no solo genera ácido úrico alto y los componentes necesarios para la síntesis de triglicéridos, también origina los materiales estructurales para la producción de glucosa. En esencia, estimula la producción de glucosa en el hígado y, al hacerlo, abre la llave para liberar insulina del páncreas mientras esa glucosa va a parar a la circulación. Es un círculo vicioso, como puedes ver. Para vincularlo todo, echa un vistazo al diagrama de la página siguiente.

Estos hallazgos han alarmado a los médicos de mi campo, que estudian los factores de riesgo de la enfermedad de Alzheimer, y les han hecho reconsiderar los efectos de la fructosa en el cerebro. Ellos consideran la fructosa «una bomba de tiempo potencial» para el riesgo de demencia, y yo no podría estar más de acuerdo.[25] Y, de nuevo, las investigaciones han

Los efectos de la fructosa en el hígado

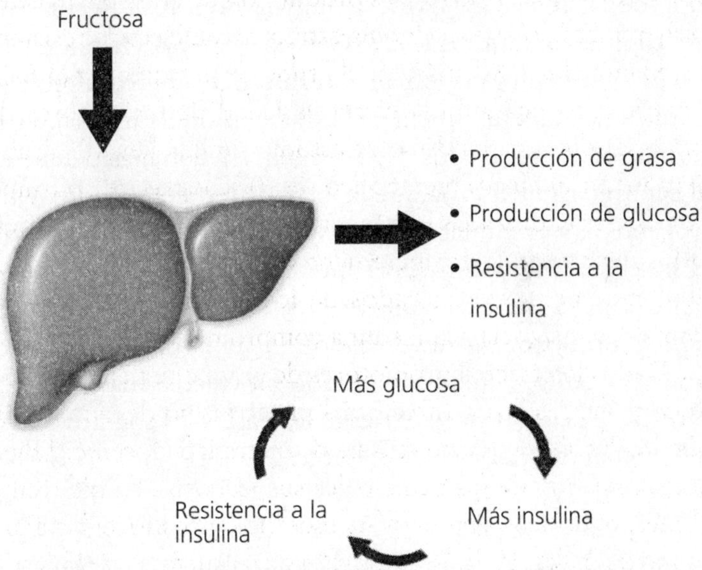

documentado la intervención del ácido úrico en ese riesgo. Los científicos que han hecho sonar la alarma, de la Universidad de Cambridge y la Universidad de Londres, en Reino Unido, escribieron: «La asociación entre un alto consumo de fructosa y el incremento en el riesgo de deterioro cognitivo también podría estar mediada por la elevación de los niveles de AU [ácido úrico] en plasma provocados por una ingesta excesiva de fructosa». En su disruptivo artículo, el subtítulo «Fructosa y demencia: una bomba de tiempo potencial» causó revuelo en la comunidad médica.

Los autores del artículo siguen explicando que un nivel elevado de ácido úrico es una evidencia clara de que hay mayor actividad de una enzima con efectos derivados adversos, incluido un incremento en los radicales libres y una disminución de la síntesis de óxido de nitrógeno (NO). Recordarás del capítulo anterior que el NO es esencial para la salud vascular. También es clave para la salud del cerebro, donde se implica de manera directa en la transmisión de mensajes y la formación de recuerdos. Como explicaré con más detalle en el capítulo siguiente, ya que la insulina requiere óxido de nitrógeno para estimular la absorción de glucosa en el cuerpo y el cerebro, la hiperuricemia inducida por la fructosa tiene tanto papeles directos como indirectos en el síndrome metabólico, un factor de riesgo enorme para la disfunción cerebral. Por tanto, hemos encontrado un vínculo más entre los niveles de ácido úrico y el riesgo de deterioro cognitivo, una relación demostrada en abundantes estudios.

La fructosa secuestra la señal de hambre manteniendo encendida la producción de ácido úrico

Una de las diferencias más malinterpretadas entre la glucosa y la fructosa es el efecto que tienen en el apetito. Y es aquí donde la fructosa, de nuevo, toma la delantera. Las dos hormonas que rigen nuestras sensaciones de hambre y saciedad son la grelina y la leptina. En pocas palabras, la grelina («avanza») dispara el hambre, mientras que la leptina («detente») induce una sensación de saciedad. El estómago secreta grelina cuando está vacío; envía al cerebro el mensaje de que necesitas comer. Por el contrario, cuando el estómago está repleto, las células adiposas liberan leptina para decirle al cerebro que deje de comer. En un estudio trascendental publicado en 2004, al cual he hecho referencia en numerosas ocasiones en el pasado, se demostró que las personas con un 18 % menos de leptina experimentaban un aumento del 28 % de grelina, el cual se traduce en un 24 % de incremento del apetito, lo que promueve el consumo de alimentos densos en calorías, ricos en carbohidratos, sobre todo dulces, aperitivos salados y alimentos almidonados.[26] El estudio, dirigido por investigadores de la Universidad de Chicago, estuvo entre los primeros en exhibir el poder del sueño en la regulación de las hormonas del apetito, ya que estos cambios impactantes en la leptina y la grelina simplemente eran resultado de la privación del sueño: los participantes dormían cuatro horas cada noche y durante solo dos noches consecutivas. Como verás más adelante, se trata de una de las razones por las que un descanso suficiente es un componente fundamental de nuestro programa.

Sin duda, es ideal tener ambas hormonas equilibradas y en concordancia con las verdaderas necesidades energéticas del cuerpo para no comer de menos ni de más. Ahora, aquí es donde entra la fructosa: a diferencia de la glucosa, a la cual responden estas hormonas, la fructosa reduce la leptina y entorpece la supresión de la grelina.[27] En otras palabras, la fructosa impide que llegues a tener una sensación de saciedad mientras consumes alimentos. El resultado: mayor apetito, comer más y un incremento en la resistencia a la leptina. Engañas al cuerpo para que piense que se encuentra en la secuencia de inanición. He escrito mucho sobre el tema, pero para los lectores que no estén familiarizados con la resistencia a la leptina, haré un resumen rápido.

La leptina y la insulina tienen mucho en común, aunque tienden a antagonizarse la una a la otra. Ambas son moléculas proinflamatorias. La leptina es una citocina inflamatoria y desempeña un papel muy importante en los procesos inflamatorios del cuerpo. Controla la creación de otras moléculas inflamatorias en el tejido adiposo a lo largo del cuerpo y ayuda a explicar por qué las personas obesas y con sobrepeso son susceptibles de tener problemas inflamatorios, incluyendo los que incrementan sustancialmente el riesgo de enfermedades crónico-degenerativas en cada parte del cuerpo, de la cabeza a los pies. Tanto la leptina como la insulina son las mandamases en la cadena de mando del cuerpo, así que los desequilibrios tienden a generar el caos en casi todos los sistemas del cuerpo, más allá de los controlados directamente por estas hormonas.

Es más, la leptina y la insulina reciben una influencia negativa por cosas similares, desde la privación del sueño hasta la sobrecarga de azúcar refinado. Cuanto más procesado sea el azúcar —la fructosa encabeza la lista negra—, más desajustados estarán los niveles sanos de insulina y leptina. Del mismo modo que el abuso continuo de los sistemas de bombeo de insulina y equilibrio de glucosa en el cuerpo en algún momento conducirán a la resistencia a la insulina, el abuso continuo de la señalización de leptina hará lo mismo. Cuando el cuerpo está sobrecargado y abrumado por sustancias que provocan oleadas continuas de leptina, los receptores dejan de escuchar el mensaje: empiezan a apagarse y te vuelves resistente a la leptina. Dicho de otra manera, entregan el control y el cuerpo queda vulnerable a la enfermedad y a futuras disfunciones. Así que, incluso aunque tengas la leptina elevada, esta no enviará una señal al cerebro de que estás lleno y puedes dejar de comer. Y si no puedes controlar tu apetito, entonces te encuentras en un riesgo mucho más grande de desarrollar el síndrome metabólico, lo que te expone a otros trastornos.

Los estudios también han demostrado que tener los triglicéridos altos —los cuales, como ya sabes, son señal de demasiada fructosa en la dieta— provoca resistencia a la leptina. De hecho, se ha documentado la fuerte relación entre la fructosa y la resistencia a la leptina. Como indica un grupo de investigadores: «Dado que la insulina y la leptina, y es posible que la grelina, funcionan como señales clave para el sistema nervioso central en la regulación a largo plazo del equilibrio energético, la disminución de leptina e insulina circulantes, y el aumento en las concentraciones de grelina [...] podrían llevar a un mayor consumo calórico y contribuir al aumento de peso y la obesidad durante el consumo crónico de dietas ricas en fructosa».[28]

En un estudio de 2018 que exploró dichas conexiones en animales de laboratorio, los investigadores documentaron efectos sorprendentes cuando forzaron a las ratas a generar fructosa en su cuerpo.[29] Pudieron hacerlo activando una conocida vía de la glucosa a la fructosa usando sal en la alimentación de los animales. El resultado: resistencia a la leptina y obesidad en las ratas. Meditémoslo un momento. Si los investigadores pudieron detonar la producción interna de fructosa usando una dieta con abundante sal, quiere decir que demasiada sal alimentaria podría producir gran cantidad de afecciones en las personas, desde hipertensión hasta hígado graso. En el capítulo 5 veremos que la sal tiene el potencial de disparar la producción de ácido úrico y provocar la conversión de glucosa en el cuerpo en su gemela malvada, la fructosa. Llámalo «intercambio del azúcar». En parte por ello las dietas con abundante sal se asocian a la obesidad y el desarrollo de la diabetes, entre otros males metabólicos. Es bastante claro y aterrador: más sal → más fructosa → peor resistencia a la leptina → comer de más y exceso de apetito → obesidad → resistencia a la insulina → hígado graso.

No es una cadena de reacciones deseable.

Uno de los primeros estudios que demostró el papel del ácido úrico en el síndrome metabólico inducido por fructosa data del trabajo pionero realizado con ratas en 2005.[30] Fue cuando un consorcio de investigadores alimentó a un grupo de ratas con una dieta rica en fructosa, registraron los resultados fisiológicos y luego experimentaron con medicamentos para disminuir el ácido úrico en otro grupo de ratas. En los animales alimentados con fructosa sin medicamentos para controlar el ácido úrico, los resultados mostraron con claridad los efectos que había tenido el ácido úrico en el desarrollo de las características principales del síndrome metabólico (insulina elevada, triglicéridos altos e hipertensión). Pero en el conjunto de ratas tratadas con un medicamento para controlar el ácido úrico, adivina qué: no hubo cambios cuantificables de esos marcadores metabólicos.

Estudios similares llevados a cabo con humanos para observar los efectos del consumo excesivo de fructosa en la

Efecto de bloquear el ácido úrico en personas con una dieta rica en fructosa

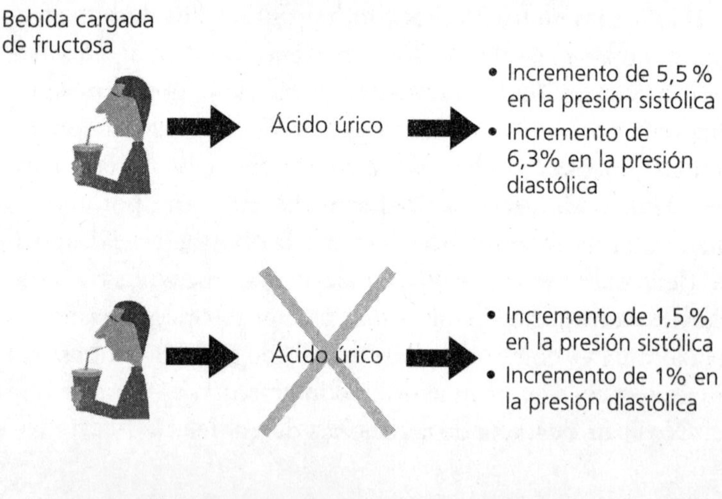

presión sanguínea también señalan el papel protagonista del ácido úrico en la propulsión de cambios adversos alarmantes.[31] ¿Cómo sabemos que el ácido úrico desempeña un papel prominente? Porque cuando el ácido úrico queda bloqueado de manera artificial con un medicamento los efectos de la fructosa en la presión sanguínea son mucho menores en comparación.

La trama se complica con otro estudio llevado a cabo en 2017, que muestra que el JMAF afecta a la señalización de dopamina en el cerebro.[32] Aunque ya sabemos, por estudios con humanos y con animales, que cualquier alteración en la señalización de dopamina puede llevar a una compulsión por comer y a la obesidad, el estudio documentó que el JMAF provoca desregulación metabólica y cambios en la señalización de dopamina en ausencia de obesidad. Los autores advirtieron que una señalización reducida de dopamina por el JMAF podía propiciar una ingesta compulsiva, una adicción a la comida y, a la larga, obesidad. En otras palabras, al consumir JMAF, incluso con un peso sano, estás cruzando las puertas que llevan al caos del metabolismo y el peso.

Hallazgos como estos me hacen pensar en otros trastornos relacionados con la dopamina, como el trastorno por déficit de atención e hiperactividad (TDAH), que afecta ya a por lo menos el 10 % de los niños en Estados Unidos entre los cuatro y los diecisiete años.[33] Son alrededor de 5,4 millones de niños, y más de la mitad se está medicando para ello.[34] ¿Qué pasaría si redujeran el consumo de azúcar, sobre todo la ingesta de JMAF? ¿Extraña acaso que el incremento paralelo de obesidad y TDAH esté asociado al consumo crónico de azúcar? Otro estudio, llevado a cabo por las escuelas de Medicina de Yale, Princeton, la Universidad de Florida y la Universidad de Colorado, estableció todavía más relaciones:

una reducción de la actividad de la dopamina señala un incremento de ácido úrico.[35] El equipo de científicos sugirió que el ácido úrico puede disminuir la cantidad de receptores de dopamina volviendo así menos eficaz esta hormona. Descubrieron que los niños con TDAH tienen cifras de ácido úrico en sangre más altas que los niños sin TDAH. Aunque la conexión entre el consumo de azúcar y los problemas de comportamiento como el TDAH llevan mucho tiempo describiéndose en la literatura y se discuten ya de manera anecdótica, hasta hace poco no conocíamos la relación entre la señalización de dopamina y los niveles de ácido úrico. Y aun cuando los investigadores han documentado desde 1989 un vínculo entre el ácido úrico elevado y los síntomas de hiperactividad en niños normales en otros sentidos, ha hecho falta mucho tiempo para que esta información despertara la curiosidad de otros y continuara la investigación.[36]

Mi esperanza es que este conocimiento nos haga atender dichos trastornos, que afectan cada vez más a nuestra juventud, por medio de la modificación de los hábitos, no a través de fármacos. No es coincidencia que, si bien de forma habitual se discute el TDAH en referencia a los niños, casi diez millones de adultos en Estados Unidos también lidian con este trastorno. Para ellos, la solución bien podría ser la misma: menos azúcar. Estudios recientes dirigidos por los Institutos Nacionales de Salud también han registrado una elevación de los niveles de ácido úrico entre personas con impulsividad, incluso manifestaciones leves de TDAH y condiciones extremas, como trastorno bipolar.[37] Es curioso que, en un estudio experimental llevado a cabo con personas con ludopatía, las concentraciones de ácido úrico subían mientras los jugadores se apostaban el dinero, pero no cuando jugaban con fichas, ¡sin apostar![38]

Un impactante 43 % de los vídeos más populares que suben los *influencers* de entre tres y catorce años promueven comida y bebida, y más del 90 % de estos productos son comida basura no saludable, incluyendo comida rápida, dulces y refrescos.[39] La comida saludable o sin marca solo aparece en un escaso 3 % de los vídeos.

Respecto a los niños, me gustaría hacer algunas observaciones sobre el consumo de fructosa y lo que estamos empezando a notar en adolescentes. Este grupo demográfico consume más fructosa que ningún otro grupo de edad, pero solo en los últimos años se ha considerado para el estudio de factores de riesgo de enfermedades. Los resultados son preocupantes: del mismo modo que en los adultos, se documentó que el consumo elevado de fructosa en niños se asocia a varios marcadores conocidos por incrementar el riesgo de enfermedad cardiovascular y diabetes tipo 2, y parece que estas relaciones giran en torno a la obesidad visceral o exceso de grasa abdominal.[40] No creo que le sorprenda a nadie que estudie estas correlaciones dentro del contexto de los índices disparados de síndrome metabólico entre los jóvenes. Aunque nos gusta pensar que los adolescentes están a salvo de alguna manera, o protegidos de los estragos de una alimentación azucarada y deficiente, y que en algún momento «se les pasará» su afición por el azúcar (y perderán el sobrepeso resultante), creo que se trata de una forma de pensar muy ignorante. Los estamos encaminando hacia muchísimas dificultades de salud en la edad adulta y programándolos para vivir con alteraciones crónicas. Además, estas agresiones a edades tan tempranas sientan las bases para padecer cáncer, demencias y muerte prematura.

Cambiemos la historia y veamos la identidad biológica del ácido úrico

Tengo experiencia personal con los esfuerzos que hace la industria azucarera por promover el azúcar como una amenaza menor para la salud de lo que en realidad es. En 2018 aparecí en varios programas de televisión de Estados Unidos para promover la reedición de *Cerebro de pan* cinco años después de su publicación original. En un programa matinal popular que no voy a nombrar, empezaron a cuestionar, casi en el momento en que empezó la conversación, mis palabras sustentadas con hechos sobre las amenazas que representa el consumo de azúcar para la salud. Los productores llegaron al grado de obtener una declaración de la Asociación Azucarera: «Es mejor disfrutar el azúcar con moderación y hay décadas de investigación que apoyan este dato». Yo mantuve mi postura determinado a contradecir esta patente desinformación. En un acto reflejo, hice referencia a lo absurdo que es creer a la industria azucarera, del mismo modo que no debimos creer en la industria del tabaco décadas atrás, cuando nos dijo que fumar era sano. Por desgracia, los entrevistadores no entendieron la similitud.

En 2021, junto con la doctora por la Universidad de Stanford e investigadora Casey Means, escribí una carta abierta para el recién inaugurado presidente Joe Biden en *MedPage Today*, un destino fiable en línea para personas de la industria médica y lectores que quieren seguir las noticias clínicas de publicaciones científicas. Se tituló «La amarga verdad de las posturas sobre el azúcar del USDA».[41] Señalamos el notorio desfase: «Las recomendaciones sobre azúcares añadidos en las tendencias alimentarias del USDA de 2020-2025 —publicados durante la administración de Trump— obedecen a la industria azucarera, la industria de alimentos procesados y el dinero. Estas recomendaciones hacen caso omiso de la ciencia y seguirán provocando un daño significativo a niños y adultos estadounidenses, con desafortunadas ramificaciones sanitarias y financieras en años venideros». Exhortamos al Gobierno a reducir las recomendaciones del Departamento de Agricultura sobre la cuota de azúcares añadidos a menos de un 6 % del total de las calorías, de su actual nivel del 10 %, y a darles a las personas la oportunidad de tener una buena salud.

Reducir el consumo de azúcar es esencial para mejorar la salud y la productividad de todas las personas. En especial señalamos la fructosa en su forma de jarabe de maíz alto en fructosa, subvencionado por el Congreso con una suma de casi quinientos mil millones de dólares. Escribimos: «Las dietas con abundante azúcar o la desregulación de la glucosa están asociadas a enfermedades mentales, menos cognición y aprendizaje, cardiopatía, enfermedad de Alzheimer, TDAH y suicidio», sin mencionar cáncer, infarto, infertilidad, enfermedades renales y hepáticas crónicas, disfunción eréctil y ceguera prevenible. Estas consecuencias contribuyen a un grado astronómicamente alto de sufrimiento humano y económico. Y el sufrimiento económico es polifacético, desde los elevados costes de los cuidados sanitarios hasta las repercusiones por la pérdida de productividad. La gente con diabetes tipo 2, por ejemplo, no solo se encamina directa hacia el fallo cerebral, sino que puede tener un 44 % menos de productividad laboral.

Cuando publiqué otro artículo en mi página web sobre los peligros de la fructosa, en el que hice la distinción entre la fructosa que se encuentra en las frutas saludables y la clase refinada, no natural —a la vez que destaqué el ácido úrico—, la respuesta de los lectores fue muy rápida. La gente ha estado confundida sobre la fructosa durante mucho tiempo y casi nadie ha escuchado la parte de la historia que habla sobre el ácido úrico. Apenas había empezado con esta conversación sobre el ácido úrico cuando ya entraban preguntas de todas partes del mundo buscando claridad, consejo y veracidad.

Mi misión al escribir este libro es ofrecerte la verdad sin tapujos, por inconveniente que sea, respaldada por la ciencia más imparcial. Para mí se reduce a esto: olvídate de la publicidad y abraza lo que los más respetados especialistas nos están diciendo. Cuentan lo mismo una y otra y otra vez: que el azúcar nos está matando lentamente. Y ahora la información sobre la fructosa, junto con la trama del ácido úrico, está reescribiendo toda la narrativa del azúcar. Esa narrativa contiene un capítulo sobre lo que implican los nuevos descubrimientos científicos para el cerebro. Vamos allá.

4

La bomba U en el cerebro

El papel emergente del ácido úrico en el deterioro cerebral

> En general, el cerebro humano es el objeto más complejo conocido en el universo..., conocido, claro está, por sí mismo.
>
> E. O. Wilson

El 7 de junio de 2021 la Administración de Alimentos y Medicamentos aprobó un nuevo fármaco llamado Aduhelm (aducanumab) para tratar la enfermedad de Alzheimer, y los medios ardieron con los titulares. Fue el primer nuevo tratamiento aprobado para el alzhéimer en casi veinte años, diseñado para desacelerar la progresión de la pérdida de memoria y otros problemas cognitivos en personas con síntomas cognitivos leves al reducir los niveles de proteína beta-amiloide en el cerebro. Los millones de personas y familias que luchan por controlar la enfermedad se alegraron al ver sus esperanzas renovadas. El anuncio hizo que las acciones de un grupo selecto de empresas de biotecnología que cotizan en bolsa y trabajan en el trastorno neurodegenerativo empezaran una carrera desenfrenada. Los gigantes farmacéuticos que habían abandonado hacía mucho tiempo tratamientos similares en estudio recuperaron sus programas de medicamentos para el alzhéimer. Parecía que había miles de millones de dólares en juego cuando la industria farmacéutica y sus inversores le echaron el ojo al siguiente éxito farmacológico. Pero no todas las noticias eran positivas. La fanfarria inicial que uno esperaría cuando surge un medicamento nuevo y prometedor para tratar una enfermedad tan devastadora y sin ninguna cura conocida quedó superada enseguida por las dudas y los ataques ante la presentación del medicamento como un salvavidas potencial. Es todo menos eso.

El Aduhelm, hecho por Biogen, fue rápida y seriamente criticado por muchos científicos, neurólogos e incluso por el propio comité asesor independiente de la FDA por haber acelerado su aprobación con apenas pruebas convincentes de que en realidad funcionara (tres de los expertos de la FDA renunciaron en cuestión de días). Los críticos también señalaron el alto coste del medicamento (56.000 dólares al año por paciente), que necesita aplicación intravenosa una vez al mes, además de que requiere que los pacientes se hagan resonancias magnéticas porque puede provocar inflamación o hemorragias cerebrales. La controversia también implicaba confusión sobre quién debía recibir el medicamento: ¿cualquiera con indicios de alzhéimer o solo los que se encontraran en las primeras etapas? Para el mes de julio, sometida a una inmensa presión, la FDA aclaró que el medicamento solo debía prescribirse para personas con problemas leves de memoria o de razonamiento, porque no había datos sobre su uso en las últimas etapas de la enfermedad. Una semana después de la declaración, dos de los centros de salud más grandes del país, la Clínica Cleveland y el Centro para el Bienestar y la Salud Cognitiva del Hospital Mount Sinai, anunciaron que no administrarían el medicamento a sus pacientes. Otros pronto los siguieron, entre ellos el Departamento de Asuntos de los Veteranos, que lo excluyó de su catálogo y llegó incluso a recomendar a otros que no lo ofrecieran.

El drama alrededor del Aduhelm refleja nuestra desesperación por acabar con el alzhéimer y el ansia por contar con algo con lo que combatir la progresión de esta enfermedad. Hemos dado grandes zancadas en el tratamiento de enfermedades como cardiopatías, infarto, VIH/sida y muchos tipos de cáncer, pero cuando se trata de demencias, en particular el alzhéimer, seguimos atorados en un callejón sin salida. Y las cifras son desalentadoras: más de seis millones de estadounidenses, por ejemplo, viven con alzhéimer hoy en día, y se cree que el número se cuadruplicará en los próximos cuarenta años. En la actualidad, en Estados Unidos afecta a una de cada diez personas de sesenta y cinco años o más, y el número va en aumento. Las últimas estimaciones dejan ahora el alzhéimer en tercer lugar, detrás de la cardiopatía y el cáncer, como la principal causa de muerte para personas de ese grupo de edad. En 2021 se calculó que el alzhéimer y otras demencias le costaron al país 335.000 millones de dólares. Para 2050 los costes habrán subido a 1,1 billones. Cualquiera que tenga un ser querido con esta enfermedad sabe que sus consecuencias son devastadoras y costosas, no solo para quienes lo padecen, sino para sus familias.[1]

Así que no tenemos más remedio que contemplar el problema desde otra perspectiva. Si estamos lidiando con una enfermedad para la que no tenemos en absoluto ningún tratamiento eficaz, ¿no tendría sentido hacer todo lo posible por prevenir su manifestación, en primer lugar? Lo que están dejando claro nuestros mejores científicos es que hoy contamos con las herramientas para hacerlo. Para ser directos, son medidas que podemos adoptar ahora mismo para reducir de forma drástica el riesgo de desarrollar la enfermedad.

¿Y si pudieras prevenir que apareciera el alzhéimer? Eso no tendría precio, ¿verdad? Pues toda la información indica que podemos lograrlo, introduciendo cambios en nuestro estilo de vida para mantener el cerebro funcionando a toda marcha mucho antes de que la patología se fije y de que aparezcan los síntomas. De acuerdo con algunas encuestas, la gente teme el deterioro cognitivo más que el cáncer o incluso que la propia muerte.[2] La idea de que la mente se desvanezca poco a poco, hasta el punto de que no seas capaz de ejecutar tareas cotidianas, aunque se espere que sigas viviendo durante muchos más años, es demasiado devastadora para siquiera imaginarla. El Aduhelm no será la solución, pero puedo compartir contigo bastantes técnicas con validez científica que te ayudarán a construir un cerebro tan resiliente como sea posible. Y controlar el ácido úrico se encuentra entre las herramientas que debemos aplicar.

Ciertas condiciones —en concreto, un incremento de la glucosa, la resistencia a la insulina, la obesidad, la diabetes, la hipertensión y la inflamación— han estado estrechamente relacionadas con un mayor riesgo de deterioro cognitivo, así como con el encogimiento del cerebro. Como escribí en *Cerebro de pan*, incluso una ligera elevación de la glucosa confiere un riesgo significativo de deterioro cognitivo. Del mismo modo, he indicado que desde hace mucho sabemos que la proporción entre la cintura y la cadera es otro predictor poderoso del deterioro cognitivo, así como el índice de masa corporal: cuanto mayor sea, mayor será el riesgo. Y ahora podemos agregar el ácido úrico elevado a la lista principal de factores de riesgo.

La obesidad es tanto un gran predictor del ácido úrico

elevado como uno de los principales factores de riesgo para la demencia; los dos van de la mano. En un estudio llevado a cabo durante 27 años que analizó a más de diez mil hombres y mujeres con obesidad, entre los cuarenta y los cuarenta y cinco años de edad, se observó que tenían un 74 % más de riesgo de padecer demencia, comparados con quienes conservaban un peso normal o incluso con quienes solo tenían sobrepeso.[3] Si pudiéramos retroceder en el tiempo y analizar las cifras de ácido úrico de estas personas cuando tenían cuarenta, años antes de mostrar déficit cognitivo, apuesto a que encontraríamos niveles altos en exceso. Esto ya se ha visto en otros estudios.

Por ejemplo, en un estudio japonés de 2016 sobre un grupo de personas mayores cuyos niveles de ácido úrico se analizaron dentro del contexto de riesgo de demencia: un nivel alto de ácido úrico entre los participantes se asoció a un riesgo cuatro veces mayor de recibir un diagnóstico de demencia. Los investigadores lo dijeron sin profundizar en sus conclusiones: «Los niveles elevados de AU en suero se asocian de manera independiente con el deterioro cognitivo».[4] De nuevo la misma idea: un factor de riesgo independiente. Si la obesidad, la diabetes tipo 2 y la hiperuricemia son factores de riesgo independientes para la demencia, imagina el incremento exponencial del riesgo cuando todas estas condiciones se presentan a la vez en un individuo.

Aunque los investigadores se enfocaron en los efectos dañinos del ácido úrico elevado en los vasos sanguíneos del cerebro, hay una gran cantidad de efectos en cascada que demuestran por qué el ácido úrico alto representa una amenaza tan grande para el cerebro.[5]

Es importante enfatizar que en muchos estudios que documentan asociaciones entre el ácido úrico alto y las consecuencias negativas para el cerebro la definición de ácido úrico «alto» fluctúa de modo muy leve sobre lo que el médico consideraría normal, y es fácil que se descarte todavía dentro del rango normal. Desde 2007 los investigadores de la Universidad Johns Hopkins alertaron al descubrir que «los niveles de ácido úrico altos-normales podían provocar miniinfartos apenas detectables que contribuyeran potencialmente al deterioro mental de los adultos mayores».[6] (Se considera alto-normal por encima de 5,75 mg/dl en hombres y alrededor de 4,8 mg/dl en mujeres). Por estos hallazgos es por los que recomiendo bajar los límites de las cifras de ácido úrico que proponen las directrices actuales (y la mayoría de los médicos). Varios estudios llevados a cabo desde 2007 han confirmado que el ácido úrico «alto-normal» se corresponde con tener 2,6 veces el volumen de cambios en la sustancia blanca del cerebro, comparado con personas que tienen un nivel normal o bajo de ácido úrico.[7] Te aseguro que no es recomendable que haya cambios estructurales o lesiones en la sustancia blanca del cerebro. En adultos de sesenta años o más, los niveles altos, pero todavía «normales», de ácido úrico provocan que las personas tengan de 2,7 a 5,9 veces más probabilidades de obtener una puntuación en el percentil 25 más bajo en medidas de velocidad de pensamiento y memoria.

Tendemos a inquietarnos por el deterioro cognitivo en términos de envejecimiento; no obstante, la obesidad se asocia a un rendimiento cognitivo menor en personas de todas las edades.[8] Y si bien asumimos de forma equivocada que los jóvenes tienen un cerebro más rápido, más ágil y con menos enfermedades, bastantes estudios revelan que la mala memoria, el vocabulario pobre, la lentitud en la velocidad de pensamiento y las pocas habilidades de razonamiento se pueden atribuir a los efectos del sobrepeso en el cerebro. Este fenómeno se ha visto en niños de hasta cinco años de edad y, de hecho, los niños obesos sacan peores calificaciones en exámenes si los comparamos con los de sus compañeros de peso normal.[9] Los niños con síndrome metabólico sufren alteraciones en la aptitud para la ortografía y la aritmética, así como problemas de atención y flexibilidad mental en general. Y sabemos que el síndrome metabólico está vinculado con el ácido úrico; el ácido úrico alto se encuentra por lo general en personas con síndrome metabólico, ya tengan cinco o setenta y cinco años, lo que aumenta en gran medida su riesgo de padecer demencia dentro de unos años.

En los círculos de investigación que observan la relación entre el ácido úrico elevado y el riesgo de demencia, la gran cantidad de información disponible es una llamada de atención. Si buscas en internet «ácido úrico» y «deterioro cognitivo», encontrarás una biblioteca entera de artículos científicos, muchos de los cuales apenas se publicaron a partir de 2010 (y encontrarás muchas más fuentes en las notas finales). Es una ciencia vanguardista y emergente. Y, si leyeras los artículos, te toparías con una conexión entre déficits cognitivos y diabetes, que es en concreto donde el ácido úrico despliega su papel como personaje despiadado de la historia.

Diabetes tipo 3

Hoy en día cualquier diálogo sobre la enfermedad de Alzheimer incorpora la diabetes a la conversación. En 2005, un año después de que la inflamación crónica acabara en la portada de la revista *Time*, comenzaron a aparecer estudios en la literatura científica que describían el alzhéimer como un tercer tipo de diabetes.[10] Pero el vínculo entre una dieta azucarada y cargada de fructosa y el alzhéimer apenas se puso de manifiesto hace unos años: las últimas investigaciones muestran que el consumo de fructosa aumenta el riesgo de demencia desde un punto de vista bioquímico y que el ácido úrico bien podría ser el protagonista. Los estudios son tan preocupantes como alentadores. Pensar que podríamos ser capaces de reducir el riesgo de alzhéimer solo con controlar los niveles de ácido úrico es revelador. Tiene muchas implicaciones para la prevención no solo de la enfermedad de Alzheimer, sino de otros trastornos del cerebro.

Lo que empezamos a comprender es que la raíz de la «diabetes tipo 3» es un fenómeno en que las neuronas en el cerebro se vuelven incapaces de responder a la insulina, algo esencial para llevar a cabo las tareas básicas, como recordar y aprender. También creemos que la resistencia a la insulina puede disparar la formación de esas infames placas presentes en la enfermedad de Alzheimer. Las placas están compuestas de una proteína extraña que sobre todo se apropia del cerebro y ocupa el lugar de las neuronas normales. Algunos investigadores creen que la resistencia a la insulina se encuentra en el centro del deterioro cognitivo en la enfermedad de Alzheimer. Es aún más revelador observar que las personas con prediabetes o síndrome metabólico tienen un riesgo mayor de padecer predemencia y deterioro cognitivo leve, lo que muchas veces progresa hacia una enfermedad de Alzheimer avanzada. Debería reiterar que, una vez que las señales de la enfermedad se presentan, en general se considera imposible revertir su curso; el tren ya ha salido de la estación y lo más seguro es que solo gane velocidad.

La conexión entre la diabetes y el riesgo de alzhéimer no implica que la diabetes siempre sea la causa directa de esta enfermedad, solo que podrían compartir el mismo origen.

Ambas pueden desarrollarse a partir de hábitos alimentarios a largo plazo que promueven la disfunción metabólica y, más adelante, la patología. ¿En qué momento entran la fructosa y el ácido úrico? Las investigaciones bullen con nuevas teorías que desacreditan las ideas equivocadas sobre el azúcar que no eleva de modo directo la glucosa, pero provoca estragos en el cerebro. Y lo hace de múltiples maneras.

Primero, como dije en el capítulo anterior, la resistencia a la insulina inducida por la fructosa mantiene el cuerpo paralizado en un estado en el que la glucosa permanece altísima. En el cerebro, la resistencia a la insulina impide que las neuronas reciban la energía que necesitan. La insulina es una poderosa hormona trófica, es decir, que nutre las neuronas y es fundamental para que el cerebro tenga energía. También denominada «neuroenergética», la energética del cerebro hace referencia al sistema por el cual fluye la energía en él para cuidar las neuronas y cubrir sus altas demandas de oxígeno, combustible y soporte. Róbales a las neuronas este cuidador vital y sufrirán..., o algo peor, morirán.

Segundo, la forma en que el cuerpo metaboliza la fructosa conlleva más producción de ácido úrico y acaba con la energía (ATP), lo que empeora la inflamación, que puede llegar al cerebro (neuroinflamación). Este metabolismo también puede producirse directamente en el cerebro: se acaba de descubrir que la maquinaria bioquímica para metabolizar la fructosa está presente en las células del cerebro, como neuronas y células gliales, que no se supone que deban metabolizar fructosa.[11] Esta nueva información ha revertido viejos dogmas sobre el metabolismo de la fructosa en el cerebro.

Tercero, piensa que, además de agotar la energía, el metabolismo de la fructosa lleva a una reducción en la producción de óxido de nitrógeno (NO), que, como recordarás, es una molécula vital para los vasos sanguíneos, que les permite funcionar de la forma adecuada, así como transportar insulina. Al incapacitar la actividad del NO, el ácido úrico elevado incrementa en consecuencia el riesgo de padecer trastornos arterioscleróticos y demencia vascular, mientras eleva la glucosa y aumenta la resistencia a la insulina. Incluso las perturbaciones sutiles en el sistema de señalización de insulina en el cerebro desatarán neuroinflamación. Y sabemos que la fructosa puede actuar en áreas específicas del cerebro implicadas en la regulación del consumo de alimentos y los mecanismos de recompensa (¿recuerdas la secuencia hedónica?), así como regiones críticas del aprendizaje y la memoria.[12] Volveremos al ácido úrico más adelante, pero primero veamos algunos datos biológicos.

Algunos estudios realizados en ratones están demostrando lo que la fructosa hace en el cerebro: reduce la plasticidad sináptica en el hipocampo.[13] Traducción: las células en el centro de memoria del cerebro son menos capaces de crear conexiones, una parte importante del proceso de aprendizaje y formación de la memoria. Al mismo tiempo, también hay una reducción en el crecimiento de nuevas células cerebrales.[14] Ambos efectos son los sellos distintivos de la demencia. Si no puedes procesar bien la información, aprender y formar nuevos recuerdos, o crear nuevas células cerebrales para reemplazar las viejas o moribundas, te encaminas hacia un grave deterioro cognitivo y a la demencia. Es tan simple como eso.

La buena noticia es que en estos estudios, en los que después de alimentar a los ratones con una dieta basada en fructosa durante semanas, estos desarrollaron síndrome metabólico y mostraron señales de deterioro cognitivo, los investigadores pudieron revertir en parte estas dolencias al cambiar su alimentación y eliminar la fructosa. Tal observación nos proporciona una pista: podría haber una oportunidad durante la cual seamos capaces de revertir el curso del deterioro cerebral. Podríamos desviarnos del camino hacia la demencia y volver al camino de la salud y la cognición. Pero el retorno debe ser temprano: como ya dije, una vez que la enfermedad echa raíces, es muy difícil borrar el daño que ha hecho o cambiar las cosas.

También sabemos que la fructosa compromete la energía del cerebro en general, sobre todo donde más la queremos: en las mitocondrias del hipocampo. Los científicos de la Escuela de Medicina David Geffen de la UCLA concluyeron: «El consumo de fructosa reduce la resiliencia neuronal y puede predisponer el cerebro hacia la disfunción cognitiva y la susceptibilidad a trastornos neurológicos permanentes».[15] Se trata de un hallazgo importante por dos razones. La primera de ellas: la resiliencia neural es necesaria para la longevidad del cerebro y lo que se llama reserva cognitiva, su capacidad para mantener a raya el deterioro. Es como tener listo un par de zapatos extra para cuando se desgasten los viejos. La gente con altos niveles de reserva cognitiva destaca por evitar demencias aun cuando su cerebro pueda mostrar señales físicas de degradación (por ejemplo, placas y nudos).

Obtuvimos esta información de autopsias realizadas en los cerebros de personas mayores, algunas de las cuales pasaban los cien años de edad, que se veían terriblemente enfermas y acuciadas por los males, pero mantuvieron la agudeza mental intacta hasta el final. ¿Su secreto? Durante su vida construyeron senderos y vías neurales, por así decirlo, para solventar las avenidas que ya no funcionaban bien. Es lo que vuelve tan impresionante el cerebro: es el órgano más maleable, o plástico, del cuerpo. A diferencia de otros órganos que exhiben de forma natural el desgaste con la edad, el cerebro puede mejorar conforme pasan los años, pero solo si lo sustentamos con las aportaciones correctas, en particular las que implican al metabolismo.

La segunda, ten en mente que el cerebro es el órgano que más energía demanda en el cuerpo. Puede constituir entre el 2 y el 5 % del peso corporal, pero consume hasta el 25 % del total de la energía del cuerpo en reposo. Entonces ¿qué le estamos haciendo a nuestro querido cerebro cuando lo privamos de energía? Le estamos tendiendo una trampa que invita a la disfunción y la discapacidad. Las investigaciones más avanzadas indican que la energía comprometida del cerebro es quizá el mecanismo subyacente más importante de la enfermedad de Alzheimer. Y el número uno entre los peores agresores es la vieja fructosa común y corriente.

Cuando los investigadores implicados en el Estudio del Corazón de Framingham, que comenté en el capítulo 1, dirigieron la atención a las señales de lo que se llama «enfermedad de Alzheimer preclínica» en 2017, mostraron lo dañino que puede ser el consumo diario de zumo de fruta para el cerebro. Desde luego, la enfermedad de Alzheimer preclínica se refiere al periodo en que las personas todavía no muestran señales de deterioro cognitivo, pero, si vieras su cerebro, te darías cuenta de que algo no está bien. Se encuentran en una etapa muy temprana de la enfermedad, que todavía no aparece o se presenta en su comportamiento y su falta de cognición. Esto se puede dar años o incluso décadas antes de que la patología de la enfermedad en el cerebro se traduzca en síntomas externos (por eso es tan importante sacar provecho del tiempo preclínico para prevenir el inicio y la progresión de la enfermedad). En este estudio en particular, liderado por la Universidad de Boston, los investigadores estudiaron a miles de personas que pasaron por análisis neuropsicológicos y resonancias magnéticas para determinar qué efectos, si había alguno, tenían las bebidas azucaradas —desde refrescos hasta zumos de fruta— en el cerebro. El grupo de análisis se comparó con otro grupo que consumió menos de una bebida azucarada al día. Los resultados hablan por sí mismos:[16]

- Un mayor consumo de bebidas azucaradas se asoció con un volumen total menor del cerebro, un volumen menor del hipocampo y resultados más bajos en pruebas para evaluar la recuperación de la memoria.
- Una o más raciones de zumo de fruta al día se asociaba con un volumen total menor del cerebro, un volumen menor del hipocampo y peores resultados en pruebas de recuperación de la memoria.

Las bebidas azucaradas y el encogimiento cerebral

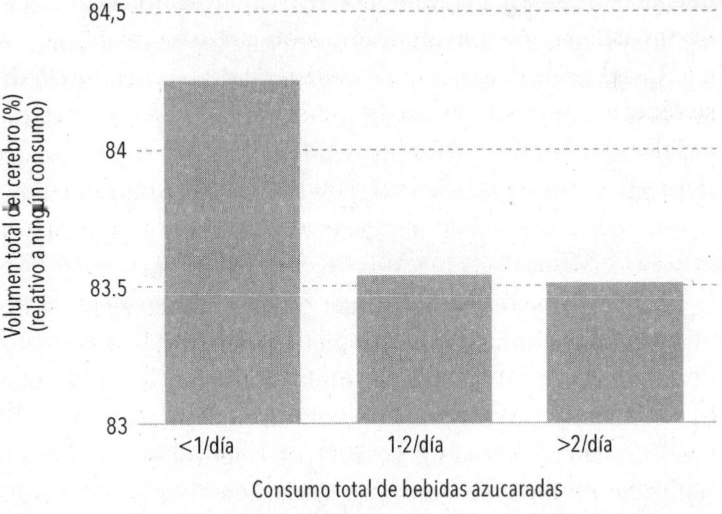

Adaptado de Matthew P. Pase *et al.*, *Alzheimer's & Dementia*, vol. 13, 2017.

Sus conclusiones indicaban claramente los efectos del azúcar, dominados en este caso por la fructosa, en el cerebro: «Tales hallazgos eran impactantes, dado que eran evidentes en una muestra de mediana edad y se observaron aun después de ajustes estadísticos para numerosos factores confusos, como diabetes prevalente, consumo calórico total y actividad física. Las magnitudes de las asociaciones observadas eran equivalentes a 1,5-2,6 años de envejecimiento cerebral para un volumen total del cerebro, y de 3,5-13 años de envejecimiento cerebral para la memoria episódica». (La memoria episódica se refiere a la memoria de sucesos cotidianos específicos). Al redactar sus resultados, los autores citaron otros experimentos que mostraron hallazgos similares: el desarrollo de la patología de la enfermedad de Alzheimer en conjunto con el consumo de fructosa. ¿Y dónde entra en escena el ácido úrico?

Aunque este estudio en particular no observó los niveles de ácido úrico en sus participantes, otros estudios sí lo han hecho, y han mostrado una y otra vez que los mecanismos por los que la fructosa ejerce sus efectos dañinos en el cerebro reciben el apoyo del ácido úrico.[17] Era el vínculo que faltaba para conectar los puntos entre la fructosa y la degeneración cerebral. Conforme la fructosa eleva el ácido úrico y afecta a la señalización de insulina, las células cerebrales pierden la capacidad de usar la glucosa de forma adecuada.

Esta disfunción en la energética del cerebro ayuda a explicar por qué, por ejemplo, la dieta cetogénica ha demostrado ser eficaz como medida de intervención para los pacientes de Alzheimer: proporciona un combustible alterno, las cetonas.[18] Cuando entrevisté a mi colega neurólogo, el doctor Matthew Phillips, de Nueva Zelanda, que estudia la energía cerebral en el contexto de la enfermedad de Alzheimer, explicó el poder de la dieta cetogénica en el tratamiento de la enfermedad de Parkinson, otra patología producida por defectos en la energía del cerebro. Mi opinión es que esta cuestión bioenergética es una consecuencia de la resistencia a la insulina, y ahora sabemos el papel decisivo que desempeña el ácido úrico en esta triste circunstancia.

Tampoco olvidemos el estudio de Reino Unido que mencioné en el capítulo anterior. Este subraya la unión entre la fructosa y el ácido úrico como fuerzas coconspiradoras del deterioro cognitivo. El título lo decía todo: «Mayor consumo de fructosa como factor de riesgo para la demencia». Los científicos mostraron que el consumo excesivo de fructosa estimula el desarrollo de demencia: las ratas que recibieron azúcar pronto desarrollaron resistencia a la insulina y deterioro cognitivo. Comentaron también que la fructosa entorpece el procesamiento cerebral, el aprendizaje y las capacidades mnemotécnicas, además de, como es lógico, destacar el papel que tiene el ácido úrico. El ácido úrico elevado se asocia a un incremento en la formación de radicales libres, así como a la disminución de la síntesis de óxido de nitrógeno, lo que compromete el flujo sanguíneo, incluida la preciada irrigación del cerebro. Aún más, la disminución de óxido de nitrógeno vascular inhibe de manera directa la capacidad de la insulina de procesar la glucosa en la sangre. Y, por último, los investigadores descubrieron que la reducción de sintasa de óxido de nitrógeno, la enzima que produce óxido de nitrógeno en el cerebro, disminuye la transmisión neuronal sináptica y la formación de recuerdos.

La transmisión sináptica es el método por medio del cual una neurona se conecta con su vecina y habla con ella. Esto implica que el ácido úrico tiene más efectos nocivos relacionados con el óxido nítrico que solo la reducción del abastecimiento de sangre y la alteración de la actividad insulínica. Tiene efectos que ponen en peligro directamente la manera en que un nervio se comunica con otro. En otras palabras, el ácido úrico ayuda a que el cerebro entre en un estado metafóricamente confuso de estática, como un televisor viejo en el canal 3 que no puede emitir una imagen clara. La capacidad del cerebro de presentar transmisiones rápidas y claras de mensajes a través de la sinapsis es fundamental para su salud y su funcionamiento. Cualquier alteración en este proceso tendrá graves efectos, entre ellos el riesgo de deterioro mental y cognitivo.

Para comprender de verdad la contribución del ácido úrico en el desarrollo del deterioro cognitivo, no necesitas más que ver el efecto que tienen los medicamentos en la reducción del ácido úrico al disminuir el riesgo de desarrollar demencia. En 2018 un estudio retrospectivo que usó información de Medicare reconoció el poder de reducir el ácido úrico para prevenir la demencia.[19] Cuando se compararon dos medicamentos populares para el ácido úrico elevado y la gota —alopurinol y febuxostat—, los científicos de la Universidad de Alabama descubrieron que, comparados con una dosis baja de alopurinol (<200 mg al día), las dosis más elevadas de alopurinol y 40 mg al día de febuxostat se relacionaban con un riesgo menor de un nuevo diagnóstico de demencia... en más del 20 % de los casos. Es impresionante, sobre todo en un mundo donde no contamos con ningún tratamiento significativo para la enfermedad de Alzheimer. Proyectos como ese han impulsado el estudio de la conexión entre el ácido úrico y el riesgo de demencia, y ya hay un serio interés por el uso de medicamentos para reducir el ácido úrico como medio para prevenir la demencia. Aunque no se trató de una prueba de intervención con placebo para determinar quién desarrollaba demencia o no, sin embargo contrapuso los casos de personas que tomaban o no un medicamento reductor del ácido úrico por razones alternas, como gota y cálculos renales, y que parecieron reducir el riesgo concomitante de demencia. Los estudios futuros proporcionarán más claves sobre los vínculos y los mecanismos subyacentes. Además, cuando leo nombres de estudios como «Disminuir el ácido úrico con alopurinol mejora la resistencia a la insulina y la inflamación sistémica en la hiperuricemia asintomática», sé que estamos en el buen camino para comprender una manera nueva de abordar la prevención e incluso tratar la enfermedad cerebral, dados los grandes factores de riesgo que ponen sobre la mesa la resistencia a la insulina y la inflamación sistémica.[20]

En un editorial de 2021 para el *American Journal of Geriatric Psychiatry*, la doctora Jane P. Gagliardi, de la Universidad de Duke, escribe: «Atender los factores de riesgo modificables es una estrategia importante en el manejo de la demencia».[21] Y el ácido úrico elevado es, de hecho, un factor de riesgo inmenso que apenas hemos empezado a identificar. En los círculos médicos se dice que, cuando cambias la tierra, la semilla no crece. Si podemos controlar el ácido úrico, entre otros elementos importantes de la «tierra» perfecta, podemos apoyar la salud y el funcionamiento cerebral óptimos.

Aunque esta investigación demuestra beneficios importantes para el cerebro de las personas que toman medicamentos para reducir los niveles de ácido úrico, esta medida no es el propósito de la dieta LUV. Desde ahora en adelante cubriré todo el espectro de lo que puedes hacer hoy sin medicamentos para conseguir que tus niveles de ácido úrico no amenacen tu salud cerebral. Solo necesitamos tener ciertas cosas bajo control, algo muy fácil de lograr a través del estilo de vida —estrategias que compartiré en la segunda parte—.

Para demostrarlo, en la gráfica que se muestra a continuación he adaptado información del estudio realizado por científicos de la Universidad Johns Hopkins, quienes alzaron la voz en 2007 sobre que incluso las elevaciones moderadas de ácido úrico eran problemáticas y acrecentaban el riesgo de deterioro cognitivo entre adultos mayores.[22] Como puedes ver, incluso los niveles de ácido úrico medianamente altos (bajo-moderado) y altos, pero que siguen considerándose normales, tienen sus respectivas consecuencias cognitivas.

El ácido úrico y el deterioro cognitivo

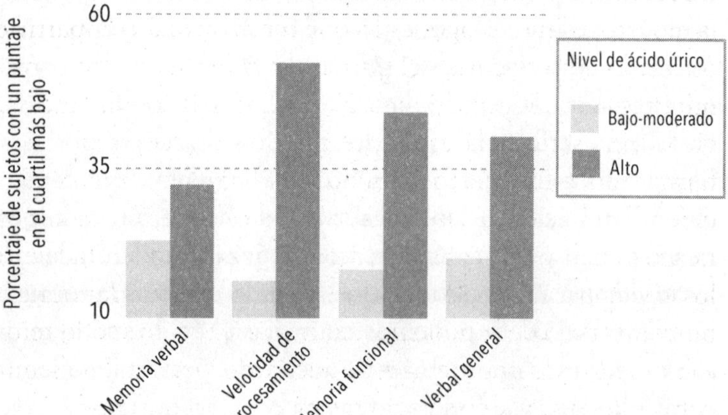

Adaptado de David J. Schretlen *et al.*, *Neuropsychology*, vol. 21, núm. 1, 2007.

Para mí, gráficas como esta cuentan gran parte de la historia.

Empecé este capítulo presentando las inquietantes estadísticas relacionadas con la enfermedad de Alzheimer, junto con dónde estamos y qué estamos haciendo. Recuerda que se trata de una enfermedad para la que no existe un tratamiento farmacológico efectivo. No tenemos más opción que centrarnos en estrategias preventivas. Y son estrategias validadas por los mejores equipos de investigación de todo el mundo.

Como neurólogo, tengo un interés especial en mirar las investigaciones emergentes que dejan claro cómo nuestras decisiones diarias trazan el destino de la salud de la mente. Pero mi motivación para hacerte llegar esta información tiene otro objetivo. Al escribir estas palabras vuelvo al momento en que sostuve las manos de mi padre mientras veía cómo el alzhéimer le quitaba la vida. Esa experiencia, más que mi misión como neurólogo, es lo que me motiva a compartir el otro lado de la historia del alzhéimer, la parte que los consumidores desconocen. El mensaje de que solo deberíamos vivir la vida y tener la esperanza de que aparecerá una cura farmacéutica es injusto y cruel. Imagina cómo me sentí al defender mi postura en la televisión nacional sobre la importancia de reducir el consumo del azúcar como opción de estilo de vida para cuidar la salud cerebral, y verme enfrentado a un comentario de la industria azucarera que sobre todo reforzaba la idea de que debíamos quedarnos tranquilos, seguir comiendo azúcar y esperar lo mejor. Merecemos más. Tú mereces algo mejor.

Ahora que hemos apaleado al azúcar, en especial a la fructosa, en el contexto del ácido úrico y la salud, la siguiente pregunta lógica es: ¿qué eleva nuestro nivel de ácido úrico?

5

Lluvia ácida

Cómo el sueño, la sal, la psoriasis, los productos del mar y el sedentarismo se conectan con el ácido úrico

> El valor de la experiencia no se encuentra en ver mucho, sino en observar sabiamente.
>
> SIR WILLIAM OSLER

Hace más de un siglo sir William Osler se encontraba entre los médicos de mentalidad más progresista de su época. Ahora celebrado como el padre de la medicina moderna, era un observador astuto que comprendía y enseñaba el valor de aprender de los pacientes tanto como de los libros de texto. En su obra pionera *The Principles and Practice of Medicine* ('Los principios y la práctica de la medicina'), publicado en 1892 (el mismo año que el libro de Haig), trató la gota, la llamó «trastorno nutricional» y sugirió que el tratamiento para la dolencia crónica debería ser una dieta baja en carbohidratos, en la que «los artículos de consumo con almidones y sacarina debían ingerirse en cantidades muy limitadas».[1] También recomendó restringir el consumo de fruta en pacientes con gota para prevenir los ataques artríticos recurrentes. Desde entonces ya iba por buen camino para entender los azúcares y la fructosa, pero no podía saber que existe una diferencia entre morder una pieza de fruta fresca y tomar un líquido azucarado. Y el jarabe de maíz alto en fructosa todavía no había entrado en el escenario del mundo.

Ahora que comprendemos por qué la fructosa —el enemigo público número uno— eleva los niveles de ácido úrico, es momento de aprender cómo otros ingredientes y hábitos pueden echar más leña al fuego. Muchos factores pueden impedir que limpies de forma adecuada el cuerpo de ácido úrico, la biblioteca de pruebas lleva alimentándose desde mediados de la década de 1960.[2] Algunos de esos factores, que provienen de la vida cotidiana moderna, te sorprenderán, pero te daré las indicaciones que necesitas para manejarlos de una manera práctica. Demos un paseo.

El sueño es la medicina

Se supone que debemos pasar un tercio de nuestra vida dormidos. Y por un buen motivo: comprendemos el valor del sueño desde una perspectiva científica como nunca antes. Los últimos estudios clínicos y de laboratorio han mostrado que casi cada sistema del cuerpo se ve afectado por la calidad y la cantidad del sueño que obtenemos, y seguro que ya has leído al respecto en medios digitales y libros, incluyendo los míos. Pero hay una nueva pieza de información de la que quizá no habías oído hablar: el impacto que tiene el sueño en el cuerpo está relacionado con sus efectos bioquímicos, entre ellos los que tienen que ver con el ácido úrico.

Antes de entrar en la conexión entre el sueño y el ácido úrico, permite que te haga un resumen rápido de los beneficios que tiene dormir: puede ayudarnos a controlar el hambre que sentimos, cuánto comemos, lo rápido que trabaja nuestro metabolismo, lo gordos o delgados que nos volvemos, lo bien que combatimos las infecciones, lo creativos e intuitivos que somos, nuestra facilidad para tomar buenas decisiones, lo bien que lidiamos con el estrés, lo rápido que procesamos la información y aprendemos cosas nuevas, y lo bien que organizamos, guardamos y evocamos recuerdos.[3]

La expresión «buenas noches, que duermas bien» tiene sus raíces en el siglo XIX, pero se hizo universalmente popular cuando se volvió un verso de una canción del *White Album* de los Beatles, en 1968. Fue más o menos el momento en que empezamos a despertar (nunca mejor dicho) ante la mágica labor del sueño en el cuerpo, pero pasarían varias décadas más antes de que pudiéramos hacer la clase de experimentos controlados que demostrarían que una mala (no «buena») noche dispara la inflamación, entorpece la señalización hormonal y la regulación de la glucosa, y, en esencia, destroza un metabolismo sano. Y este desmantelamiento puede ser rápido: el primer estudio controlado que midió las consecuencias de la pérdida parcial recurrente del sueño en las variables hormonales y metabólicas implicó forzar a hombres jóvenes, sanos y no diabéticos a reducir el tiempo de sueño a solo cuatro horas por noche durante seis noches consecutivas.[4] Al quinto día, la tolerancia a la glucosa se había reducido en un impresionante 40 %, comparado con las cifras que tenían cuando se les permitía dormir más. Eve van Cauter y sus colegas de la Universidad de Chicago hicieron este estudio simbólico en 1999.

De hecho, el primer estudio que mostró una relación general entre la insuficiencia de sueño y la mortalidad se publicó en 1964. Observó a más de un millón de adultos y descubrió que las personas que dormían siete horas completas tenían el menor índice de mortalidad. Pero se quedó corto en cuanto a señalar todos los sucesos biológicos e incluso moleculares subyacentes que se producen durante el sueño. Desde entonces, numerosos estudios han hecho aportaciones a la forma en que entendemos la relación entre el sueño y la mortalidad, y han llenado muchos de los huecos que teníamos, entre ellos explicar cómo el sueño afecta al comportamiento de nuestro ADN.[5]

Desconocíamos las conexiones ocultas del sueño con el ácido úrico hasta hace poco, aunque ya se habían ido acumulando pruebas anecdóticas. La gente con gota tendía a experimentar ataques agudos por la noche, durante el sueño, y el hecho de que los niveles de ácido úrico se disparen por la mañana, cuando existe más probabilidad de que haya un ataque cardiaco, nos dice algo más: el sueño y el ácido úrico tienen una relación intrincada.

Tener un sueño adecuado, que para la mayoría de nosotros implica por lo menos siete horas completas, también influye en los genes. A principios de 2013, unos científicos ingleses descubrieron que una semana de privación del sueño alteraba el funcionamiento de 711 genes, incluyendo algunos implicados en el estrés, la inmunidad, el metabolismo y la inflamación.[6] Cualquier cosa que afecte de forma negativa a estas importantes funciones del cuerpo lo altera todo en nosotros, desde cómo nos sentimos hasta cómo pensamos. Dependemos de esos genes para producir un abastecimiento constante de proteínas que reemplacen y reparen el tejido dañado, y, si dejan de trabajar después de solo una semana de dormir mal, el deterioro del cuerpo puede acelerarse. Volveré a esta relación más adelante, pero primero comprendamos un poco mejor el poder del sueño.

El sueño se compone de una serie de ciclos con un promedio de 90 minutos de duración (aunque pueden variar ampliamente de una persona a otra), en los cuales el cerebro pasa de un sueño profundo, no REM, a un sueño REM. (REM son las siglas de «movimiento ocular rápido», en inglés, y el sueño REM es la única fase del sueño que se caracteriza por un movimiento rápido y aleatorio de los ojos). Aunque los ciclos son bastante estables a lo largo de la noche, el índice de sueño de no REM a REM cambia y pasa de un sueño no REM a uno REM, más ligero, conforme se aproxima el amanecer. Algunas investigaciones han sugerido que los lapsos no REM son más rejuvenecedores que los REM, impregnados de sueños, pero necesitamos cantidades adecuadas de ambos porque aportan beneficios significativos. Mientras que el sueño no REM ayuda al cuerpo a recuperarse y renovarse físicamente, el sueño REM es la clave para aprender y formar recuerdos.

Aunque tal vez no nos demos cuenta de los efectos secundarios que tiene dormir mal a nivel genético, por supuesto experimentamos otras señales de la privación crónica del sueño: confusión, pérdida de memoria, niebla mental, baja inmunidad, infecciones crónicas, antojos de carbohidratos, sobrepeso y obesidad, cardiopatía, diabetes, ansiedad crónica y depresión. Todos estos resultados están inextricablemente atados al sueño, tanto por cuánto acumulas con regularidad como por su capacidad de refrescar las células y mantener en orden los sistemas. ¿Alcanzas un sueño profundo y restaurador con suficiente frecuencia durante la noche? ¿Duermes toda la noche sin interrupciones? ¿Te despiertas sintiéndote fresco? ¿Mantienes un horario consistente?

Aparte de sus efectos en la forma en que se comportan los genes, dormir mal eleva de forma directa los niveles de poderosas moléculas inflamatorias (citocinas), como la interleucina-6 y la interleucina-1b, la proteína C reactiva y el TNF-alfa, como demuestran estudios realizados con humanos privados de sueño.[7] También se activan los glóbulos blancos, señal de que el cuerpo está sometido a estrés y es en cierta medida propenso a lesiones. Como sabes, estos marcadores de inflamación se corresponden con factores de riesgo para muchas enfermedades. Incluso una privación de 24 horas de sueño se asocia a un aumento exponencial de estos agentes inflamatorios. Quitar apenas dos horas del tiempo de sueño (por ejemplo, un sueño de seis horas, en lugar de ocho) también se asocia al aumento en la producción de químicos inflamatorios. Y justo cuando creías que una buena noche de sueño consistía en la cantidad de horas nada más, aprendes que, si no tienes un sueño reparador o experimentas perturbaciones, como apnea del sueño, que crea agujeros en los ciclos completos de sueño profundo, les estás subiendo todavía más el volumen a esas moléculas inflamatorias.

En una revisión particularmente amplia de 72 estudios que comprendían cincuenta mil personas, realizada en 2016, las alteraciones del sueño se asociaban con meridiana claridad en un incremento de los marcadores inflamatorios.[8] Demasiado sueño también es un problema, porque la gente que duerme más de ocho horas cada noche (sueño largo) promovía un incremento de los químicos inflamatorios. Y, en otros estudios, el sueño excesivo se asocia a entre un 23 y un 30 % más de mortalidad por todas las causas.[9] Debo señalar que dormir demasiado ahora se considera también un marcador potencial temprano para el deterioro cognitivo. En 2017 la revista *Neurology* comunicó que dormir más de nueve horas cada noche podía aumentar el riesgo de padecer demencia clínica en un lapso de diez años.[10] Es toda una declaración, y es aún más preocupante cuando sabes que el mismo estudio midió el volumen cerebral decrecido de quienes dormían mucho.

Es evidente que tiene que haber un punto medio para extraer los beneficios del sueño, y al parecer son siete u ocho horas para casi todos nosotros. Pero la mayoría no logra dormir ni siquiera eso. Alrededor del 25 % de los estadounidenses se queja de insomnio ocasional, y casi el 10 % sufre insomnio crónico.[11] Están en juego también nuestros niños: las últimas cifras revelan que la insuficiencia de sueño —simplemente no dormir lo bastante para cubrir las necesidades del cuerpo— es una epidemia entre la gente joven. Hasta el 30 % de los niños entre seis y once años de edad no consiguen tener un sueño adecuado y reparador, y, por supuesto, ha influido en el aumento del síndrome metabólico en este grupo de edad.[12] Para los niños que duermen poco, el riesgo de obesidad se encuentra en un abrumador 89 %.[13] El impacto que crea dormir mal en el riesgo de síndrome metabólico, de hecho, es la otra área donde la medicina del sueño recibe mucha atención. El sueño se encuentra entre las actividades más influyentes para sustentar los procesos críticos del cuerpo, desde el metabolismo de la glucosa y la señalización de la insulina hasta las hormonas del hambre (grelina) y la saciedad (leptina).

Cualquier conversación sobre la privación del sueño lleva a un diálogo sobre el metabolismo y el riesgo de obesidad y diabetes. Estudio tras estudio han mostrado que privarse del sueño aumenta la resistencia a la insulina e incrementa de modo elevado el riesgo del espectro entero de problemas metabólicos. ¿Cómo?

Los ciclos de sueño y vigilia marcan la pauta para los ritmos circadianos, que a su vez afectan a los ascensos y descensos hormonales, las fluctuaciones en la temperatura corporal y el flujo y reflujo de ciertas moléculas que contribuyen a la salud y el bienestar. Cuando los patrones de sueño no cubren las necesidades fisiológicas, se producen diversos efectos al mismo tiempo, desde cambios hormonales complejos en el cuerpo, que incrementan el apetito, hasta una intensa necesidad de consumir comida basura. Recordarás el revolucionario estudio que describí en el capítulo 3, que descubrió el papel fundamental del sueño en el equilibrio de las hormonas, relacionado con el apetito y la sensación de saciedad. A un descanso deficiente le sigue un desequilibrio en las hormonas del hambre, y el resultado es el antojo innegable de todas las clases de alimentos desaconsejados... comida que luego le declarará la guerra a una fisiología sana.

Un estudio de 2017 al que se sometió a dieciocho mil adultos demostró que, en los prediabéticos, acumular menos de seis horas de sueño cada noche se asocia a un 44 % más de riesgo de desarrollar diabetes declarada, mientras que dormir menos de cinco horas cada noche incrementa el riesgo en un 68 %.[14] El estudio concluyó que «es importante que el sueño dure lo suficiente para retrasar o prevenir la progresión de la prediabetes en diabetes». Recuerda que la cardiopatía isquémica, la prediabetes y la diabetes son anomalías inflamatorias que pueden disparar otras dolencias. No es ninguna sorpresa que se haya demostrado que la privación habitual del sueño incrementa el riesgo de muerte —por cualquier causa— hasta en un 12 %.

LAS FUERZAS DESTRUCTORAS DE LA PRIVACIÓN DEL SUEÑO

La privación del sueño aumenta el riesgo de los siguientes trastornos por medio de una compleja combinación de secuencias biológicas:

- Sobrepeso y obesidad
- Resistencia a la insulina, síndrome metabólico y diabetes

- Pérdida de memoria, confusión y niebla mental
- Demencia y enfermedad de Alzheimer
- Función inmunitaria disminuida
- Accidentes cardiovasculares, como ataques cardiacos
- Cáncer
- Baja libido y disfunción sexual
- Ánimo decaído y depresión
- Susceptibilidad a la infección
- Impulsividad
- Adicción
- Expectativa de vida menor

Ahora bien, apenas he mencionado el ácido úrico en los párrafos anteriores, pero seguro que puedes deducir hacia dónde va esto. Ya que el ácido úrico elevado se asocia a las propias condiciones afectadas por los hábitos de sueño (o la falta de este), sabemos que el ácido úrico se encuentra entre los actores principales entre bambalinas. Y dicho y hecho, un estudio realizado en 2019 revela una fuerte asociación inversa entre la duración del sueño y la concentración de ácido úrico en la sangre: suficiente sueño de calidad equivale a un bajo nivel de ácido úrico.[15] Otros estudios han confirmado esta correlación, incluyendo los que muestran la asociación inversa: un sueño de corta duración y poca calidad se corresponde con niveles más altos de ácido úrico.[16]

Para las personas propensas a la gota, entre las razones principales de los ataques nocturnos se encuentran los cambios fisiológicos que se llevan a cabo durante el sueño y que pueden catalizar la formación de cristales de ácido úrico en las articulaciones. Tales cambios incluyen el descenso de la temperatura corporal, las alteraciones de los patrones de respiración y el desplome de los niveles de cortisol. El cortisol es una molécula antiinflamatoria cuya producción en el cuerpo se reduce durante el sueño, así que hay menos para ayudar con la inflamación gotosa. La deshidratación también puede ser parte del problema: conforme el cuerpo pierde agua durante el sueño mediante la respiración y la sudoración, el ácido úrico puede concentrarse cada vez más en la sangre y acumularse en las articulaciones, donde se cristaliza. Pero no tienes que padecer gota para darte cuenta de que tienes problemas con el ácido úrico elevado. Muchas personas nunca experimentan un ataque de gota, pero si observaras el interior de su cuerpo por la noche durante un sueño inquieto, podrías ver que los niveles de ácido úrico se disparan e infligen un daño silencioso.

> Dormir bien por la noche ayuda a mantener bajo control los niveles de ácido úrico. Cuanto mejor duermas y más cuidado tengas de sumar las horas de sueño que el cuerpo necesita, más capacidad tendrás para manejar los niveles de ácido úrico.

Para muchas personas quedarse dormidas no es el problema, sino permanecer dormidas y evitar interrupciones. La apnea obstructiva del sueño (AOS) es un trastorno increíblemente común del sueño en que las pausas nocturnas de la respiración alteran el ciclo del sueño. Sucede cuando los músculos que sustentan los tejidos blandos de tu garganta, como la lengua y el velo del paladar, se relajan de modo temporal. La vía respiratoria se estrecha y empieza a cortar la respiración, hasta que medio despiertas por el problema; es posible que el proceso se repita cuando vuelvas a quedarte dormido. ¿Cuál es la causa más común de AOS? La obesidad, porque el peso extra en el área del cuello puede desatar una concatenación de sucesos que lleven a trastornos de la respiración. Ahora sabemos que las personas con AOS tienen más del doble de probabilidades de desarrollar demencia. Se pierden el sueño que sustenta la salud metabólica, la clase de salud metabólica que el cerebro necesita para prosperar y mantenerse sano.

Un estudio demostró un aumento sustancial en los niveles de ácido úrico conforme el sueño se alteraba más y más por la AOS; adapté los resultados en la gráfica siguiente (el índice de apnea-hipopnea refleja la severidad de la alteración del sueño; la hipopnea simplemente hace referencia a respirar muy despacio o de una manera más bien superficial).[17] El estudio se llevó a cabo con pacientes de diabetes tipo 2 cuyo IMC los colocaba en la categoría de sobrepeso, pero no es de extrañar ver AOS en estas personas; las tres condiciones muchas veces

Cómo se relaciona el ácido úrico con la apnea del sueño

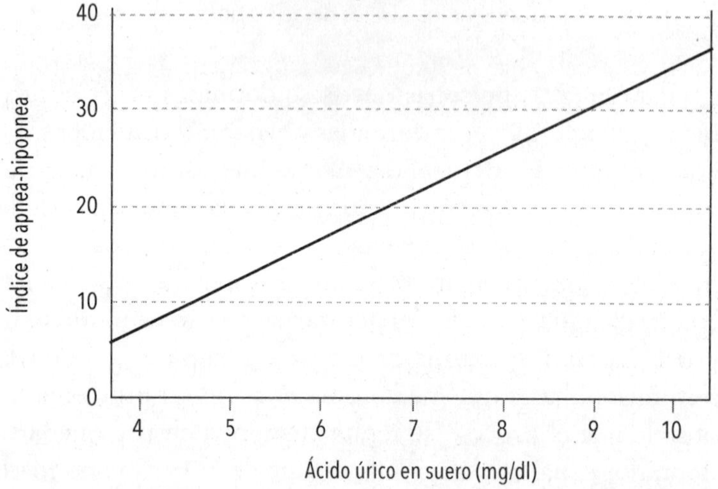

Adaptado de Caiyu Zheng *et al.*, *Disease Markers*, 3 de abril de 2019.

van de la mano y comparten un tema común: el síndrome metabólico.

Hasta hace poco, para comprender a fondo la calidad y la cantidad del sueño, la gente necesitaba visitar un laboratorio del sueño y someterse a una polisomnografía. Se trata de una prueba muy valiosa, pero complicada, para no solo determinar cuánto duermen las personas, sino la calidad del sueño en las distintas etapas. Por ejemplo, es importante medir cuánto tiempo pasamos en el sueño REM porque es cuando se consolidan los recuerdos. De la misma manera, el sueño profundo es vital, ya que es cuando el cerebro activa el sistema glinfático, el «ciclo de champú y enjuague» que ayuda a despejar la acumulación de residuos metabólicos tóxicos en el cerebro y otros elementos, incluyendo la peligrosa proteína beta-amiloide, asociada a la enfermedad de Alzheimer.[18] Curiosamente, las investigaciones más actuales, que usaron escáneres sofisticados del cerebro, demostraron que incluso una sola noche de privación del sueño se asociaba a niveles más altos de beta-amiloide en el cerebro de los sujetos de estudio.

Lo emocionante es que hoy en día tenemos la oportunidad de obtener con facilidad parámetros reveladores sobre la cantidad y la calidad del sueño. Con la proliferación de aparatos portátiles y sus aplicaciones compatibles, podemos registrar toda clase de información, incluyendo el ritmo cardiaco y el nivel de oxigenación en la sangre durante el ejercicio, así como los niveles de glucosa en cualquier momento. También podemos registrar el sueño.

Ofreceré otras recomendaciones que pueden ayudarte a acabar con el mal sueño en la segunda parte. Por ahora, continuemos con otros instigadores del ácido úrico elevado. No me pases la sal...

Puedes espolvorear sal sobre los síndromes

En muchas partes del mundo, incluido Estados Unidos, el consumo de sal por persona se encuentra por encima de 10 gramos al día, cuando debería ser una mínima fracción de eso. La mayoría de la gente es consciente de que demasiada sal en la dieta aumenta el riesgo de presión alta, así como de cardiopatías. Además, desde hace mucho se ha documentado en la literatura científica que una alimentación abundante en sal se asocia a un incremento en la frecuencia de obesidad, resistencia a la insulina, enfermedad de hígado graso no alcohólico y síndrome metabólico. La resistencia a la insulina se puede inducir en humanos con solo proporcionarles una dieta con mucha sal durante cinco días. No obstante, los mecanismos precisos por los que actúa la sal en el cuerpo y su influencia en el metabolismo habían sido en cierta manera incomprensibles hasta hace poco.

Como he mencionado con anterioridad, los humanos podemos generar fructosa de manera endógena —dentro del cuerpo— al convertir la glucosa en fructosa. Esto ocurre a través de la activación de una enzima específica llamada aldosa reductasa. Las investigaciones de este proceso en ratones han estudiado la posibilidad de que la sal pueda activar la enzima, que a su vez incrementa la producción de fructosa endógena.[19] Y lo que descubrió esta investigación es que la alimentación rica en sal induce el síndrome metabólico en ratones. Sin embargo, los ratones que tenían niveles deficientes de fructoquinasa, la enzima esencial para el metabolismo de la fructosa, que mantiene el dedo presionando el botón generador de ácido úrico, no desarrollaron síndrome metabólico ni se volvieron obesos, lo cual sugiere que bloquear el metabolismo de fructosa —y la producción de ácido úrico— salva a los ratones de desarrollar problemas metabólicos.

Tal revelación no solo muestra una relación entre el consumo de sal y la formación de fructosa, sino que el metabolismo de la fructosa misma estimula el desarrollo de características del síndrome metabólico. Además, estos experimentos han demostrado que una dieta con abundante sal en ratones salvajes sin una deficiencia de fructoquinasa (es decir, que convertían la fructosa en ácido úrico) se asocia a un cúmulo de problemas: resistencia a la leptina, una ingesta descontrolada y excesiva que promueve la obesidad, resistencia a la insulina e hígado graso. Y cuando los investigadores evaluaron a humanos, registraron la misma causa y efecto. Una revisión de 2018 evaluó a trece mil adultos sanos y mostró que una dieta rica en sal, definida por más de 11 gramos al día, servía para predecir el desarrollo de diabetes y de enfermedad de hígado graso no alcohólico.[20] Recordemos que la EHGNA es precursora de la diabetes; todos estos problemas metabólicos están interrelacionados. La moraleja es clara: ya es bastante malo que tomes bebidas endulzadas con fructosa, pero, si además les sumas el sodio, estás añadiendo sal a la herida.

Ten en cuenta que aún no hay suficientes investigaciones sólidas para sugerir que la sal estimula la producción de fructosa en humanos a un nivel significativo, pero estamos recopilando pruebas. Los artículos de revisión sobre diversos estudios bien diseñados ya muestran que el consumo de sal podría estar vinculado con el aumento en la incidencia del síndrome metabólico, incluso después de ajustarlo al consumo calórico total. La sal no tiene calorías, pero puede estimular el apetito con solo disparar la producción de fructosa y su metabolismo en el cuerpo. Y la cascada comienza cuando esa fructosa endógena estimula una respuesta compulsiva y resistencia a la leptina, lo que hace que comamos más. Sí sabemos que, en roedores, el consumo de fructosa estimula la absorción de sodio, lo que incrementa el metabolismo de fructosa al activar la fructoquinasa. Veo un círculo vicioso al que seguramente darán validez científica futuros estudios con humanos. La revista *Nature*, que prestó particular atención a la revisión de 2018 que acabo de mencionar, subrayó la conclusión de los científicos: «Nuestros hallazgos retan el dogma de que nada más debería recomendarse la restricción de sal en el manejo de la hipertensión, y nos llevan a proponer que el consumo de sal se debería observar con detenimiento en una gran variedad de poblaciones».[21]

Asimismo, quiero mencionar que la sal alimentaria, lo mismo que el ácido úrico, ha demostrado que compromete el óxido de nitrógeno endotelial en animales de laboratorio, y esto lleva a una disfunción cognitiva. Sabemos que el óxido de nitrógeno desempeña un papel importante en el abastecimiento de sangre y la salud vascular, pero también está implicado en la prevención de la formación de la proteína tau, la proteína indicadora de enfermedad de Alzheimer. En 2019 *Nature* publicó un artículo de un grupo de investigadores en el Instituto Feil de Investigación Familiar del Cerebro y la Mente, del Colegio de Medicina Weill Cornell, cuyo título lo dice todo: «La sal alimentaria promueve el deterioro cognitivo». En su artículo, los autores explicaron que el mecanismo funciona por medio de una secuencia de óxido de nitrógeno descompuesta, la cual permite la acumulación de esos infames acúmulos de tau.[22]

Mi esperanza es que las futuras investigaciones con humanos puedan definir mejor estas interacciones multidimensionales entre la sal y nuestra fisiología, y redefinan los niveles saludables del consumo de sal. Tanto el azúcar como la sal son ingredientes dominantes en la comida diaria de la mayoría de las personas. Además de deshidratar por su cuenta, estos ingredientes deshabilitan el funcionamiento normal del cuerpo y elevan el ácido úrico cuando se consumen en exceso.

MEDICAMENTOS QUE SUBEN EL ÁCIDO

Ciertas medicinas elevan el ácido úrico.[23] No entraré en detalles de qué sucede con cada medicamento; basta decir que implica un incremento en la reabsorción de ácido úrico y una disminución de su excreción, así como un aumento en la producción de purinas, que se degradan en más ácido úrico en el torrente sanguíneo. Se trata de los mecanismos más comunes, pero considera que la quimioterapia, a causa de su citotoxicidad (la capacidad de matar células cancerígenas), también incrementa el ácido úrico al liberar purinas cuando se destruyen esas células (lo explicaré más adelante).

A continuación puedes ver mi lista completa de medicinas que pueden elevar el ácido úrico. Está claro que dejar de tomar, reducir o mantener el consumo de cualquiera de estos medicamentos es una decisión que debes consultar con tu médico.

- Aspirina (en dosis de 60-300 mg diarios)
- Testosterona (en tratamientos de reemplazo de testosterona para hombres)
- Topiramato (por ejemplo, Topamax, un anticonvulsivo)
- Ticagrelor (por ejemplo, Brilinta, un anticoagulante)
- Sildenafil (por ejemplo, Viagra)
- Omeprazol (por ejemplo, Prilosec, para el reflujo)
- Ciclosporina (un inmunosupresor)
- Niacina (vitamina B_3; por ejemplo, Niacor)

- Acitretina (por ejemplo, Soriatane, para tratar la psoriasis)
- Filgrastim (por ejemplo, Neupogen, para tratar los niveles bajos de glóbulos blancos)
- L-dopa, o levodopa (por ejemplo, Sinemet, para tratar la enfermedad de Parkinson)
- Teofilina (por ejemplo, Theo-24, para tratar enfermedades pulmonares, como asma y bronquitis crónica)
- Diuréticos
- Beta-bloqueadores (por ejemplo, propranolol y atenolol)

Muchas personas olvidan revisar el botiquín una o dos veces al año para hacer un inventario de sus necesidades reales. Se acostumbran a tomar pastillas cuando, de hecho, podrían dejarlas por completo. Te dejo un ejemplo que oigo de forma habitual: los medicamentos para combatir la acidez, los inhibidores de la bomba de protones, o IBP (como puede ser: Nexium, Prilosec, Protonix y Prevacid). Aunque no elevan el ácido úrico de manera tan directa como algunos de los mencionados antes, se estima que quince millones de estadounidenses usan IBP para tratar la enfermedad de reflujo gastroesofágico (ERGE) y podrían estar poniéndose en peligro de manera colateral.

Tales medicinas bloquean la producción de los ácidos del estómago, algo que el cuerpo necesita para tener una digestión normal. No solo dejan a la gente desvalida ante infecciones y deficiencias nutricionales y vitamínicas, algunas de las cuales pueden ser fatales, sino que adquieren un riesgo mayor de cardiopatía y fallo renal crónico, lo que a su vez afecta a la capacidad del cuerpo de excretar el ácido úrico. Y hacen de las suyas con las bacterias intestinales, lo que también puede tener un efecto adverso en la limpieza de ácido úrico del cuerpo. Los estudios muestran que, de las personas que toman IBP para síntomas gastrointestinales, como la acidez, el 70 % no muestra ningún beneficio, y además todos experimentan cambios adversos en el microbioma intestinal.[24] Y sucede con mucha rapidez: en el lapso de una semana. Tales medicamentos pueden arruinar el sistema digestivo y el metabolismo. La buena noticia es que, si has sufrido ERGE a largo plazo, la dieta LUV puede ayudarte a remediarlo. Tus bichitos intestinales te ayudarán a recuperar los niveles óptimos de ácido úrico.

Alcohol y xilitol

Aunque el xilitol no es un medicamento *per se*, quiero señalarlo específicamente porque es un sustituto común del azúcar en muchos productos alimentarios. Ya que tiene un índice glucémico mucho menor que la sacarosa y menos calorías por gramo, se comercializa como una alternativa saludable al azúcar regular y artificial, y a muchos diabéticos les indican que le den prioridad por encima de otros azúcares. Se abre camino hacia muchos productos horneados, goma de mascar y pasta de dientes. El xilitol es un azúcar natural (en realidad es un alcohol de azúcar, un tipo de carbohidrato que no contiene alcohol en absoluto) y se puede encontrar en pequeñas e insignificantes cantidades en frutas y verduras fibrosas. Pero desde hace mucho se sabe que provoca un aumento en los niveles de ácido úrico al estimular la descomposición de purinas en el cuerpo, y creo que estaríamos mejor si lo evitáramos cuando se añade a productos alimentarios.

El alcohol se clasifica como una droga, pero se puede disfrutar con moderación poniendo mucha atención al tipo de alcohol que bebes, ya que algunos elevan los niveles de ácido úrico más que otros. La cerveza, por ejemplo, confiere una elevación mayor de ácido úrico que los licores, mientras que beber vino con moderación no eleva las cifras de ácido úrico. Bioquímicamente, el alcohol incrementa el ácido úrico de tres maneras fundamentales: 1) puede ser una fuente de purinas, que producen ácido úrico cuando se descomponen en el cuerpo; 2) provoca que los riñones excreten alcohol en lugar de ácido úrico, dejando como consecuencia más ácido úrico en circulación, y 3) incrementa el metabolismo de nucleótidos, una fuente adicional de purinas, que también puede convertirse en ácido úrico.

Es curioso que la razón de que la cerveza sea el peor tipo de alcohol es que está hecha con levadura y, como tal, tiene muchas purinas (dicho lo cual, compartiré algunos consejos para encontrar cervezas libres de purinas en la segunda parte). La gente que toma mucha cerveza no solo desarrolla obesidad abdominal (barriga cervecera), sino también hígado graso, hipertensión y niveles no saludables de triglicéridos. A diferencia de otros formatos de alcohol, como los destilados y el vino, la cerveza da un doble golpe: es rica en purinas *y* contiene alcohol, lo cual estimula todavía más la producción de ácido úrico. El alcohol se metaboliza de una forma similar a la fructosa, en tanto que convierte ATP en AMP y sienta las bases para la formación de ácido úrico.

Así que el tipo de alcohol que bebes sí supone una diferencia, al igual que tu género.[25] Resulta que, en las mujeres, el consumo de vino se asocia a una disminución del ácido úrico, mientras que no existe un efecto cuantificable en los hombres. La teoría actual es que algunos de los componentes no alcohólicos del vino, como los polifenoles, con sus propiedades antioxidantes, podrían funcionar en las mujeres protegiéndolas contra el ácido úrico alto. Eso no quiere decir que las mujeres tengan carta blanca para consumir vino. Daré recomendaciones específicas en la segunda parte.

Alimentos ricos en purinas

Muchos alimentos contienen purinas de forma natural, y estas se metabolizan en ácido úrico. La fuente más concentrada de purinas son los productos animales: la carne roja, como ternera, cordero y cerdo; las vísceras, como hígado y riñón; y los pescados grasos, como las anchoas, las sardinas y el arenque. Las lentejas, los guisantes, las judías y muchas frutas y verduras también contienen purinas. Pero lo importante es esto: que los alimentos sean ricos en purinas no quiere decir que vayan a elevarte los niveles de ácido úrico. Hay muchos matices que debemos abarcar en la segunda parte, donde describo mi dieta LUV y los ajustes alimentarios que puedes llevar a cabo para mantener el ácido úrico en niveles bajos.

Comer una tonelada de carne roja, anchoas, vísceras, bebidas azucaradas y alcohol está claro que elevará el riesgo de tener el ácido úrico alto y padecer las afecciones relacionadas, pero no vas a tener una sobredosis de guisantes, espárragos ni espinacas, ni culparás a esas joyas nutricionales de los niveles altos de ácido úrico. Varios estudios demuestran que no hay relación entre el consumo de verduras, ni siquiera de verduras ricas en purinas, y el ácido úrico elevado. De hecho, algunos alimentos que contienen purinas, como frutas enteras ricas en vitamina C, verduras ricas en fibra y ciertos productos lácteos y de soja, te pueden «proteger» de las subidas de ácido úrico. Sin embargo, la soja constituye una excepción; ten cuidado con la soja de fuentes OGM. (Hay una guía al respecto en la segunda parte).

Para ponerlo en perspectiva, consideremos una amplia revisión realizada en 2018 que evaluó 19 estudios transversales para determinar el riesgo de gota relativo al consumo de diversos alimentos.[26] A continuación puedes ver una lista de alimentos que incrementan y disminuyen el riesgo.

- Productos del mar: 31 % más de riesgo
- Carne roja: 29 % más de riesgo
- Fructosa: 114 % más de riesgo
- Alcohol: 158 % más de riesgo
- Productos lácteos: 44 % menos de riesgo
- Productos de soja: 15 % menos de riesgo
- Verduras: 14 % menos de riesgo
- Café: 24 % menos de riesgo (solo en hombres; ver más a continuación)

Aun dejando de lado el riesgo de gota, cuando los investigadores conectaron los puntos entre estas categorías de alimentos y el riesgo de hiperuricemia, o elevación del ácido úrico, los porcentajes resultaron muy similares: los productos del mar, la carne roja, el alcohol y la fructosa encabezaban la lista de los que aumentaban el riesgo, y el café, los productos lácteos y los productos de soja lideraban la reducción del riesgo. El café resultó ser el ganador para los hombres al reducir el riesgo de gota e hiperuricemia de manera significativa, pero en las mujeres parecía incrementar de forma marginal el riesgo de hiperuricemia (aunque no de gota). En la segunda parte describiré lo que esto implica para el consumo de hombres y mujeres.

Algo que me gustaría señalar es que todos experimentamos cinco sabores básicos: dulce, salado, amargo, agrio y umami. *Umami* literalmente significa 'delicioso sabor agradable' o 'delicia' en japonés, y le debe su cualidad suculenta en gran parte al glutamato, un aminoácido que se encuentra comúnmente en el glutamato monosódico o GMS. Todos los alimentos ricos en purinas son alimentos umamis; cuando se te hace la boca agua por el delicioso sabor umami, es un antojo de productos ricos en purinas.[27] Estos alimentos son seductoramente buenos y hacen que volvamos a por más, nos pervierten por el camino hedónico. El umami fomenta los atracones y el proceso de reserva, aun cuando no se avecine ninguna hambruna real en el futuro.

Los fabricantes de comida utilizan el umami en forma de GMS para incrementar el sabor y estimular el consumo de alimentos, pero la mayoría de ellos provoca elevaciones en el ácido úrico por dos razones principales. Una, como ya he dicho, el GMS se encuentra en alimentos ricos en purinas. Y dos, el GMS se elabora por lo general con aditivos que se convierten en ácido úrico, como inosinatos y guanilatos. Las investigaciones muestran que darles GMS a ratones induce obesidad si se les suministra a edades tempranas.[28] Además, servir GMS a ratones adultos hace que desarrollen resistencia a la insulina, triglicéridos altos, presión alta y que aumente el tamaño de su cintura, todas características del síndrome metabólico y todas explicables en el contexto del ácido úrico. En pruebas con humanos, un estudio con adultos sanos a los que se observó a lo largo de poco más de cinco años mostró que un alto consumo de GMS se correspondía con un mayor índice de masa corporal conforme se disparaba el peso de los participantes.[29] Varios estudios con humanos también han vinculado un elevado consumo de GMS con la hipertensión.[30]

Los mecanismos subyacentes de estos resultados siguen en estudio y es probable que impliquen varias vías, incluidas las que afectan al páncreas, el metabolismo de la glucosa y su control general. Unido a esto, el GMS puede alterar el equilibrio energético del cuerpo aumentando la palatabilidad de la comida y perturbando la señalización de la leptina. Las investigaciones también demuestran que el GMS dispara la liberación de químicos inflamatorios, como la interleucina-6 y el TNF-alfa, que, a su vez, alimentan la resistencia a la insulina.[31] Y un estudio chileno de 2020 mostró que darles GMS a ratas obesas provocaba elevaciones en el colesterol, la glucosa y el ácido úrico.[32] Los niveles altos de ácido úrico en ratas obesas son de esperar, ya que el peso extra dificulta que los riñones se deshagan del metabolito. Pero en presencia del GMS pueden darse otros procesos biológicos que elevan el ácido. Considera que la obesidad y la hipertensión inducidas por el GMS por sí mismas mantendrán los niveles de ácido úrico más altos de lo normal, porque tales condiciones impiden que los riñones excreten el ácido de manera eficiente.

Todos hemos recibido el mensaje de que el GMS no es un ingrediente beneficioso y que no deberíamos consumirlo mucho, sobre todo cuando se oculta en la comida ultraprocesada. En el pasado se le acusó de provocar dolores de cabeza y migrañas, pero no podrá evitar la culpa de subir el ácido úrico. Se trata de un ingrediente que nos vendría muy bien dejar.

Condiciones de salud vinculadas al ácido úrico elevado

Ya sabes que los trastornos metabólicos están específicamente vinculados al ácido úrico alto. A continuación se encuentran algunas dolencias más que podemos añadir a la lista.

Psoriasis: La conexión entre la psoriasis, la artritis psoriásica y la gota se ha documentado hace décadas. Pero no hace mucho los científicos han descubierto que el denominador común ahí es el ácido úrico elevado, un subproducto de la rápida renovación de células de la piel y la inflamación sistémica vista en personas genéticamente propensas a tener psoriasis. Claro está, la psoriasis es un trastorno dérmico inflamatorio crónico, relacionado con la inmunidad, y el 25 % de los pacientes que la padecen también sufre enfermedad articulatoria (artritis psoriásica).

En un vasto estudio de 2014 que extrajo casi noventa y nueve mil participantes de dos bases de datos grandes y sumó casi veintiocho mil hombres y setenta y una mil mujeres, los investigadores descubrieron que los hombres con psoriasis son dos veces más propensos a desarrollar gota que los hombres sin ella; que las mujeres con psoriasis son 1,5 veces más propensas a desarrollar gota que las mujeres sin ella, y que hombres y mujeres con ambas, psoriasis y artritis psoriásica, tenían cinco veces más propensión a desarrollar gota que sus contrapartes sanas.[33]

Ya hay investigaciones en curso para comprender en su totalidad los mecanismos subyacentes detrás de estas manifestaciones, pero, sin duda, comparten interacciones complejas que implican la inflamación sistémica y la disfunción metabólica, lo que también afecta a la función inmunitaria. En 2020 un grupo de investigadores franceses le dio un nombre a la coincidencia de tener tanto gota como psoriasis, *psout*, y solicitaron más estudios con la esperanza de que la gente con psoriasis pudiera manejar esta afección con solo controlar los niveles de ácido úrico.[34]

Insuficiencia renal y enfermedad renal crónica: La insuficiencia renal (la incapacidad de los riñones de filtrar los desechos) y la enfermedad renal crónica (ERC) aquejan a una parte significativa de la población. La enfermedad renal, por ejemplo, que sigue a una insuficiencia renal, afecta a alrededor de treinta y siete millones de personas en Estados Unidos, o el 15 % de la población adulta —más de uno de cada siete adultos— y casi el 90 % de las personas con ERC no sabe siquiera que la tienen. Uno de cada tres adultos (cerca de ochenta millones de personas) está en riesgo de padecer ERC. La conexión debería tener sentido: cuando los riñones no pueden mantener el paso de la filtración y excretar los productos de desecho, como el ácido úrico, adivina qué: el ácido úrico se acumula.

Hipotiroidismo: Más o menos veinte millones de personas tienen alguna forma de enfermedad tiroidea, y de acuerdo con la Asociación Americana de la Tiroides, más del 12 % de la población de Estados Unidos desarrollará una afección tiroidea en su vida. Desde 1955 conocemos la relación entre el hipotiroidismo y el ácido úrico elevado. Pero hasta 1989 no se describió la relación entre el ácido úrico alto y ambos, el hipotiroidismo y el hipertiroidismo.[35] Como ya he mencionado, la falta de niveles adecuados de hormonas tiroideas (en el caso del hipotiroidismo) comprometerá la excreción de ácido úrico y elevará el nivel de ácido úrico en la sangre.

En el hipertiroidismo, la función tiroidea exacerbada lleva a la descomposición de tejidos y, por ende, a la liberación de purinas, que entonces se vuelven ácido úrico durante el procesamiento. También debo añadir que la tiroides es un regulador maestro del metabolismo y puede recibir una gran influencia de la leptina, una de las hormonas que recientemente se han señalado como reguladoras del ácido úrico. Recordarás que tanto un desequilibrio como una deficiencia de leptina y los niveles altos de ácido úrico son indicadores del síndrome metabólico y que los dos están íntimamente conectados.

Envenenamiento con plomo: Cuando en 1848 el médico inglés Alfred Baring Garrod descubrió un incremento anormal de ácido úrico en la sangre de los pacientes con gota, fue la primera ocasión en que la dolencia se describió como ocasionada por un exceso de ácido úrico. Nadie había hecho esa conexión antes. Fue un tiempo en que los crecientes informes de gota en Inglaterra se atribuían en gran medida al envenenamiento con plomo, y Garrod era muy consciente de la asociación entre el plomo y la gota y la enfermedad renal. En esencia, el plomo impide que los riñones excreten el ácido úrico, lo que propicia la acumulación. La exposición al plomo en tiempos de Garrod era bastante común, ya que se abría camino hacia muchas bebidas alcohólicas (seguro que ya estás viendo el doble cataclismo). Muchas bebidas alcohólicas populares en esa época, entre ellas sidras fuertes y vinos fortificados, como el oporto y el jerez, se fabricaban y guardaban en equipos y barricas que contenían plomo. La basura diaria de la gente estaba aderezada con plomo; al mismo tiempo, el consumo de azúcar experimentaba un marcado aumento en su introducción a los licores, el té, el café y los postres (aunque la invención del jarabe de maíz alto en fructosa tuviera que esperar un siglo más o menos).

Hoy en día somos mucho más conscientes de los peligros del envenenamiento con plomo e intentamos controlar las fuentes de metales pesados. Sin embargo, todavía colea, y resulta que incluso los niveles mínimos de exposición pueden conducir a una elevación del ácido úrico. En un estudio publicado en los *Annals of Internal Medicine* en 2012, los investigadores informaron de que el riesgo de gota aumentaba incluso entre adultos cuyos niveles de plomo en la sangre son varias veces más bajos de lo que los CDC consideran aceptable.[36]

No existen los niveles seguros y aceptables de plomo en el cuerpo, y este metal es difícil de erradicar. Si vives en una casa vieja, con pintura de plomo descascarillada, sería ideal que te hicieras un análisis de plomo. También nos beneficia a todos asegurarnos de evitar el agua contaminada con plomo, lo que asoló Flint, en Míchigan, de 2014 a 2019. Esta clase de contaminación está destinada a volver a ocurrir, y muchas veces no tenemos conocimiento de las filtraciones hasta que el daño está hecho.

Síndrome de lisis tumoral: Si te están tratando un cáncer, podrías desarrollar algo llamado «síndrome de lisis tumoral». Aunque es una anomalía muy rara, se caracteriza por la enorme cantidad de alteraciones metabólicas que se producen cuando un gran número de células tumorales muere rápidamente, por lo general como resultado de la quimioterapia. Entre los trastornos metabólicos se encuentra la liberación de purinas, que se metabolizan en ácido úrico. Recuerda que cualquier cosa que tenga que ver con la descomposición tisular (celular) elevará el ácido úrico. Esto implica que otros sucesos también lo pueden provocar, como un traumatismo físico, el ejercicio excesivo e incluso el ayuno. La razón del repunte durante el ayuno debería resultarte familiar: el ayuno le comunica al cuerpo que hay escasez de comida, y el ácido úrico es la señal del cuerpo para entrar en modo de conservación: conservar energía y descomponer tejidos cuando sea necesario para obtener energía (liberando así purinas).[37] Por ello, es importante que programes los análisis de ácido úrico adecuadamente después de ayunar.

El ayuno proporciona múltiples beneficios, pero cuando se calcula bien, como verás en el siguiente capítulo, puede ayudar a restaurar la sensibilidad a la insulina, contribuir a la pérdida de peso y activar el proceso de autofagia, que limpia desechos celulares. Los niveles de ácido úrico, por lo general, vuelven a los parámetros iniciales 24 horas después de acabado el ayuno. Te mostraré cómo practicar un ayuno intermitente en la segunda parte e incentivaré la adopción de una dieta cetogénica muy baja en calorías, con una restricción significativa de carbohidratos, para quien quiera perder peso. Al igual que el ayuno, las dietas cetogénicas pueden provocar un pico transitorio de ácido úrico, pero el objetivo general de la pérdida de peso hace que valga la pena, y el típico retorno a los niveles normales de ácido úrico después de abandonar la dieta cetogénica hace que la mayoría de las personas puedan asumir una elevación temporal. Solo tienes que observar de cerca tus niveles, sobre todo si tienes antecedentes de gota o problemas renales. Para la gente que no quiere añadir un elemento cetogénico a este programa, la dieta LUV será más que suficiente tanto para perder peso como para reducir el ácido úrico.[38] En pocas palabras, no necesitas entrar en cetosis para obtener los beneficios de la dieta LUV, que cubre todos los apartados del manejo adecuado del ácido úrico, mejora tu fisiología general y restaura y reactiva una salud radiante.

Falta de movimiento regular (es decir, pasar mucho tiempo sentado)

¿En serio te sorprende que llevar una vida sedentaria sea malo? He escrito largo y tendido sobre la magia del movimiento, desde que pone en funcionamiento el metabolismo y enciende genes vinculados a la longevidad hasta su impacto positivo en la salud cerebral y la prevención de todas las enfermedades que pueden atacarnos. Estamos diseñados para ser atletas, la selección natural llevó a los primeros humanos a evolucionar en seres sumamente ágiles: desarrollamos piernas largas, dedos de los pies cortos y gruesos, cerebro grande y oídos internos intrincados para ayudarnos a mantener el equilibrio y la coordinación al caminar con dos pies en lugar de cuatro. Nuestro genoma, en el transcurso de millones de años, evolucionó en nuestro esfuerzo físico constante por encontrar comida. De hecho, nuestro genoma espera un ejercicio frecuente para mantener la vida. Por desgracia, muy pocos respetamos estas necesidades hoy en día, como demuestran las enfermedades crónicas y los índices de mortalidad altos. Los expertos calculan que casi el 10 % de la tasa de mortalidad a nivel mundial se puede atribuir a los estilos de vida cada vez más sedentarios,[39] y la Organización Mundial de la Salud considera la inactividad física como una causa principal de enfermedad y discapacidad.[40]

Muchos medios de comunicación se han centrado en proclamar que «estar sentado es el nuevo tabaquismo». El estudio que más titulares provocó fue un metaanálisis de 2015 publicado en los *Annals of Internal Medicine*, que mostró que el sedentarismo estaba vinculado con la muerte prematura por todas las causas, así como con un incremento en el riesgo de enfermedad cardiovascular, diabetes y cáncer.[41] Aunque no te parezca sorprendente, se ha descubierto que no importa la cantidad de actividad física que se practique si se lleva un estilo de vida sedentario. En otras palabras, una hora de entrenamiento no compensa estar sentado el resto del día, lo mismo que ser muy activo los fines de semana y evitar hacer ejercicio de lunes a viernes. Además, se ha visto que el movimiento habitual para evitar el sedentarismo previene las enfermedades y la muerte. Y tampoco hay que llevarlo tan al límite: otro estudio de 2015, por ejemplo, que evaluó a varios sujetos durante años, reveló que levantarse de la silla durante al menos dos minutos para practicar una actividad ligera se asociaba con una reducción del 33 % del riesgo de muerte prematura por cualquier causa.[42]

> Aplícate el reto de los dos minutos: si levantas el trasero cada hora durante solo dos minutos para poner en práctica una actividad ligera (saltar, hacer algunas sentadillas, caminar rápido alrededor de la manzana), reducirás el riesgo de muerte ¡en un 33 %! Es un sacrificio minúsculo a cambio de vida.

Cuando el cuerpo está ocupado en alguna actividad física se producen varios efectos. Primero, el ejercicio es un potente antiinflamatorio. Asimismo, mejora la sensibilidad a la insulina, ayuda a controlar los niveles de glucosa y reduce las proteínas de glicación, un proceso biológico en el que la glucosa y las proteínas hacen que los tejidos y las células pierdan flexibilidad. Sabemos que es cierto por estudios sobre los efectos del ejercicio en la hemoglobina A1c, otro marcador de glicación. El ejercicio, además, ha demostrado inducir el crecimiento de nuevas neuronas en el cerebro y nos ayuda a incrementar la agudeza mental, crear reservas cognitivas y evitar el deterioro.

En los últimos años los investigadores empezaron a estudiar el papel que desempeña el ejercicio en los niveles de ácido úrico, y no es ninguna sorpresa que se hayan topado con la misma curva en forma de U que describí en el capítulo 1: demasiado ejercicio extenuante puede causar un recambio mayor de tejido ATP (trifosfato de adenosina), lo que provocaría un aumento en el cúmulo de purinas, el precursor inmediato del ácido úrico; pero muy poco ejercicio también aumenta el riesgo de tener el ácido úrico elevado. En uno de los primeros estudios de su clase que detectaron la asociación entre el comportamiento sedentario y la hiperuricemia, un grupo de investigadores de Corea del Sur descubrió en 2019 que las personas que pasaban diez o más horas sentadas al día tenían más probabilidad de padecer hiperuricemia que quienes pasaban menos de cinco horas inactivos al día.[43] Y no fue un estudio pequeño: observó a más de ciento sesenta mil hombres y mujeres sanos. Los investigadores calcularon que el riesgo de padecer niveles elevados de ácido úrico se redujo un 12 % con actividad física de intensidad baja y moderada, y un 29 % con actividad física de alta intensidad. Y aunque desconocemos toda la biología que sustenta esta teoría, sabemos que el comportamiento sedentario y la hiperuricemia están conectados con la resistencia a la insulina y la obesidad, y que la combinación de movimiento físico y pérdida de peso puede dar como resultado mejoras espectaculares en los niveles de ácido úrico.[44]

No me voy a preocupar demasiado por los obsesos del ejercicio que practican con regularidad actividades a veces lo bastante rigurosas para descomponer tejidos y elevar el ácido úrico. Me preocupa más la población en general, la gente que no suda ni lleva físicamente al límite el cuerpo lo suficiente para extraer los beneficios del movimiento. La buena noticia es que hay una gran variedad de formas sencillas, accesibles y económicas para hacer ejercicio físico adecuado y agradable. Te daré algunas ideas en la segunda parte.

6

Los nuevos hábitos de LUV

El poder de cinco suplementos clave, la tecnología de los monitores continuos de glucosa y de la restricción en los tiempos de alimentación para reducir el ácido

Come para vivir, no vivas para comer.

SÓCRATES

Si has leído un titular que dice «El azúcar lleva a una muerte prematura, pero no por obesidad», ¿por qué creerías que es? Suena a trampa, porque todos sabemos que la obesidad es consecuencia de consumir demasiado azúcar y que la obesidad mata.

Ese fue el encabezado de una noticia que sacó la Asociación Americana para el Avance de la Ciencia en marzo de 2020, cuando un nuevo estudio dirigido por el Consejo de Investigación Médica-Instituto de Ciencias Médicas de Londres, en Reino Unido, contradijo la creencia común de que la obesidad resultante de un exceso de azúcar era la causa principal por la que morían prematuramente las personas con debilidad por el dulce.[1] Los investigadores expusieron que una muerte temprana por el consumo excesivo de azúcar se relacionaba con la acumulación de ácido úrico, y no, en contra de la creencia común, como resultado de problemas metabólicos —como la diabetes—, que se asocian con las dietas abundantes en azúcar.

Por supuesto, el hallazgo sorprendió a los investigadores, que concluyeron que la muerte prematura por saturación de azúcar no era por fuerza consecuencia directa de la propia obesidad. Aunque el estudio se llevó a cabo con moscas de fruta, que se emplean como sustituto de los humanos en estudios de laboratorio, algunos colaboradores de la Universidad de Kiel, en Alemania, replicaron en humanos los resultados, y estos mostraron que el consumo de azúcar alimentario se asocia a una menor función renal y un aumento de purinas en la sangre, lo que a su vez conduce a un incremento de los niveles de ácido úrico.[2] Estos niveles altos de ácido úrico infligen un daño que acorta la vida. Las moscas alimentadas con una dieta rica en azúcar, como sus contrapartes humanas, muestran muchas características de enfermedades metabólicas: engordan y se vuelven resistentes a la insulina. Pero ahora debemos reconocer que el ácido úrico elevado es un culpable sigiloso en estos resultados, incluyendo la muerte prematura, lo que de nuevo implica que no tienes que ser obeso ni reunir condiciones metabólicas relacionadas con la obesidad para perder la vida si tus cifras de ácido úrico son siempre altas.

Ahora que ya conoces el papel del ácido úrico en la biología y los factores que disparan de modo peligroso sus cifras, examinemos de qué recursos disponemos para tener bajo control a este escurridizo delincuente. Empezaremos con cinco suplementos clave para bajar de manera efectiva el ácido úrico, ampliamente documentados en la literatura científica.[3]

Cinco suplementos para bajar el ácido

Quercetina: La quercetina es un polifenol (una familia de micronutrientes que incluye los flavonoides) alimentario relevante, con potentes propiedades antioxidantes, antiinflamatorias y antipatogénicas. Es un pigmento que les da color a muchas plantas y actúa como regulador inmunitario capaz de prevenir o desacelerar el desarrollo de enfermedades degenerativas. Se encuentra presente en diversos alimentos, muchas frutas y verduras, como manzanas, frutos del bosque, cebollas (en particular las cebollas moradas), tomates cherry y brócoli, así como otras verduras de hoja verde. Además de sus características antiinflamatorias y antioxidantes, se ha comprobado que la quercetina ayuda a controlar los procesos mitocondriales. Una nueva investigación revela que suplementar con quercetina puede tener efectos beneficiosos, en particular en las enfermedades neurodegenerativas: en modelos con ratones de laboratorio manipulados para imitar síntomas de alzhéimer, la quercetina reduce la acumulación negativa de placas de proteína asociada a la enfermedad. Inhibe, además, la formación de AGE en el cuerpo. (AGE, 'edad' en inglés, hace referencia a los «productos finales de glicación avanzada», compuestos dañinos formados en el cuerpo como resultado de una mala reacción química que tiene lugar en ciertas circunstancias; su abreviatura es adecuada, ya que su acumulación te envejece de dentro afuera; lo veremos más adelante).

Ahora bien, esto es lo que convierte la quercetina en una joya para reducir el ácido úrico: inhibe las acciones de una enzima llamada xantina oxidasa, imprescindible durante el paso final de la producción de ácido úrico en el cuerpo. Cualquier cosa que pueda inhibir esta enzima reducirá la producción de ácido úrico (y sí, así es como funcionan los medicamentos para bajar el ácido úrico, como el alopurinol; también interfieren con la actividad de la enzima). En un importante estudio de 2016 con adultos sanos que tenían niveles altos de ácido úrico, aunque dentro del rango normal, tomar quercetina a diario durante un mes (en dosis de 500 mg) llevó a una disminución significativa de los índices.[4] Los efectos reductores del ácido de la quercetina fueron más espectaculares en personas con niveles de ácido úrico superiores a los normales. Los autores confirmaron que «la quercetina puede ser un método prometedor para reducir los niveles de ácido úrico en personas con ácido úrico en la sangre por encima de un rango óptimo, para quienes se encuentran en riesgo y todavía no hayan desarrollado ninguna enfermedad, o para pacientes en recuperación después de un tratamiento». Asimismo, en estudios con personas que se encuentran en riesgo grave de padecer problemas cardiovasculares, la quercetina también ha disminuido la presión sanguínea y los niveles de colesterol LDL en la sangre.[5]

Recomiendo una dosis de 500 mg al día.

Luteolina: Al igual que la quercetina, la luteolina le debe sus poderes reductores de ácido a su capacidad de inhibir la xantina oxidasa. La luteolina ha mostrado tener propiedades para disminuir el ácido comparables a las del alopurinol. También se ha visto que previene la disfunción de células beta en el páncreas. Dado que el ácido úrico elevado puede dañar en especial el páncreas, cuyas células beta son clave para producir insulina, se trata de un hallazgo importante. En 2017, en un estudio japonés de doble ciego, controlado por placebo, realizado con personas que tenían hiperuricemia moderada, quienes recibieron el suplemento de luteolina obtuvieron valores bastante más bajos de ácido úrico que la gente que se encontraba en el grupo de control.[6]

Además de hallarse en el extracto de la flor del crisantemo, este flavonoide se concentra de manera natural en muchas frutas y verduras, sobre todo pimiento verde, apio, cítricos y brócoli. Hierbas como el tomillo, la hierbabuena, el romero y el orégano contienen luteolina. Igual que la mayoría de los flavonoides, la luteolina tiene propiedades antiinflamatorias y antioxidantes, y en estudios con animales parece que confiere beneficios cardioprotectores y neuroprotectores. También se están llevando a cabo estudios para explorar el poder anticancerígeno de la luteolina.[7]

Recomiendo una dosis de 100 mg al día.

DHA: Tal vez ninguna otra molécula haya recibido tanta atención en mi campo como el DHA, o ácido docosahexaenoico, un ácido graso omega-3. Es un componente básico importante de las membranas que rodean las células cerebrales, en particular las sinapsis, que se encuentran en el epicentro del funcionamiento eficiente del cerebro. Ayuda a reducir la inflamación en el cerebro y por todo el cuerpo, y parece que incrementa el factor neurotrófico derivado del cerebro (FNDC), el «fertilizante» favorito para las nuevas neuronas. El DHA también combate en el intestino la inflamación provocada por una mala alimentación, puede bloquear los efectos nocivos de una dieta abundante en azúcar, sobre todo de fructosa, y ayuda a prevenir la disfunción metabólica.

La relación entre el DHA y la fructosa es intrigante y relevante para el control del ácido úrico. En el capítulo 4 he mencionado un estudio de 2017 llevado a cabo por científicos de la UCLA sobre los efectos perjudiciales de la fructosa en el cerebro desde la perspectiva de la participación del ácido úrico. Este equipo de investigadores también descubrió que el DHA puede ayudar a neutralizar esos efectos negativos, con lo cual consideran que el DHA es el ácido graso que mejor le planta batalla a la fructosa.[8] Lo que hicieron en su estupendo experimento fue, primero, entrenar a las ratas para que fueran capaces de salir de un laberinto. Luego las dividieron en tres grupos distintos: uno recibía agua mezclada con fructosa; otro recibía la misma mezcla de agua y fructosa, pero también una dieta con abundante DHA, y el tercero tomaba agua sola, sin fructosa ni DHA. Seis semanas después, los investigadores pusieron a prueba a los roedores, los animaron a que intentaran escapar del mismo laberinto y los observaron. ¿Qué grupo tuvo problemas? Las ratas que habían consumido agua mezclada con fructosa cruzaron el laberinto a la mitad de la velocidad que las que solo habían ingerido agua, con lo que se demostró que la fructosa les había afectado a la memoria. Pero las ratas que bebían la mezcla de agua y fructosa en combinación con una dieta rica en DHA consiguieron salir del laberinto a la misma velocidad que el grupo que solo había tomado agua. Era una prueba clara de que el DHA protegía contra los efectos negativos de la fructosa.

El DHA también desempeña un papel importante en la regulación del funcionamiento de las células endoteliales vasculares. Recuerda que el exceso de ácido úrico compromete la producción y función del óxido de nitrógeno, lo que merma la salud vascular y lleva a una disminución de la capacidad de los vasos sanguíneos de dilatarse de forma adecuada (y de contribuir a la señalización óptima de insulina en el interior de los vasos). Los efectos positivos tan sobresalientes del DHA en las células endoteliales vasculares representan un potente contrapeso frente al impacto adverso del ácido úrico alto.

En 2016 el *American Journal of Clinical Nutrition* informó de que el DHA era superior a otro popular ácido graso omega-3, el ácido eicosapentaenoico (EPA), en términos de propiedades antiinflamatorias.[9] (Aunque está bien comprar DHA combinado con EPA). El cuerpo puede generar pequeñas cantidades de DHA y somos capaces de sintetizarlo a partir de una grasa omega-3 alimentaria común, el ácido alfalinolénico, pero es difícil obtener todo el DHA que necesitamos de la comida que consumimos, y tampoco podemos depender de la producción natural del cuerpo. Como mínimo necesitamos entre 200 y 300 mg diarios, pero casi todas las personas consumen menos del 25 % de esta cantidad y les vendría muy bien sobrepasar el mínimo. Elige un suplemento de aceite de pescado o DHA derivado de algas marinas.

Recomiendo una dosis de 1.000 mg al día.

Vitamina C: Conoces a la vitamina C por sus beneficios ampliamente documentados en cuestiones de inmunidad. Necesitamos obtener vitamina C, también llamada ácido ascórbico, de los alimentos, ya que no podemos generar este nutriente fundamental por nuestra cuenta. Es necesario para el crecimiento, el desarrollo y la reparación de todos los tejidos, desde los vasos sanguíneos y los cartílagos hasta los músculos, los huesos, los dientes y el colágeno. La vitamina C también es crucial para muchos procesos corporales, como la cicatrización de heridas, la absorción del hierro y el funcionamiento adecuado del sistema inmunitario.

En el tratamiento y el manejo de la gota, con frecuencia se alaba la vitamina C como si fuera una heroína.[10] Y con razón: una serie de estudios expone que los poderes de la vitamina C para reducir el ácido úrico son suficientes para ayudar a proteger incluso a personas susceptibles de padecer episodios de gota. En un estudio con casi cuarenta y siete mil hombres a lo largo de un periodo de 20 años, publicado en *Archives of Internal Medicine*, los investigadores de la Universidad de Columbia Británica descubrieron que las personas que tomaban un suplemento de vitamina C tenían un 44 % menos de riesgo de tener gota.[11] Y en un metaanálisis que resumía los hallazgos de pruebas controladas aleatorias y publicadas en más de dos mil artículos, llevado a cabo por científicos de la Universidad Johns Hopkins, se logró un resultado unánime: «La suplementación de vitamina C reducía de manera significativa el AUS [ácido úrico en suero]».[12]

¿Por qué la vitamina C? De acuerdo con el estudio de la Johns Hopkins, la vitamina C incrementa la excreción urinaria del ácido úrico, puede limitar la reabsorción de ácido úrico en los riñones y, curiosamente, ya que la vitamina C es un poderoso antioxidante, tiene la capacidad de reducir el daño a determinados tejidos que habría supuesto una producción mayor de ácido úrico. En parte, la razón de que tantas frutas cítricas ricas en vitamina C sean beneficiosas para reducir los niveles de ácido úrico se encuentra en el papel de este micronutriente.

Recomiendo una dosis de 500 mg al día.

Clorela: Es posible que no hayas oído hablar de la clorela, se trata de un alga medicinal unicelular, de agua dulce. Hay muchas especies, pero la que más se estudia en relación con el descenso de ácido úrico es *C. vulgaris*, que puedes encontrar con facilidad en forma de suplemento. La clorela se usa, por lo general, para ayudar a mitigar los síntomas del síndrome metabólico, pues es útil para disminuir la glucosa y la proteína C reactiva. Además, se sabe que disminuye los triglicéridos, estimula la sensibilidad a la insulina y mejora las enzimas hepáticas. Es un gran desintoxicante que se adhiere a los pesticidas y los metales pesados que se encuentran en el torrente sanguíneo para ayudar a eliminarlos del cuerpo.

En un estudio de 2017 que empleó clorela para tratar a pacientes con enfermedad de hígado graso no alcohólico durante ocho semanas, los investigadores descubrieron diferencias impresionantes entre las personas que tomaban clorela frente a las que recibieron un placebo.[13] Si le sumamos que registró caídas en la glucosa en ayunas, los marcadores inflamatorios y el ácido úrico, y que proporcionó indicios de una mejor función hepática en pacientes que recibieron clorela (en oposición a los pacientes que tomaron el placebo), el grupo de la clorela experimentó una pérdida de peso significativa. Recuerda, los pacientes con EHGNA corren el riesgo de aumentar de peso porque tienen resistencia a la insulina y producen grasa de modo activo como resultado de su dolencia (el 90 % de los pacientes con EHGNA tiene por lo menos un síntoma del síndrome metabólico). Si un suplemento puede hacer todo eso en personas con EHGNA, imagina lo que puede hacer por alguien que no la padezca. La clorela es un sobrealimentador biológico.

La clorela tiene, además, otras aplicaciones gracias a sus efectos antiinflamatorios. En la actualidad se están llevando a cabo estudios, por ejemplo, argumentando su uso en el tratamiento de la depresión, que cada vez está más cerca de considerarse un trastorno inflamatorio. En un estudio piloto de seis semanas con pacientes con un trastorno grave de depresión, los investigadores documentaron mejoras importantes en quienes tomaron clorela aparte del tratamiento estándar con antidepresivos.[14] Se atenuaron los síntomas físicos y cognitivos de la depresión, así como los síntomas de la ansiedad.

Recomiendo una dosis de 1.200 mg de *C. vulgaris* al día.

En la segunda parte del libro te recordaré las dosis recomendadas para estos cinco suplementos clave; en ella describo el programa semana por semana. Empezarás a tomar los suplementos en la preparación de la semana 1. Por ahora veamos otras dos tácticas útiles que debes considerar en tu plan completo de transformación: la monitorización continua de la glucosa (MCG) y las ventanas de alimentación (VA). Ambas te ayudarán en el camino hacia la reducción del ácido y optimizarán tu fisiología entera, de pies a cabeza. Son estrategias complementarias en el plan de acción maestro.

Medir con regularidad la glucosa con la tecnología MCG

No puedo insistir lo suficiente en la importancia de mantener la glucosa bajo control. Como recordatorio, el azúcar en la sangre (glucosa) es una sustancia clave para el metabolismo humano, que sirve como materia prima que las células utilizan para producir la energía requerida para abastecer todos los procesos celulares. Nuestro cuerpo trabaja muy duro para mantener la glucosa dentro de unos límites concretos, el equivalente a una cucharadita de azúcar en todo el torrente sanguíneo, ya que demasiada o muy poca puede ocasionar problemas en el cuerpo y hacer que los procesos metabólicos sean menos eficientes. Hasta este punto del libro me he enfocado sobre todo en el ácido úrico, pero sería una negligencia no tratar también la glucosa sanguínea y los efectos nocivos de su desequilibrio. Ten paciencia, ya que es relevante para que aprendas a controlar el ácido úrico. Es como una telaraña gigante: cuando tiras de un hilo, todo se mueve. No podemos tirar del hilo metafórico del ácido úrico sin considerar los que están entrelazados con la glucosa. Ambos parámetros ayudan a completar este patrón tan complejo.

Dada la gran cantidad de efectos negativos que puede

tener el exceso de glucosa, no es ninguna sorpresa que la mayoría de las enfermedades crónicas asociadas al ácido úrico alto también tengan sus raíces en un control inadecuado de la glucosa. Sería biológicamente difícil tener uno de estos parámetros —ácido úrico o glucosa— bajo control y el otro no. Los dos biomarcadores que reflejan tanto el metabolismo de la glucosa como el de las purinas trabajan en conjunto y en cada detalle de la biología del cuerpo. Uno podría argumentar que nueve de las diez causas principales de muerte en Estados Unidos están relacionadas con la glucosa descontrolada o se ven exacerbadas por ella —¡todas menos los accidentes!—.[15] Y, por consiguiente, dado el papel estelar del ácido úrico en los procesos metabólicos, cuando este no está regulado o existe una hiperuricemia crónica se vuelve colaborador necesario. Solíamos morir sobre todo de enfermedades infecciosas y hambre, pero ahora morimos de enfermedades metabólicas.

Como ya sabes, la glucosa es un producto de la descomposición de los carbohidratos que consumimos en la dieta. Cuando la glucosa entra en el torrente sanguíneo, envía la señal al páncreas para que libere insulina, una hormona que les dice a las células que absorban la glucosa y les permite procesarla para así restaurar la concentración de azúcar en la sangre a los niveles ideales. Las mitocondrias procesan parte de la glucosa que entra en las células para formar la energía (llamada ATP) que utilizan las células. El exceso de glucosa se guarda en los músculos y el hígado como cadenas de glucosa llamadas glicógeno. La glucosa también se puede convertir en grasas (por lo general, triglicéridos) y se conserva en las células adiposas. Por otra parte, si es necesario, el cuerpo puede generar glucosa a partir de grasa o proteína por medio de un proceso llamado gluconeogénesis.

Es posible que también estés familiarizado con el hecho de que la glucosa provoca resistencia a la insulina cuando inunda de manera constante el cuerpo (como suele ocurrir cuando se produce un sobreconsumo de alimentos ultraprocesados, llenos de azúcares refinados) y provoca picos directos y perpetuos en los niveles de insulina. Con el tiempo, las células se adaptan reduciendo la cantidad de receptores en su superficie para responder a la insulina. En otras palabras, nuestras células se desensibilizan a sí mismas frente a los efectos de la insulina, como si se estuvieran rebelando contra ella. Esto provoca la clásica resistencia a la insulina, y el páncreas responde bombeando más insulina. De este modo, son precisos niveles altos de insulina para que las células absorban el azúcar, lo cual crea un problema cíclico que culmina en diabetes tipo 2.

Pero la glucosa no es la única villana. Como ya he dicho, las principales investigaciones de hoy nos indican que el ácido úrico desempeña un papel fundamental no solo en la promoción de la resistencia a la insulina y la diabetes, sino en la estimulación de la actividad de la glucosa y la insulina, intensificando y agravando aún más los problemas metabólicos.

Por definición, la gente con diabetes tiene glucosa alta, ya que su cuerpo no puede transportar el azúcar hacia las células, donde se almacenaría de forma segura para generar energía. Y este azúcar en la sangre presenta muchos problemas. A continuación haré un breve repaso.

Inflamación: La glucosa elevada de manera crónica dispara la inflamación a través de muchas secuencias, desde la liberación de moléculas inflamatorias hasta la expresión de genes inflamatorios y los efectos del aumento de peso, que suelen continuar en sintonía con la glucosa alta, ya que esta se convierte en grasa. Y sabemos que el exceso de grasa, en particular alrededor de la cintura, incita la activación celular a nivel inmunitario y promueve la secreción de grandes cantidades de químicos proinflamatorios. La diabetes, sobre todo una desregulación de glucosa, es en sí misma un estado proinflamatorio grave.

Glicación: Cuando las moléculas «pegajosas» de glucosa se adhieren a proteínas, grasas y aminoácidos (por ejemplo, el ADN) en el cuerpo, se produce una reacción química llamada glicación, que crea productos finales de glicación avanzada (AGE). Estos se unen a receptores llamados RAGE (receptores de productos finales de glicación avanzada), y todo implica inflamación, que a su vez favorece las enfermedades crónicas. El análisis de A1c para obtener el promedio de glucosa a lo largo de noventa días mide la proteína glicada (hemoglobina), así que, en un sentido literal, la A1c también es un marcador de la inflamación. Para tener una imagen de los AGE en acción, solo mira la piel de alguien que está envejeciendo de forma prematura, alguien con muchas arrugas, la piel flácida, descolorida y que va perdiendo luminosidad. Lo que ves es el efecto físico de las proteínas juntándose con azúcares renegados. La glucosa elevada también hace que los vasos sanguíneos produzcan AGE dañinos que suscitarán problemas cardiovasculares. Podemos, asimismo, consumir AGE en alimentos expuestos a altas temperaturas a traves de asados, fritos y tostados. La gente que sigue una típica dieta occidental consume muchos AGE, pero dejarás de ingerir todas estas bombas en cuanto comiences con el protocolo LUV.

Estrés oxidativo: Desde hace tiempo se comprobó que la glucosa alta está implicada en la generación de radicales libres en exceso, esas moléculas reactivas con capacidad para dañar las células. Se cree que muchas de las complicaciones vistas en la diabetes son consecuencia directa de la sobreproducción de especies reactivas de oxígeno, un tipo específico de radical libre, resultado de altas concentraciones de glucosa. Incluso los episodios breves de glucosa alta pueden dañar el tejido al generar radicales libres y reducir las cantidades de antioxidantes producidos en el cuerpo. Y demasiada actividad de radicales libres genera un estado de desequilibrio que llamo estrés oxidativo. Tal estado puede entorpecer la señalización de óxido de nitrógeno, el cual, como ya has visto, contribuye a que los vasos sanguíneos se dilaten y utilicen la glucosa. Es más, la glucosa alta también puede provocar la oxidación de ácidos grasos libres almacenados en las células adiposas, lo que contribuye a más inflamación. Por último, el exceso de glucosa provoca la oxidación de la lipoproteína de baja densidad (LDL, el colesterol malo), y esto incrementa el riesgo de acumulación de placas en los vasos sanguíneos.

Disfunción mitocondrial: Cualquier agresión hacia la función mitocondrial puede desatar incontables alteraciones de salud, ya que las células que no pueden generar energía de manera eficiente no funcionarán bien. Ya lo comenté al explicar cómo el metabolismo de la fructosa drena la energía (ATP) en las células y obstaculiza a las mitocondrias, esos preciados generadores de energía de las células. Recuerda que las especies reactivas de oxígeno infligen daño a las mitocondrias y, como resultado, se reduce la capacidad de las células de procesar el combustible en energía, lo que puede llevar a una acumulación de metabolitos de grasa tóxicos en las células. Estos metabolitos de grasa atascan el interior de la célula y afectan a la secuencia de señalización de la insulina, lo que altera todavía más el equilibrio de energía de la célula.

Cambios en la expresión de los genes: Los experimentos en que se elevan de forma drástica los niveles de glucosa en ayunas han indicado una modificación en la expresión de cientos de genes implicados en una amplia variedad de procesos celulares, desde el metabolismo energético hasta la respuesta inmunitaria. Algunos cambios en la expresión genética incluyen los que promueven más inflamación todavía.

El mensaje es claro: debemos mantener equilibrada la glucosa. No vas a poder controlar el ácido úrico sin controlar la glucosa. Desde hace poco, médicos e investigadores por igual han pedido la monitorización continua de la glucosa en personas sin resistencia a la insulina ni diabetes. ¿Por qué? Porque hay estudios que datan de hace veinte años que muestran que una elevación de azúcar en la sangre, incluso si es solo leve, está estrechamente relacionada con un incremento en el riesgo de accidentes cardiovasculares, cáncer y hasta muerte, mucho antes de que se llegue a un diagnóstico de diabetes tipo 2. Y ahora lo vemos con el ácido úrico también: los niveles elevados crónicos preceden y predicen los mismos resultados perniciosos.

En la actualidad, en Estados Unidos se usan los niveles de glucosa para detectar la presencia de prediabetes y diabetes. El Equipo de Servicios Preventivos de Estados Unidos recomienda medir la glucosa en adultos entre las edades de cuarenta y setenta años con sobrepeso u obesidad, tengan o no síntomas de diabetes. Pero existe una tendencia en aumento para examinar a todos, sin que importen su peso ni su riesgo de diabetes. Por lo menos el 50 % de las personas, cuyas cifras de glucosa las califican como prediabéticas en algún momento, desarrollará diabetes, ¡y gran parte no es siquiera consciente de su problema![16] Lo mismo pasa con el ácido úrico elevado: un inmenso porcentaje de la población va por ahí con cifras altas que se encontrarían hoy dentro de los límites normales, pero podrían no saber que han atravesado el umbral hasta que sea demasiado tarde y ya hayan desarrollado un problema metabólico.

En un artículo emblemático publicado en el *New England Journal of Medicine*, un grupo de investigadores de Israel señaló que, conforme aumenta la glucosa en ayunas de menos de 81 mg/dl hasta 99 mg/dl, hay un incremento en el riesgo de desarrollar diabetes, a veces de hasta un 300 %, a pesar del hecho de que este nivel se considera una glucosa normal en ayunas.[17] Es más, los investigadores hallaron un marcado incremento en el riesgo de enfermedad cardiovascular, ataques cardiacos e ictus trombóticos conforme aumenta la glucosa en ayunas. Este incremento en el riesgo comienza con menos de 90 mg/dl, muy por debajo del nivel tradicional normal para la glucosa en ayunas, limitado a 100 mg/dl. Conclusión: la idea de que la glucosa en ayunas menor a 100 mg/dl es segura y carece de riesgo es errónea si la intención es ayudar a la gente a mantenerse lo más sana posible.

Uno de los retos de los análisis de diagnóstico actuales de la glucosa es que no detecta problemas metabólicos con la antelación suficiente. Los estudios demuestran que en personas que al final desarrollaron diabetes, los niveles de secreción de insulina son más altos y la sensibilidad a la insulina es más baja entre tres y seis años antes del diagnóstico, comparadas con personas que no desarrollaron diabetes.[18]

Otro hecho que debería señalar es que los niveles elevados de modo permanente de la glucosa quizá no sean tan malos como las grandes fluctuaciones en las cifras de glucosa, lo que se conoce como variabilidad glicémica o excursiones glicémicas. Se cree que los picos y los desplomes excesivos de glucosa pueden llevar a subproductos metabólicos que dañan los tejidos —como los radicales libres—, a un daño en vasos sanguíneos y en el sistema nervioso, a inflamación y a la activación de una cascada de hormonas de estrés (activación del sistema nervioso simpático). La variabilidad glucémica aumenta cuando la gente pasa del *continuum* de la regulación normal de glucosa hacia la diabetes. Mientras la gente se va volviendo más resistente a la insulina, empieza a mostrar más variabilidad en los niveles de glucosa. Es otra razón de que sea importante llevar un registro de la glucosa. Puedes percibir esos picos y desplomes, y tenerlos en cuenta. Está claro que para tener una salud mejor, debes comer de una forma que produzca las mínimas fluctuaciones glucémicas, y la dieta LUV te ayudará justo con eso.

Tradicionalmente, la glucosa en ayunas se mide después de ayunar durante ocho horas, algo fácil de hacer durante la noche. Pero por los motivos que acabo de mencionar te sería de mucha más utilidad tener un monitor continuo de glucosa (MCG), un dispositivo increíble que te recomiendo que pruebes incluso si no tienes diabetes o no crees tener problemas con el equilibrio de la glucosa. Las tiras reactivas para medir los niveles de glucosa sí aportan cierta información, pero solo te dan una idea momentánea de un único momento en el tiempo, en lugar de una imagen dinámica de la fluctuación a lo largo del día. No aportan mucha información sobre tu variabilidad glucémica personal.

Aquí es donde entra la tecnología MCG. La doctora Casey Means dice que el MCG es como «una película completa de la glucosa, que recaba más información y contexto».[19] La doctora Means es cofundadora y jefa médica de la pionera empresa de salud metabólica Levels, que ofrece medidores continuos de glucosa que se sincronizan con una ingeniosa aplicación (LevelsHealth.com). Transparencia total: yo formo parte del consejo de la empresa y estoy fascinado de ver que estas tecnologías avanzadas por fin llegan a manos de personas ajenas a la comunidad médica. Para recalcar la diferencia entre medir la glucosa en un solo instante y usar un MCG, a la doctora Means le gusta señalar un estudio de la Universidad de Stanford de 2018 (en el cual no participó), en el que los investigadores descubrieron que, incluso personas consideradas dentro del rango normal por los parámetros estándar de glucosa, exhibían una variabilidad alta de glucosa con el MCG y de hecho alcanzaban rangos prediabéticos el 15 % del tiempo.[20] Por tanto, si no te mides la glucosa durante esos picos, no detectarás los niveles que avisan de un estado de prediabetes.

En otro estudio un tanto alarmante, llevado a cabo en Nueva Zelanda y Bélgica en 2016, los investigadores se centraron durante seis días en un grupo de atletas. Con el MCG descubrieron que cuatro de los diez participantes del estudio habían estado por encima de los niveles sanos de glucosa más del 70 % del tiempo total monitorizado, y tres de los diez participantes tenían niveles de glucosa en ayunas dentro del rango prediabético.[21] Es cierto, se trató de un estudio pequeño, pero se han obtenido resultados similares en investigaciones más grandes: uno documentó que el 73 % de los participantes no diabéticos sanos tenía niveles de glucosa por encima de lo normal, y dentro del rango de 140 a 200 mg/dl en algún momento del día.[22] Debo agregar que la glucosa puede empezar a matar las células beta (las que producen insulina) en niveles inferiores a 140; un estudio arrojó que personas con glucosa en ayunas entre 110 y 125 mg/dl (dentro del rango prediabético oficial) ya habían perdido hasta el 40 % de la masa de células beta.[23]

Aunque el MCG todavía no se utiliza como una herramienta de diagnóstico, auguro que lo veremos en un futuro cercano. No obstante, puedes adelantarte a la tendencia inminente y hacerte desde hoy con esta tecnología, pues puedes emplear el dispositivo para optimizar tu alimentación y así estabilizar los niveles de glucosa y minimizar la variabilidad glucémica. Una dieta como la que comparto en este libro ayuda a controlar los niveles de glucosa y a limitar las elevaciones extremas después de las comidas, lo que se conoce como hiperglucemia posprandial. Si tienes forma de estar pendiente de tu glucosa y ver hasta dónde llega después de comer, puedes hacerle a tu dieta ajustes precisos y personalizados. Esto, a su vez, te ayudará por fin a controlar el ácido úrico.

No olvides, sin embargo, que muchas cosas más allá de la dieta afectan a los niveles de glucosa y a la sensibilidad a la insulina, desde problemas de salud que puedas tener hasta los medicamentos que tomas, el paso del ritmo circadiano, el ejercicio que haces y cuánto duermes, y hasta el nivel de estrés. La glucosa elevada de manera crónica no solo altera tu sistema de respuesta al estrés, sino que un estrés crónico alto también puede afectar a la capacidad de tu cuerpo para usar la glucosa disponible. En ratones, por ejemplo, el estrés psicológico grave (al que se los somete dándoles toques en una pata repetidamente y luego haciendo que escapen de una jaula) lleva a una reducción sustancial de la eliminación de glucosa después de una sobrecarga de glucosa, y también implica una resistencia grave a la insulina.[24]

Muchos diabéticos tienen práctica en el uso de estos sistemas médicos compactos que controlan a cada instante sus niveles de glucosa casi en directo. Implica la inserción de un pequeño sensor en el abdomen (o en el brazo) con un minúsculo tubo de plástico del grosor de un cabello humano, que penetra ligeramente la capa superior de la piel. Un parche adhesivo mantiene el sensor en su lugar, lo que permite que tome lecturas de glucosa en el fluido intersticial (el líquido que rodea a las células del cuerpo) a lo largo del día y de la noche. Es preciso reemplazar los sensores cada diez o catorce días. Transmiten lecturas en directo de manera inalámbrica a un *smartphone* que despliega la información del azúcar en la sangre. Te recomiendo que los veas y que consideres añadir la tecnología MCG a tu régimen de salud y bienestar. Para obtener más detalles sobre estos dispositivos y las marcas recomendadas —aparte de la de Levels—, visita drperlmutter.com.

EL MCG APORTA A LA ESCENA PRECISIÓN Y RESPONSABILIDAD

En un mundo perfecto sería fácil controlar el consumo de azúcar para manejar la glucosa. Pero no vivimos en un mundo perfecto. De acuerdo con la Fundación del Consejo Internacional de Información Alimentaria, el 59 % de los estadounidenses dice que la información contradictoria sobre nutrición les plantea dudas respecto a sus decisiones alimentarias.[25] «Como sociedad —explica la doctora Means— nos es difícil tomar decisiones saludables de manera consistente, y la tecnología portátil quizá pueda proporcionarnos la retroalimentación necesaria para permanecer en el buen camino y ayudarnos a desprendernos de las afirmaciones del marketing alimentario y las confusas recomendaciones nutricionales, para crear un plan personalizado. Además, mantener constantes los niveles de glucosa es más complicado que seguir una lista de "come esto, evita tales alimentos"».[26] Yo no podría estar más de acuerdo.

Podríamos intentar obtener la retroalimentación de nuestra dieta al monitorizar el peso, pero es difícil vincular los pequeños cambios en la báscula con alimentos específicos. De la misma manera, los análisis de sangre para medir los niveles de colesterol y glucosa pueden darnos cierta retroalimentación sobre nuestra dieta, pero los resultados suelen reflejar un *continuum* de varios meses (o varios años). Si tus cifras se encuentran fuera de rango, un médico podrá decirte «come mejor», un consejo que carece de la especificidad necesaria para modificar el comportamiento. Pero con la tecnología portátil, con dispositivos como un monitor continuo de glucosa, es posible enfrentar sin rodeos una acción con su consecuencia. Si comes una bolsa de patatas fritas o nachos y ves un pico enorme de glucosa, por ejemplo, ya sabes qué lo provocó.

Asimismo, registrar de forma continua la glucosa puede ayudarte a asumir la responsabilidad para que te ciñas a tus metas. Y en el futuro no solo supervisarás la glucosa. Empresas como Levels están desarrollando sistemas que combinan muchos elementos de información, desde otros biomarcadores útiles, como el ácido úrico y las moléculas inflamatorias, hasta actividades como el sueño y el ejercicio.

Ventanas de alimentación

Cuándo comes es tan importante como qué comes. Al menos es lo que dicen las estadísticas. Piensa en ello así: cada hormona, químico cerebral y expresión genética de tu código genético —tu ADN— se comporta de diversas maneras a lo largo de las 24 horas del día, y los ritmos de tu cuerpo, incluyendo los patrones de alimentación y sueño, tienen un impacto en este comportamiento. Incluso tu microbioma intestinal sigue el ciclo circadiano del cuerpo: cuando pasas varias horas sin comer, por ejemplo, el ambiente de tu intestino cambia, y eso influye en la composición bacteriana y en el comportamiento colectivo del microbioma.

Piénsalo: nuestros ancestros no tenían la posibilidad de comer varias veces al día y añadir aperitivos, y está claro que no rompían el ayuno cada mañana con una comida abundante (tenían que cazar y recolectar a lo largo del día, lo más probable es que comiesen en abundancia hacia la tarde o la noche). Nuestras prácticas alimentarias modernas son más un producto de la cultura y el hábito en una tierra de abundancia que cualquier otra cosa. Aunque se nos ha dicho en el pasado que debemos comer con frecuencia para prevenir que el cuerpo entre en un modo de hambre y poder mantener en marcha el metabolismo, nada más lejos de la realidad. El cuerpo humano está diseñado para el ayuno recurrente. Me atrevería incluso a decir que el cuerpo humano prefiere y espera ayunar con frecuencia. Es como se restablece, se refresca y se limpia de manera automática, es como forzar el reinicio del ordenador. Como dijo Benjamin Franklin: «La mejor de todas las medicinas es el descanso y el ayuno». En pocas palabras, negarle a tu cuerpo nutrientes de forma temporal por medio de la práctica segura de restringir los tiempos de alimentación es una de las mejores formas de estimular la integridad de las células.

El doctor Satchidananda (Satchin) Panda, del Instituto Salk para Estudios Biológicos, autor de *Activa tu ritmo biológico*, sabe bastante sobre el respeto al reloj fisiológico personal a través de la práctica de las ventanas de alimentación (VA), o lo que algunas personas prefieren llamar ayuno intermitente.[27] El doctor ha dedicado su vida a la investigación de VA. De hecho, se le atribuye haber descubierto que la sección del hipotálamo llamada núcleo supraquiasmático (NSA) es el centro del reloj maestro del cuerpo y recibe información directamente de los sensores de luz que se encuentran en los ojos. El doctor Panda descifró cómo funcionan estos sensores oculares y los cronómetros celulares en otras partes del cuerpo para mantener al cuerpo entero sujeto a su horario. También descubrió un nuevo sensor de luz azul en la retina, que mide el nivel de luz ambiental y ajusta el reloj innato del cuerpo para que este sepa cuándo debe dormir y despertar cada día.

En el proceso de explorar cómo funcionan los ciclos diarios del hígado, el doctor Panda se dio cuenta de que los ratones que comen dentro de un periodo restringido de tiempo —de 8 a 12 horas de duración— se volvían más delgados y sanos que los que comían una cantidad equivalente de calorías dentro de una ventana más amplia de tiempo.[28] Esto mostró que el tiempo sí importa en realidad: limitar el consumo calórico a un periodo de 8 a 12 horas, como las personas hacían hasta hace un siglo, puede ayudar a prevenir el colesterol alto, la diabetes y la obesidad. Panda también descubrió que el reloj circadiano incluso modera el sistema inmunitario. Los ratones que carecían de una molécula circadiana esencial tenían niveles más altos de inflamación que otros.

Las investigaciones complementarias del doctor Panda y otros científicos en todo el mundo sobre la restricción del tiempo de alimentación y el metabolismo indican que acotar las comidas a una ventana de entre 8 y 12 horas puede mejorar la sensibilidad a la insulina, la presión sanguínea, el metabolismo de lípidos (la quema de grasa) y la función de los riñones, el hígado, el cerebro, el páncreas, el intestino (digestión y microbioma) y el sistema inmunitario. Lo más relevante para el tema que nos compete es que reduce la inflamación y ayuda a disminuir el ácido úrico a largo plazo por sus efectos beneficiosos en el manejo del peso y el metabolismo. El pico temporal de ácido úrico durante el periodo de ayuno a corto plazo —el cual es solo eso, a corto plazo— merece la pena por el resultado final: menos peso, más salud metabólica y un manejo más sencillo del ácido úrico.

En el otoño de 2021 el doctor Panda publicó un estudio que reducía todavía más el tiempo a una ventana de 8 a 10 horas, con lo que de nuevo demostró que consumir las calorías diarias en ese marco de tiempo es una estrategia poderosa para prevenir y controlar enfermedades crónicas, como la diabetes y la cardiopatía.[29] También mejora el sueño y la calidad de vida en general. Cuando lo entrevistaron por sus últimos hallazgos aprovechó para sacar a colación una buena baza: las VA requieren menos matemáticas que contar calorías; es fácil seguir y respaldar la sincronía de la programación interna del cuerpo.[30]

Durante el periodo de ayuno, las células se encuentran bajo un ligero estrés, una «buena» clase de estrés, y responden a este estimulando la capacidad para lidiar con él y, así, resistir la enfermedad. Como mencioné antes, aunque ayunar puede causar una elevación temporal del ácido úrico, el resultado merece la pena porque los beneficios de ayunar eclipsan la elevación pasajera del ácido úrico. Incluso aunque pongas en práctica las VA con regularidad, las recomendaciones que describo en la segunda parte no provocarán hiperuricemia crónica. No lo vas a llevar siempre al extremo.

Una persona normal con sobrepeso, que se pasa el día picando comida y consume muchos carbohidratos, está acostumbrada, a nivel celular, a quemar glucosa en lugar de grasa. Esta persona quizá también tenga resistencia a la insulina, y ahora ya sabes cuál es la causa; estos niveles elevados de insulina promueven a su vez la reserva de grasa y la supresión de la movilización de esta, es decir, que la grasa se queda guardada en las células adiposas. La gente común por lo menos come dentro de un periodo de 12 horas. De hecho, en un estudio realizado por el doctor Panda con la aplicación myCircadianClock, que él mismo desarrolló, descubrió que más de la mitad de los adultos que usan la aplicación come ¡a lo largo de 15 o más horas todos los días![31] Esta clase de alimentación constante es lo que dispone el escenario para padecer trastornos metabólicos, sin mencionar que es un factor de riesgo garantizado para hiperuricemia, aumento de peso, obesidad, resistencia a la insulina, diabetes, inflamación y enfermedades crónicas.

Existen muchas formas distintas de restringir las ventanas de alimentación, pero una manera sencilla de emprender esta práctica es encontrar las horas durante las que puedas consolidar el consumo calórico del día. Yo recomiendo empezar con una ventana de doce horas y luego intentar reducirla a diez, o quizá hasta ocho horas, incrementando el intervalo de ayuno (te daré algunos ejemplos de horarios en la segunda parte). Por lo general, después de la comida más reciente se tardan doce horas en entrar en estado de ayuno y empezar a recibir sus beneficios biológicos. Por ello, saltarse el desayuno de forma ocasional es un recurso sencillo, que no requiere casi esfuerzo para alcanzar un estado de ayuno mientras obtienes ventaja de la abstinencia natural durante la noche y retrasas el primer alimento del día unas cuantas horas. Las personas sanas que no tienen condiciones médicas subyacentes y no toman medicamentos para la diabetes pueden ayunar durante largos periodos sin sufrir hipoglucemia, ya que la hipoglucemia no diabética es bastante rara y suele estar vinculada a ciertos medicamentos.[32]

Y no creas que el ayuno propicia la pérdida de masa muscular: resulta que los niveles de hormona del crecimiento se incrementan durante los periodos de ayuno, lo que puede contribuir a la conservación del músculo. La liberación de hormona del crecimiento durante el ayuno tiene sentido desde una perspectiva evolutiva: cuando nuestros ancestros pasaban largos periodos sin comida, tenían que permanecer fuertes mental y físicamente o no iban a poder encontrar comida, con lo que se arriesgarían a la extinción. Y en contra de lo que indican las creencias populares, el metabolismo no se desacelera durante el ayuno. Puede incluso acelerarse, sobre todo cuanto más dure el ayuno. En estudios con personas que ayunan hasta durante 72 horas, las investigaciones demuestran que el sistema nervioso simpático de pelea o huida se activa y que liberan bioquímicos que avivan el metabolismo, como adrenalina (epinefrina), norepinefrina y dopamina.[33] De nuevo, evolutivamente tiene sentido: queremos que el sistema nervioso simpático se active durante el día para que podamos encontrar agua y comida, y luego nos apoyamos en el sistema nervioso parasimpático de descanso y digestión en la noche y durante una comida.

Un último punto que es preciso señalar sobre las VA: cuando el cuerpo entra en un estado prolongado de ayuno se dispara la autofagia, que definí en el capítulo 1. Se trata de un proceso celular importante que ayuda al cuerpo a limpiarse y desintoxicarse. Y adivina qué promueve la autofagia: la AMPK, la molécula antienvejecimiento que convierte el cuerpo en una máquina quemagrasa. Cuando se activa la AMPK, también les dice a las células que eliminen contaminantes internos a través de la autofagia. Y con este proceso le damos un impulso a nuestro sistema inmunitario, a la vez que reducimos en gran medida el riesgo de desarrollar cáncer, cardiopatías, inflamación crónica y trastornos neurológicos, desde depresión hasta demencia. También apoyamos a las mitocondrias, ya que la autofagia regula las funciones de los generadores de energía celular.

Gran parte de lo que sabemos hoy sobre la autofagia proviene del estudio de las levaduras, los ratones y las ratas. Pero hay estudios piloto con humanos que empiezan a mostrarnos el poder potencial de las VA al promover la autofagia: un interesante estudio de 2019, realizado por la Universidad de Alabama en Birmingham y el Centro de Investigación Biomédica Pennington, documentó los efectos positivos de las VA para mejorar los niveles de glucosa, los marcadores del reloj circadiano, el envejecimiento y la autofagia en humanos.[34] Un grupo de adultos con sobrepeso participó en un estudio transversal aleatorio, en el que comían entre las ocho de la mañana y las dos de la madrugada (lo que se llama una ventana temprana) y entre las ocho de la mañana y las ocho de la tarde (el horario de control). Se llevó a cabo durante cuatro días seguidos. Todos los participantes pasaron por una revisión continua de glucosa y se tomaron muestras de sangre para medir los factores de riesgo cardiometabólicos, las hormonas y la expresión genética en células sanguíneas enteras.

Mientras que a los investigadores les resultó sencillo registrar los efectos metabólicos positivos de las VA al analizar la química sanguínea de elementos como glucosa, insulina y lípidos, también pudieron documentar los efectos que se produjeron en la expresión de los genes que guardan una relación consabida con los ritmos circadianos y la autofagia. Comparado con el horario de control, durante el que los participantes comían de ocho de la mañana a ocho de la tarde, el horario de las VA proporcionó recompensas a los participantes en forma de un mejor control de la glucosa, metabolismo de lípidos y expresión genética relacionada con el reloj circadiano y la longevidad. Los investigadores concluyeron que una VA también podía aumentar la autofagia y tener efectos antienvejecimiento en humanos.

Claro, se trató de un estudio muy limitado que siguió a un puñado de personas, y la mayoría de los estudios sobre autofagia desarrollados hasta hoy demuestran que puede suponer hasta dos días de ayuno para que los humanos promuevan la autofagia de una forma significativa. Pero creo que vale la pena mencionar este importante proceso que se explorará en procesos futuros que descubrirán cómo podemos activar la autofagia en el cuerpo sin necesidad de pasar días sin comer. Además del ayuno, otros hábitos, como el ejercicio y el descanso adecuado, ambos partes del protocolo LUV, contribuirán a estimular la autofagia. Es importante saber que este proceso no es un interruptor que se enciende y se apaga; es más bien un regulador, siempre encendido hasta cierto grado en el cuerpo, y será mejor para nosotros si conseguimos subirle la intensidad con mayor frecuencia. La combinación de las VA con el movimiento adecuado y un descanso suficiente nos ayudará a lograrlo.

Comida. Sueño. Suplementos. Movimiento. Madre naturaleza. Tiempos de alimentación. Estos son algunos de los elementos principales en los que te enfocarás en el plan de acción LUV, junto con unos cuantos añadidos opcionales, pero muy recomendables, como análisis (sobre todo de ácido úrico y glucosa) y ayuno de un día entero antes de empezar con el programa. Aunque este protocolo solo dura tres semanas, es tu plataforma de lanzamiento hacia una nueva forma de vida. Prepárate...

SEGUNDA PARTE

Vuelta en U

El plan de acción LUV

Ahora que has llegado hasta esta parte del libro me gustaría darte la enhorabuena. Han sido unas páginas con mucha teoría, lo sé. Pero ya has descubierto una de las herramientas más novedosas para preparar el cuerpo para una vida sana, longeva y en forma: reducir los niveles de ácido. Me refiero al ácido úrico. Si todavía no has empezado a cambiar algunas cosas a partir de lo que has leído (¡deja ese refresco!), esta es tu oportunidad. En esta sección del libro seguirás un programa estructurado de tres semanas durante las cuales vas a rehabilitar tu metabolismo con la dieta LUV (recuerda, LUV significa 'valores úricos más bajos'); incorporarás algunos hábitos complementarios que sostendrán la renovación en la forma de sueño reparador, movimiento cotidiano, inmersión en la naturaleza y ventanas de alimentación para comer, y aprenderás a convertir este nuevo esquema en un hábito.

Es sorprendente, pero solo el 12 % de los estadounidenses —apenas una de cada ocho personas— se considera metabólicamente sano.[1] El otro 88 % presenta una o más características que indican una disfunción metabólica. Por definición, una persona metabólicamente sana es alguien con niveles saludables de glucosa, triglicéridos y colesterol HDL (lipoproteína de alta densidad), junto con lecturas adecuadas de presión sanguínea y medidas de cintura... sin necesidad de ningún medicamento. Es un estándar alto que la mayoría de las personas no cumple. Vamos a tratar de ingresar en ese club selecto y mejorar nuestras cifras. Ya que todos los tipos de células necesitan energía para funcionar, la disfunción metabólica no discrimina. Cuando la condición metabólica es pobre, los efectos pueden ser vastos y diversos, tanto sutiles como manifiestos. Al medir el ácido úrico, la nueva herramienta que vas a emplear para manejar tu salud en general, serás capaz de mantenerte en el rango óptimo de un metabolismo sano y podrás evitar cualquier fallo inminente que pueda llevarte a desarrollar enfermedades.

La meta, por supuesto, es llegar a un punto en el que tu metabolismo funcione y te sientas lleno de energía. Más allá de controlar el ácido úrico, esto implicará un progreso significativo en el funcionamiento de tu cuerpo en todos los ámbitos. Con toda seguridad pasarás a tener el control de los niveles de glucosa e insulina, de los parámetros inflamatorios, de la presión y hasta de los lípidos en sangre. Como consecuencia, reducirás la grasa y la circunferencia abdominal, por no hablar de los factores de riesgo de toda clase de trastornos y enfermedades. Y tendrás abundantes recompensas mentales también: más confianza, más motivación para superar el estrés de la vida y más inspiración para ser productivo. En resumidas cuentas, tu vida será más satisfactoria.

Introducir cambios en el estilo de vida, incluso pequeños, puede parecer abrumador al principio. Tal vez te preocupe cómo evitar tus hábitos. ¿Te sentirás controlado y hambriento? ¿Echarás de menos tus amados refrescos y postres? ¿Te parecerá imposible mantener esta nueva filosofía para siempre? ¿Es posible seguir este programa dado el tiempo que tienes y tus compromisos? ¿Y llegará el momento en el que seguir estas indicaciones te resulte natural?

Este programa tiene todas las respuestas. Es sencillo y directo, y ofrece el equilibrio perfecto entre estructura y adaptabilidad a tus preferencias personales. Acabarás mi programa de tres semanas con el conocimiento y la motivación para seguir por el camino de la salud el resto de tu vida, con el ácido úrico bajo control. Cuanto más te ciñas a las indicaciones, más rápido se reducirán los niveles de ácido y antes experimentarás los resultados positivos.

Tienes el poder de acabar con el caos metabólico en que es probable que se haya encontrado tu cuerpo durante años, para así transformar el metabolismo a tu favor. Recuerda, quieres activar la AMPK, el interruptor quemagrasa de limpieza celular. Todo gira en torno al control de los niveles de ácido úrico.

Consultar con el médico antes de empezar este programa, en particular si tienes cualquier problema de salud, es una buena idea. Es muy importante sobre todo si vas a optar por el ayuno de un día, descrito en el apartado «Ayuno opcional» en la página 225. En el transcurso de los siguientes 21 días alcanzarás tres metas importantes:

- Aprenderás a verificar tus niveles de ácido úrico y glucosa con regularidad.
- Te alejarás de los promotores de ácido úrico, incluyendo tanto los de la dieta como los que sean resultado de hábitos como dormir mal y no hacer suficiente ejercicio.
- Establecerás un nuevo ritmo y continuarás con estos hábitos saludables el resto de tu vida.

Empezarás introduciendo pequeñas modificaciones alimentarias y sumando suplementos específicos que te ayudarán a bajar los niveles de ácido úrico. Luego te concentrarás en dormir, hacer ejercicio, salir a la naturaleza y restringir el tiempo para comer. He dividido el programa en tres semanas y cada una está dedicada a ciertas metas en concreto. En los días previos a la primera semana («Enciende motores») te recomiendo que visites a tu médico y te sometas a ciertos análisis para que tener una referencia de tu estado de salud metabólico. Durante este tiempo también aprenderás sobre los suplementos para reducir el ácido y empezarás a tomarlos, considerarás la monitorización continua de la glucosa (por motivos que pronto sabrás) y te plantearás ayunar durante un día completo para poner en marcha el programa.

Durante la semana 1, «Cómo renovar tu metabolismo con la dieta LUV», empezarás con el menú y aplicarás las recomendaciones alimentarias, además de empezar a medir la glucosa y el ácido úrico. Entonces aprenderás a apreciar el poder de la comida como medicina. Muchos alimentos contienen compuestos naturales que actúan como fármacos y contribuyen a reducir el ácido úrico. Un dato importante: el nivel de ácido úrico en el torrente sanguíneo depende de cuánto se produce y cuánto se excreta. Recuerda, el paso final en la producción de ácido úrico en tu cuerpo depende de la acción de la enzima xantina oxidasa. Cualquier cosa que pueda inhibirla reducirá la producción de ácido úrico. Así es como funcionan los medicamentos para reducir los niveles de ácido úrico, como el alopurinol. Pero algunos alimentos, como ya mencionamos, contienen inhibidores naturales de la xantina oxidasa, en particular los que se componen de ciertos tipos de flavonoides, que se encuentran en muchas frutas y verduras. Los flavonoides son sustancias naturales (fitonutrientes) de las plantas, que tienen poderosas propiedades antioxidantes y antiinflamatorias. Las plantas los producen para protegerse, pero tienen múltiples aplicaciones en la medicina humana.

Durante la semana 2, «Sueño, movimiento, naturaleza y ventanas de alimentación», te recomiendo que empieces un programa de entrenamiento y te doy ideas para incrementar el movimiento a lo largo del día. También te ofrezco consejos para mejorar los hábitos de sueño, aprovechando el poder de la madre naturaleza, y del tiempo para comer.

Durante la semana 3, «Aplica LUV y vive bien», te centrarás en combinar todos los elementos de este programa mientras te proporciono estrategias para que introduzcas en tu vida de forma permanente estos nuevos comportamientos. No se trata de un programa de tres semanas; es un modelo para la vida, y esas tres primeras partes constituyen el periodo de adaptación para que puedas seguir este nuevo patrón.

No desconfíes de tu capacidad para tener éxito: si necesitas darte más tiempo para adoptar esta nueva forma de alimentación, tómatelo con más calma. Emplea dos semanas para enfocarte solo en la alimentación y luego introduce el resto: el ejercicio y la atención a los hábitos de sueño. Ve a tu propio ritmo. Considera que estas tres semanas son tu punto de partida. Las recompensas valdrán el tiempo y el esfuerzo que le dediques al proceso. No volverás a los viejos hábitos que te mantenían estancado en esa vorágine metabólica, así que dale la bienvenida a esta nueva forma de vida.

7

Preparación a LUV

Enciende motores

> Mantener el cuerpo en buen estado de salud es un deber...; de lo contrario no seremos capaces de mantener nuestro pensamiento fuerte y claro.
>
> GAUTAMA BUDA

Melissa, una ocupada mujer de negocios y madre de dos hijos, tenía apenas cuarenta años cuando se dio cuenta de que tenía lagunas en el pensamiento y la memoria; se preocupó tanto que buscó ayuda. A su parecer, se alimentaba bastante bien, hacía ejercicios de fuerza y cardio varias veces a la semana, así que no entendía por qué tenía poca energía todo el tiempo y una especie de «niebla mental» permanente, como ella la llamaba, que la hacía en extremo olvidadiza. Parecía que las conversaciones recientes se le borraban de la mente y necesitaba poner alarmas todos los días para que no se le olvidara recoger a sus hijos del colegio. Hacia las seis de la tarde, Melissa ya estaba lo bastante cansada como para acostarse: mentalmente agotada y físicamente exhausta. Al mismo tiempo, sus noches eran pura ansiedad mientras cuidaba a su hijo, que tenía berrinches con frecuencia. A pesar de prestarle atención a su dieta personalizada, cada vez se sentía menos capaz de evitar los antojos de azúcar, así que empezó a darse atracones, sobre todo por las noches. En un intento por mejorar el sueño aumentó las rutinas de ejercicios y hasta fue a ver a un naturópata.

¡Pero no funcionó! Nada le servía hasta que descubrió mis libros y aprendió a estimular la salud mental a través de la alimentación. Tan pronto como dejó el trigo, el gluten y el azúcar, en particular la fructosa, que se colaba en su dieta sin que ella se diera cuenta, empezó a tener cambios positivos en su biología y a experimentar mejoras tremendas en el cuerpo... y el cerebro. También redujo el consumo de carne y se enfocó en una dieta más vegetal.

«Me siento increíble», escribió en mi página web, en la que me encanta recopilar historias reales de éxito, de personas que hacen suyas mis lecciones. «Pienso con claridad; de hecho, siento que mi mente se aclara más cada día. ¡Creo que se me había olvidado lo que es tener la mente despejada! Empiezo a recordar dónde he dejado las cosas o las conversaciones que acabo de tener. La niebla mental ha desaparecido por completo. Ya no tengo antojos incontrolables de comida. Como menos. No recurro a los atracones ni me estreso en la cena. Es así de simple, me alimento como una persona normal». Melissa se sentía triunfante al despertar cada mañana con agudeza mental y sintiéndose bien consigo misma. Al fin se sentía equilibrada, algo con lo que siempre había luchado. Lo mejor de todo es que modificó sus hábitos alimentarios, que imitaban la dieta LUV, y al llevar esta nueva forma de alimentación a casa, con su familia, también notó cambios en el comportamiento de sus hijos: muchos menos berrinches y problemas de comportamiento. Fue bueno para toda la familia.

Testimonios como este son la razón de que yo siga escribiendo y enseñando, además de diseñar programas prácticos y eficaces para ayudar a personas como Melissa y su familia. Después de todo, nunca se trata solamente de una sola persona. Cuando una persona dentro de una familia introduce cambios en su estilo de vida, esa modificación suele afectar a los demás. Piensa en ello mientras sigues este camino y pones en práctica mis estrategias. Confío en que, sin que sea importante cuáles son tus condiciones concretas y las de tus seres queridos, encontraréis un alivio colectivo y una nueva fórmula para vivir. Y si consideras que tú y los tuyos ya estáis sanos, prepárate para una nueva carga de energía. Siempre se puede mejorar.

Análisis de laboratorio

Antes de comenzar el programa de alimentación es recomendable haberse hecho los siguientes estudios si es posible. He incluido los indicadores de niveles óptimos donde procedía. La mayoría de los análisis se pueden hacer en centros de aná-

Análisis	Nivel ideal
Glucosa en ayunas	<95 mg/dl
Insulina en ayunas	<8 µUI/ml (idealmente, <3µIU/ml)*
Hemoglobina A1c	4,8 a 5,4 %
Proteína C reactiva	0,00 a 3,0 mg/l (idealmente, menos de 1,0 mg/l)
Ácido úrico	5,5 mg/dl o menos

* La abreviatura «µUI/ml» significa «microunidades internacionales por mililitro».

lisis clínicos. Si acabas de visitar a tu médico, puedes llamar y pedir una copia de tus análisis rutinarios; todas las cifras siguientes suelen formar parte de las revisiones médicas de rutina o durante alguna visita por un problema en particular.

Tal vez te lleve varios meses ver mejorías espectaculares en algunos de estos parámetros, sobre todo en la hemoglobina A1c, que indica tu nivel medio de glucosa durante más o menos los últimos tres meses (también llamada HbA1c). Pero, si sigues este programa desde el día 1, verás cambios positivos en el ácido úrico, la glucosa y la insulina en apenas tres semanas, algo que te motivará a seguir adelante. Recuerda que los hombres suelen tener niveles más altos de ácido úrico que las mujeres, sobre todo por dos motivos: tienden a comer más carne y el estrógeno ayuda a mantener los niveles de ácido úrico bajos en las mujeres premenopáusicas (pasada la menopausia, los niveles de ácido úrico suben). La mayoría de los laboratorios no resaltará un nivel de ácido úrico hasta que llegue a 7,5 mg/dl, y tal alerta solo pretende señalar el peligro de gota y problemas en los riñones. Pero nosotros podemos hacerlo mejor. Esto afecta a mucho más que a la gota y las afecciones renales.

Como te imaginarás, los dos análisis que te recomiendo son de ácido úrico y glucosa, aunque, de todas maneras, puedes seguir este programa y excluir los análisis si no son de tu agrado o si quieres esperar hasta haber cogido ritmo con el programa principal. Si nunca te has hecho esos análisis (o no sabes si los has hecho), también está bien. Soy consciente de que le hablo a un público extenso, incluyendo *biohackers* —gente que presta mucha atención a su salud y registra sus cifras religiosamente con lo último en tecnología—, así como personas que no se basan en análisis de sangre y en cambio prestan atención a otros parámetros: cómo se sienten, cómo se ven, cómo duermen por la noche y cuál es su nivel de energía. Y está bien. Haz lo que se adapte a tus necesidades personales. Es posible que este protocolo de estilo de vida sea suficiente para empezar; siempre puedes incorporar los análisis más adelante.

Si deseas empezar este programa haciéndote los análisis, cuenta con revisarte los niveles de ácido úrico por lo menos una vez a la semana, y al menos una vez cada dos semanas más adelante. Una marca que recomiendo para medir el ácido úrico es UASure, y se encuentra disponible en línea (uasure.com). Es una forma sencilla y rápida de medirte los niveles de ácido úrico en la sangre en cualquier momento con una punción indolora en el dedo. El dispositivo cuesta alrededor de setenta dólares y bien vale la pena la inversión. Como ya he dicho, intenta tomar las medidas a primera hora de la mañana, antes de comer o de hacer ejercicio. Elige un día y márcalo en el calendario.

Para la glucosa, haz el análisis mínimo una vez a la semana, también al despertar, antes de comer o de hacer ejercicio (señálalo también en un calendario; puedes hacer ambas pruebas, la de ácido úrico y glucosa, al mismo tiempo). En la farmacia encontrarás diversas marcas para medir la glucosa. Si quieres que la medición sea más precisa, usa un monitor continuo de glucosa (MCG), que ya introduje en el capítulo 6. La tecnología MCG es una herramienta mucho más útil, que revisa de forma automática tus niveles de glucosa durante todo el día. Te ayuda a encontrar patrones en los cambios de niveles. Siempre puedes empezar con un medidor de glucosa tradicional y añadir un dispositivo MCG a tu rutina más adelante. De nuevo, haz lo que consideres más apropiado para ti.

Recuerda que el ácido úrico puede subir después de comer alimentos altos en fructosa, alcohol o purinas; también puede verse afectado por el ayuno y por una dieta cetogénica.

El ejercicio fuerte e intenso, como entrenar para un triatlón, correr una maratón o hacer entrenamiento de intervalos de alta intensidad (HIIT), puede elevar el ácido úrico de manera temporal si existe una lesión muscular. Pero no olvides que el ejercicio regular se asocia al ácido úrico más bajo a la larga. Los beneficios de practicar deporte sobrepasan por mucho cualquier riesgo de un aumento pasajero del ácido úrico. Este también puede subir muy deprisa con estrés por calor, así que, si eres alguien que disfruta, por ejemplo, del vapor o la sauna, podrías encontrarte con un pico inmediato. Cuando registres tus niveles, solo ten presente qué ocurre en tu entorno para que puedas observar la respuesta de tu cuerpo y establecer conexiones reales.

Comienza a tomar tus suplementos para bajar el ácido

Vas a empezar un régimen diario de suplementos nutricionales diseñados en exclusiva para disminuir el ácido. Los suplementos que menciono abajo no son los únicos que podemos considerar, pero me centro en las superestrellas, los que están muy documentados en la literatura científica por su capacidad para reducir el ácido úrico. (Consulta el capítulo 6 para ver todos los detalles científicos).

Puedes encontrar los suplementos en herbolarios, la mayoría de las farmacias, en algunos supermercados y en línea. Puedes aprender más sobre suplementos en mi página web, drperlmutter.com. Por lo general, es mejor tomarlos a la misma hora todos los días, para que no se te olvide. La mayoría prefiere hacerlo por la mañana.

Quercetina	500 mg al día
Luteolina	100 mg al día
DHA	1.000 mg al día
Vitamina C	500 mg al día
Clorela (*C. vulgaris*)	1.200 mg al día

Otros suplementos opcionales: probióticos

Como he explicado en la primera parte, la salud de tu microbioma intestinal afecta a tu metabolismo, y la gente que padece ácido úrico elevado de forma crónica tiende a albergar biomas no sanos. Puedes hacer muchas cosas para mejorar la salud de tu microbioma intestinal, incluyendo comer alimentos fermentados, ricos en probióticos, como kimchi y yogur fermentado, además de añadir alimentos ricos en prebióticos a tu plato. Los prebióticos son como fertilizante para tus microbios; los ayuda a crecer y reproducirse. Puedes encontrarlos en alimentos comunes, como el ajo, la cebolla, el puerro y los espárragos. Además, muchos alimentos prebióticos inhiben la enzima necesaria para generar ácido úrico, así que obtienes un beneficio doble. También puedes ayudar a tus microbios intestinales evitando los organismos genéticamente modificados (OGM) y comiendo alimentos orgánicos cuando te sea posible. En estudios con animales, se ha demostrado que los herbicidas utilizados en las cosechas de OGM alteran de forma negativa el microbioma.

Ya he escrito de manera extensa sobre el microbioma y he dado recomendaciones para suplementarlos en el libro *Ali-*

menta tu cerebro. Ya que los probióticos calman la inflamación del cuerpo y mejoran el metabolismo del ácido úrico y el azúcar, pueden ser un añadido adecuado para tu régimen de suplementación. Los recomiendo insistiendo en ello, pero considero que son opcionales porque me doy cuenta de que a muchas personas no les gusta tomar más de cinco suplementos al día. En la actualidad se están llevando a cabo estudios para comprender la conexión específica entre la suplementación con probióticos y la reducción del ácido úrico, en particular para identificar las cepas que mejor sirven para ello. El vínculo podría ser menos directo que con los demás suplementos de la lista. No obstante, los probióticos servirán de apoyo para una buena digestión, para el metabolismo, los niveles de inflamación y, por ende, los niveles de ácido úrico, así que te invito a agregarlos a tu régimen si es posible.

Para encontrar probióticos de la mejor calidad, acude a una tienda que sea conocida por su sección de suplementos naturales y habla con el encargado que esté más familiarizado con la gama de marcas de la tienda, alguien que pueda ofrecerte una opinión neutral. Los probióticos no están regulados por la Administración de Alimentos y Medicamentos de Estados Unidos, así que no acabes comprando una marca cuya publicidad no se corresponda con los ingredientes reales. Los precios también pueden variar mucho. El encargado puede ayudarte a navegar por toda la nomenclatura, ya que algunas cepas se venden con diversos nombres. La mayoría de los productos contienen varias cepas, y yo siempre les recomiendo a mis pacientes que busquen suplementos que contengan hasta doce cepas distintas en una fórmula probiótica de amplio espectro y alta potencia. En especial, debes buscar cepas de los géneros *Lactobacillus*, *Bifidobacterium* y *Bacillus*. Son los que están respaldados por las mejores investigaciones y estadísticas. Asegúrate de comprar probióticos etiquetados como hipoalergénicos y sin OGM. Los probióticos se deben tomar con el estómago vacío, justo antes de una comida.

Ayuno opcional

Lo ideal sería comenzar la semana 1 después de haber ayunado durante todo un día. El ayuno es una forma excelente de acelerar la transformación metabólica de tu cuerpo y aportar una base sólida a tus nuevos hábitos. A muchas personas les funciona mejor ayunar en domingo (después de una última comida el sábado por la noche) y empezar el programa en lunes. O podrías comer por última vez el viernes por la noche y empezar el programa el domingo por la mañana.

El protocolo de ayuno es sencillo: ningún alimento, pero mucha agua durante un periodo de 24 horas. Evita también la cafeína. Si tomas algún medicamento, adelante, sigue con él (pero si se trata de medicamentos para la diabetes, por favor, consulta primero con tu médico). Si la idea de ayunar te intimida demasiado, será suficiente con que te desintoxiques de los elementos que he recogido en la lista «No» (ver p. 234) durante unos cuantos días mientras preparas tu cocina. Cuanto más adicto sea tu cuerpo a los carbohidratos y a los azúcares que elevan el ácido úrico, mayor será el reto. Cuando ya hayas establecido la dieta LUV de por vida y quieras ayunar para obtener beneficios adicionales, puedes intentar un ayuno de 72 horas, pero asegúrate de hablarlo con tu médico con antelación, sobre todo si padeces cualquier problema médico que debas considerar. Te recomiendo que ayunes por lo menos cuatro veces al año, 24 horas en cada ocasión, durante los cambios de estación (por ejemplo, en la última semana de septiembre, diciembre, marzo y junio). Mientras ayunas, puedes dejar de medirte los niveles de ácido úrico hasta 24 horas después de haber concluido el ayuno. O, si te parece experimentar cómo afecta el ayuno a tus niveles de ácido úrico, toma una muestra antes, durante y después.

Cetosis opcional

Si quisieras modificar la dieta LUV para cumplir con la fórmula cetogénica, te explico cómo hacerlo en drperlmutter.com. Me he abstenido de hacerlo en el libro porque la mayoría de las personas no se inclina por la opción cetogénica y seguir la esencia de la dieta LUV es suficiente para iniciar la transformación. No obstante, te daré una breve introducción a esta dieta en caso de que no estés familiarizado con ella.

La dieta cetogénica es una de las dietas más comentadas hoy en día, y como médico la he recomendado como una intervención prescrita para pacientes que sufren una amplia gama de malestares y como sugerencia general para quienes buscan optimizar el metabolismo, el peso, la salud cognitiva y los niveles de ácido úrico.

Quizá hayas escuchado a celebridades, atletas y vecinos hablar maravillas de los beneficios de esta forma de alimentación. Los estudios apoyan su rápido crecimiento en popularidad: la dieta cetogénica ha demostrado que reduce el riesgo de cardiopatía, mejora la sensibilidad a la insulina y el control glucémico en la diabetes tipo 1 y tipo 2, ayuda a personas que lidian con la obesidad a disminuir su IMC e incluso mejora o controla síntomas de afecciones neurodegenerativas debilitantes, como la enfermedad de Parkinson y la epilepsia. Incluso hay pruebas de que una dieta cetogénica puede desempeñar un papel fundamental en el tratamiento del cáncer. Si se adopta de manera adecuada, una dieta cetogénica puede ser una herramienta muy poderosa en la lucha contra una gran variedad de enfermedades crónicas. Existen pruebas de que la dieta puede ayudar a reducir la inflamación de las articulaciones característica de la gota. Pero el mayor beneficio de la dieta cetogénica para cualquier aspecto relacionado con el ácido úrico es su efecto en la pérdida de peso. En pocas palabras, y lo he estado reiterando a lo largo del libro, así que no debería sorprenderte, la pérdida de peso es la forma más eficaz de reducir los niveles de ácido úrico y prevenir episodios de gota. Y, para muchos, las dietas cetogénicas son la clave para perder peso..., lo que a su vez reducirá el ácido.

Aunque pueda parecerte que la dieta cetogénica es un invento reciente, en realidad se parece a la forma de comer de nuestros ancestros antes de que el surgimiento de la agricultura permitiera el cultivo de cosechas básicas, como trigo y maíz, que son ricas en carbohidratos y azúcares, sobre todo en sus formas procesadas. Nuestros ancestros ingerían una gran variedad de plantas silvestres y animales, y menos carbohidratos y azúcares de los que consumimos hoy. Esta dieta forzó un estado de cetosis en el cuerpo de nuestros ancestros: quemaban grasa, o cuerpos cetónicos, como combustible, en lugar de carbohidratos..., el objetivo principal de la dieta cetogénica.

Para alcanzar la cetosis, uno debe consumir una dieta abundante en grasas saludables y muy reducida en carbohidratos y azúcares. El índice óptimo de macronutrientes variará de una persona a otra. Algunos se sentirán bien con una dieta en la que reciban alrededor del 80 % de las calorías en forma de grasas saludables y el 20 % en carbohidratos y proteína. A otros les irá mejor con un índice de 60 o 75 % de calorías de grasa y un poco más de proteína. Te recomiendo que experimentes para descubrir qué te funciona mejor. Ten en cuenta que las dietas cetogénicas tienden a recomendar las proteínas a base de carne, así que es posible que esto suponga un añadido de purinas entrantes que agrave la producción de ácido úrico. Pero puedes tener las dos cosas —obtener los beneficios de la cetosis sin añadir más precursores de ácido úrico— si eliges sabiamente. Y es justo lo que harás con este programa, centrándote sobre todo en las verduras fibrosas y de hoja verde, y la carne baja en purina como guarnición. Es más, puedes entrar en cetosis aun siendo un vegetariano estricto.

Si quieres saber más sobre la dieta cetogénica con instrucciones paso a paso, ve a mi página web para consultar toda la información, además de mi guía digital para esta dieta y estilo de vida increíblemente poderosos. Para crear un ciclo con cetosis y sin ella siguiendo la dieta LUV, tendrás que hacer sustituciones sensatas, incluyendo carbohidratos adecuados para LUV, como frutas y arroz salvaje.

Aunque las cantidades elevadas de cetonas se corresponden con niveles altos de ácido úrico, las investigaciones demuestran que una elevación temporal del ácido úrico mejora enseguida una vez que se reintroducen los carbohidratos y las proteínas a la dieta después de un periodo definido de cetosis. Una elevación de corta duración de las cetonas mientras sigues la dieta puede competir con el ácido úrico por un espacio en la excreción, así que habrá menos salida de ácido úrico durante la cetosis. Pero la buena noticia es que al final, una vez que se pierde peso, los niveles de ácido úrico descienden por debajo de donde se encontraban al inicio de la dieta. En otras palabras, la pérdida de peso que se consigue con la dieta cetogénica provoca una reducción de los niveles iniciales de ácido úrico.

En un estudio de 2020, en el que se sometió a un grupo de mujeres a una dieta cetogénica baja en carbohidratos durante tres meses, hubo una pérdida de peso promedio de casi el 20 %, con una notable reducción de masa adiposa.[1] Ese efecto por sí solo contribuiría a la reducción de los niveles de ácido y, de hecho, hacia el final del estudio los niveles eran inferiores que al inicio.

Mi teoría es que a corto plazo una dieta cetogénica puede ser útil para alcanzar el objetivo de reducir el ácido úrico, pero hay que tener presente que el ácido úrico puede elevarse durante el periodo de pérdida de peso mientras estás en cetosis, sobre todo si llevas la dieta cetogénica al extremo, como hace la mayoría de la gente. En general, para las personas que entran y salen de una cetosis leve, no debería haber ninguna subida significativa o sobresaliente de los niveles de ácido úrico. Es más, en mi opinión, seguir una dieta cetogénica con una carga calórica muy baja, restringiendo de forma significativa los carbohidratos para perder peso, es una buena opción. Merece la pena aguantar ligeras subidas temporales de ácido úrico. Mi única advertencia es para las personas con antecedentes de gota o cálculos renales: si entras en esta categoría, contrólate el ácido úrico durante el ayuno o cuando sigas cualquier dieta cetogénica.

8

Semana 1: Modificaciones alimentarias para bajar los niveles úricos

Cómo renovar tu metabolismo con la dieta LUV

> El doctor del futuro no dará medicinas, sino que enseñará a sus pacientes sobre el cuidado del cuerpo humano, la alimentación y la causa y prevención de las enfermedades.
>
> THOMAS ALVA EDISON

Una de cada cinco muertes a nivel mundial se atribuye ahora a una mala alimentación.[1] Y una mala alimentación, como sabes, está vinculada con la peligrosa acumulación de ácido úrico, que hace estragos en el cuerpo. Implica que 11 millones de personas desaparecen del planeta cada año porque no comen o no tienen acceso a alimentos que sustenten su salud y prevengan enfermedades. Son más muertes por alimentación que por fumar, hipertensión o cualquier otro factor de riesgo. Es más, las directrices de nutrición que se han repartido durante las últimas décadas no son útiles.

Si nueve de cada diez causas de muerte hoy en día se pueden atribuir a los efectos en cascada de una dieta deficiente, entonces podemos decir que la dieta es la causa principal de las enfermedades crónicas en el mundo. Tiene efectos sobre cada enfermedad imaginable, desde depresión hasta demencia, e incluso cáncer. No pensamos en la relación entre lo que comemos y nuestro riesgo ante ciertos males. Sabemos que fumar causa cáncer de pulmón, pero ¿cómo es que comer demasiados dónuts o hamburguesas con refresco incrementa nuestra probabilidad de desarrollar enfermedad de Alzheimer, cardiopatía y cáncer? Los vínculos no son tan obvios.

La comida es esencial mucho más allá de su papel en la nutrición. Sabemos desde hace mucho que la comida es información. Los alimentos que consumimos envían señales a nuestro ADN. Todo lo que nos metemos en la boca tiene el potencial de cambiar la expresión —el comportamiento— de nuestros genes. Piensa solo eso: ¡tú tienes la capacidad de alterar, para bien o para mal, la actividad de tu ADN! Lo llamamos alteración, provocada por los efectos de influencias extrínsecas, epigenética. Y resulta que más del 90 % de los interruptores genéticos de nuestro ADN asociados con la longevidad resultan influidos de modo significativo por el estilo de vida que elegimos, incluyendo los alimentos que comemos y las bebidas que tomamos. Un ejemplo muy ilustrativo que suelo compartir es que una dieta rica en carbohidratos refinados disminuye la actividad del gen que genera el FNDC que protege el cerebro, la proteína del cerebro esencial para sustentar la supervivencia y el crecimiento de las neuronas, pero cuando comemos grasas saludables y proteínas, la actividad aumenta y se produce más FNDC.[2] Más FNDC implica más células cerebrales sanas. ¿Quién no quiere eso?

Tiene sentido que nuestro ADN funcione mejor con una dieta antigua. Más del 99 % del tiempo que hemos existido en este planeta nos hemos alimentado con una dieta con muchos menos carbohidratos refinados, más rica en grasas saludables y fibra, y mucho más densa en nutrientes en general que las dietas actuales. Y tampoco tomábamos alimentos procesados ni comida rápida entonces; comíamos lo que encontrábamos en la naturaleza. De hecho, nuestra dieta occidental moderna trabaja en contra de la capacidad del ADN de proteger nuestra salud y longevidad. Y experimentamos las consecuencias de esta discrepancia todos los días.

Pero fíjate en que, aunque puedas dejar de fumar, no puedes dejar de comer. Y por desgracia es poco probable que nuestro entorno alimentario vaya a mejorar de forma drástica en el futuro cercano. Por si fuera poco, la mayoría de los médicos cree que las condiciones metabólicas graves y los problemas de peso son imposibles de tratar, así que suelen eludir el tema con sus pacientes.

Casi no se enseña nutrición en la escuela de medicina. Incluso en mis tiempos de estudiante me quedé esperando recibir información sobre la parte nutricional. Nunca se tocó el tema. Cuando me percaté de las conexiones entre la salud y la nutrición, me hice miembro del Colegio Americano de Nutrición, y ahora formo parte de su consejo asesor científico. Debemos tomar cartas en el asunto. Se trata de una crisis de salud pública que solo nosotros, los ciudadanos y consumidores, podemos resolver. Y ahora tenemos una nueva opción para alcanzar la salud óptima: bajar el ácido. Si el ácido úrico elevado precede y predice una vorágine biológica y el riesgo futuro de casi todas las enfermedades crónicas, debemos empezar poniendo atención a este importante metabolito. Tómalo como si fuera la visión de una señal de stop mucho antes de llegar a un cruce peligroso. Es el nuevo barómetro de la salud. Bienvenido al programa LUV, donde la prioridad es la alimentación.[3]

El protocolo de alimentación LUV

A continuación se encuentran las diez reglas principales que debes seguir en la dieta LUV:

1. Sin gluten ni OGM.
2. Que la mayoría de tu ingesta consista en alimentos vegetales, sobre todo frutas y verduras que te ayuden a reducir el ácido.
3. No tomes carbohidratos refinados, azúcares añadidos ni endulzantes artificiales.
4. No comas vísceras.
5. Limita el tamaño de las porciones de carne y pescado cargados de purinas, sobre todo sardinas y anchoas.
6. Toma frutos secos y semillas.
7. Come huevos orgánicos.
8. Limítate a cantidades pequeñas de lácteos si decides consumirlos.
9. Sé generoso con el aceite de oliva virgen extra.
10. Incorpora «compensaciones» para reducir el ácido (por ejemplo, cerezas, germen de brócoli, café).

¿Por qué no se debe comer gluten? Encontrarás información precisa en *Cerebro de pan*, pero la principal razón de evitar alimentos que contengan gluten es que este exacerba la inflamación en el cuerpo. También se encuentra en muchos alimentos azucarados, altos en carbohidratos, que elevan el ácido úrico, y nos vendría bien evitarlos. Cuando dejas el gluten, saber qué comer para alimentar un metabolismo sano se vuelve mucho más sencillo.

Al final de este capítulo encontrarás un plan semanal de muestra para que veas cómo poner en práctica las indicaciones anteriores. A continuación se encuentran las reglas de la dieta LUV categorizadas en «No», «Sí» y «Con moderación».

No

Comienza eliminando los elementos de la siguiente lista:

- Todas las fuentes de gluten, incluyendo todas las formas de panes, pastas, bizcochos, productos horneados, galletas y cereales integrales y de trigo entero (visita mi página web o consulta *Cerebro de pan* para tener una lista completa y todas las especificaciones sobre por qué eliminar el gluten).
- Todas las formas de carbohidratos procesados, azúcares y almidones, incluyendo patatas fritas, galletas saladas y dulces, repostería, bizcochos, masa para pizza, pasteles, dónuts, aperitivos azucarados, dulces, barritas energéticas y de cereales, helado, helado de yogur, sorbetes, mermelada, jalea, conservas, kétchup, marinadas y salsas comerciales, aderezos para ensalada y salsas para pasta comerciales, quesos de untar procesados, zumos, fruta desecada, bebidas isotónicas, refrescos y gaseosas, alimentos fritos, agave, azúcar (blanco y moreno), jarabe de maíz y jarabe de arce. Ver la nota en la página 241 sobre la miel de abeja.
- Todos los endulzantes artificiales y productos hechos con endulzantes artificiales, incluyendo sustitutos comercializados como «naturales»: acesulfamo de potasio (Sweet'N Low, Sweet Twin, Sugar Twin), sucralosa (Splenda) y neotame (Newtame). Evita también cualquier alcohol de azúcar comercializado como alternativa

saludable a los azúcares artificial y de mesa. Además del xilitol, que señalé en la página 169 dentro del contexto de la elevación de ácido úrico, ten cuidado con otros, como el sorbitol, el manitol, el maltitol, el eritritol y la isomaltosa. Consulta también la nota sobre los endulzantes artificiales. Pero no te asustes: tengo cosas buenas que decir de un nuevo endulzante que ha aparecido en el mercado, del cual tal vez ya hayas oído hablar: la alulosa. Es una buena opción, entre otras, cuando se requiere un toque dulce.

- Margarina, manteca vegetal y cualquier marca comercial de aceite de cocina, incluyendo de soja, maíz, semilla de algodón, colza, cacahuete, cártamo, semilla de uva, girasol, arroz integral y germen de trigo, incluso aunque sean orgánicos. No lo son. El término es engañoso en su totalidad, una reminiscencia de los días en que los fabricantes de alimentos necesitaban distinguir entre estas grasas y las animales. Los aceites, por lo general, provienen de granos, semillas y otras plantas, como la soja. Se alteran químicamente y son ultrarrefinados. Hoy en día, la mayoría de las personas consume grasa en forma de estos aceites proinflamatorios. Evítalos.
- Carnes procesadas, incluyendo tocino, salchichas, jamón, salami, prosciutto, carnes ahumadas, carnes enlatadas, carnes secas, carnes en conserva y carnes frías. La mayoría de las carnes procesadas contiene niveles muy altos de purinas y aditivos que causan inflamación.
- Vísceras (los órganos comestibles de animales, también llamados menudillos), incluyendo hígado, corazón, sesos, riñón, lengua, tripa e intestinos. Casi todas las vísceras provienen de vacas, cerdos, corderos, cabras, pollos

y patos. La tripa es la pared del estómago animal y la mayoría proviene del ganado. Las mollejas también son vísceras, la denominada glándula timo o el páncreas. Aunque las vísceras son ricas en nutrientes, también se encuentran entre los alimentos más densos en purinas que puedes comer capaces de elevar el ácido úrico.

- Los productos de soja no fermentados (por ejemplo, tofu y leche de soja) y los alimentos procesados hechos a partir de soja. Busca «proteína aislada de soja» en la lista de ingredientes y evita el queso de soja, las hamburguesas de soja, los perritos calientes de soja, los nuggets de soja, el helado de soja y el yogur de soja. Ten en cuenta que los productos de soja fermentados, como el natto, el miso y el tempeh, son aceptables si son orgánicos y no OGM; aportan proteína para los vegetarianos y son adecuados para comidas vegetales.

NOMBRES ENGAÑOSOS DEL AZÚCAR

A continuación voy a enumerar los nombres más utilizados para el azúcar en las etiquetas de comida (consejo: cualquier ingrediente que termine en «osa» es un tipo de azúcar). Encuentra los escondites del azúcar buscando sus nombres inusuales.

- Azúcar amarillo
- Azúcar blanco granulado
- Azúcar caster
- Azúcar con mantequilla / crema de mantequilla
- Azúcar crudo
- Azúcar de caña
- Azúcar de coco
- Azúcar de dátil

- Azúcar de palma
- Azúcar de palma de coco
- Azúcar de remolacha
- Azúcar de uva
- Azúcar demerara
- Azúcar glas / pulverizado
- Azúcar invertido
- Azúcar mascabado
- Azúcar moreno
- Azúcar panela
- Azúcar turbinado
- Azúcar / jarabe dorado
- Caramelo
- Concentrado de zumo de fruta
- Concentrado de zumo de uva
- Cristales de dextrosa
- Dextrina
- Dextrosa
- Dextrosa anhidra
- Endulzante de maíz
- Endulzante de maíz evaporado
- Etil maltol
- Florida Crystals®
- Fructosa
- Fructosa cristalina
- Fructosa líquida
- Galactosa
- Glucomalt®
- Glucosa
- Jarabe de abedul
- Jarabe de agave
- Jarabe de algarrobo
- Jarabe de arce
- Jarabe de maíz

- Jarabe de maíz alto en fructosa (JMAF)
- Jarabe de remolacha dulce
- Jarabe de tapioca
- Jarabe de yacón
- Jarabe refinado
- Jarabe simple
- Jugo de azúcar de caña
- Jugo de caña (cristales)
- Jugo de caña evaporado
- Jugo de fruta
- Lactosa
- Malta de cebada
- Malta diastásica
- Maltodextrina
- Maltosa
- Melaza
- Melaza residual
- Miel de arroz
- Miel de arroz integral
- Miel de caña
- Miel de sorgo
- Néctar*
- Ribosa
- Sacarosa
- Sólidos de jarabe de glucosa
- Sólidos de jarabe de maíz
- Sucanat®
- Xilosa

* Los néctares incluyen todos los de fruta, como néctar de melocotón y pera, néctar de agave y néctar de coco.

Los cinco endulzantes más empleados de forma habitual son: jarabe de maíz, sorgo, azúcar de caña, jarabe de maíz alto en fructosa y concentrado de zumo de fruta.

Sí

Puedes consumir los siguientes alimentos libremente. Busca opciones orgánicas, sin OGM y locales para alimentos enteros siempre que sea posible; también es aceptable congelado al momento.

- **Grasas saludables**, incluyendo aceite de oliva virgen extra, aceite de sésamo, aceite de coco o TCM (triglicéridos de cadena media), aceite de aguacate, sebo de carne de pasto o mantequilla orgánica o de animales de pasto, ghee, coco, aceitunas, queso, queso cottage, frutos secos y cremas de nueces, huevos enteros (ver la nota más adelante) y semillas (linaza, semillas de girasol, pipas de calabaza, sésamo, chía).
- **Hierbas, sazonadores y condimentos.** Puedes volverte loco con esto mientras revisas las etiquetas. Despídete del kétchup y del chutney, pero disfruta de la mostaza, el rábano, la tapenade y la salsa picante si no tienen gluten, trigo, soja ni azúcar. Casi no hay restricciones para hierbas y sazonadores, solo ten cuidado con los productos empaquetados en plantas que procesan trigo y soja. Los condimentos fermentados, como la mayonesa lactofermentada, la mostaza de kombucha, la crema agria, la salsa picante fermentada, el relish y otras salsas fermentadas son ricos en probióticos. El kimchi, una verdura fermentada (tradicionalmente col), también es una opción excelente.
- **Frutos enteros y hortalizas** (incluyendo aguacate), pimiento, frutos del bosque, cerezas, granada, pepino, tomate, calabacín, calabaza, calabaza de Castilla, berenjena, lima y limón. Considera que las frutas ricas en

azúcar, como la manzana, el plátano, el melocotón, la ciruela, el albaricoque, el melón, el mango, la papaya, la piña, la uva, el kiwi y la naranja están bien, pero debes dar prioridad a las frutas con menos azúcar que he mencionado antes. Casi todas las frutas, cuando se consumen enteras, en un estado no adulterado, se asocian con una disminución tanto del síndrome metabólico como del ácido úrico alto (ver la nota más adelante). La única fruta que debes evitar es la desecada, ya que contiene fructosa concentrada que puede subir el ácido úrico.

- **Verduras**, incluyendo hojas verdes y lechuga, col berza, espinaca, brócoli (y germen de brócoli; más al respecto a continuación), kale, acelga, col, cebolla, hongos, coliflor, col de Bruselas, chucrut, alcachofa, germen de alfalfa, judías verdes, apio, bok choy, rábano, berro, nabo, espárrago, ajo, puerro, hinojo, chalota, cebolleta, jengibre, jícama, perejil, castañas de agua, raíz de apio, colinabo y daikon.
- **Fuentes vegetales de proteína**, incluyendo leguminosas cocidas, como judías negras, alubias, judías pintas, habas, judías blancas, lentejas, guisantes y garbanzos, así como productos fermentados no OGM de soja, como tempeh y miso.

Con moderación

Debes consumir con moderación las fuentes animales de proteína, o evitarlas.

- Limita los pescados y mariscos ricos en purinas —sardinas y anchoas— a un máximo de una vez por semana.

Aunque la mayoría de la gente no consume grandes cantidades de anchoas a la vez, ten cuidado con las salsas de pescado con base de anchoas y los aderezos para ensalada César.

- La mayoría de las verduras almidonadas (azucaradas) y las que crecen bajo la tierra, incluyendo los guisantes, la zanahoria, el nabo, boniato y yuca, se pueden consumir con moderación, un par de veces por semana.
- Limita los siguientes alimentos a no más de 120 o 180 g, dos o tres veces a la semana: pescado salvaje, incluyendo salmón, bacalao, lenguado, dorada, mero y trucha; mariscos y moluscos, como gambas, cangrejos, langosta, mejillones, almejas y ostras; carne y aves de pasto, entre ellos ternera, cordero, cerdo, búfalo, pollo, pavo, pato, avestruz y venado, y carnes de caza.
- Para un toque dulce: chocolate amargo (por lo menos con un 70 % de cacao), alulosa, estevia natural, miel de abeja y fruto del monje (ver la nota a continuación).

NOTAS LUV

Una nota sobre los sustitutos del azúcar: la alulosa, la miel de abeja y otros endulzantes naturales

Aunque solíamos pensar que los sustitutos de azúcar como la sacarina, la sucralosa y el aspartamo no tenían un impacto metabólico porque no elevan la insulina, resulta que sí pueden provocar los mismos trastornos metabólicos que el azúcar real. ¿Cómo? Cambiando el microbioma de formas que favorecen los desequilibrios bacterianos (disbiosis), los desequilibrios de glucosa y un metabolismo poco sano en general.

Desde que la revista *Nature* publicó un estudio sin precedentes en 2014, donde estableció el vínculo entre los sustitutos del azúcar y la disbiosis, otros estudios han replicado estos hallazgos.[4] Consumir bebidas *light* endulzadas de modo artificial puede aumentar el riesgo de diabetes por medio de la disbiosis: algunos estudios muestran que el riesgo se duplica para personas que toman dos bebidas *light* al día. Y sabes lo que eso implica con respecto del riesgo de caos metabólico, sin mencionar el riesgo de trastornos degenerativos como la enfermedad de Alzheimer. En 2017 la revista *Stroke* publicó una bomba de artículo que revelaba el riesgo de infarto, alzhéimer y demencia en general entre personas que tomaban bebidas endulzadas artificialmente.[5] Lo que descubrieron fue impresionante: los participantes que tomaban al día una o más bebidas endulzadas artificialmente tenían casi tres veces más riesgo de infarto y tres veces más riesgo de padecer enfermedad de Alzheimer.

En el contexto específico del ácido úrico, esto es lo que debes tener en mente: es importante evitar cualquier cosa que interfiera con la capacidad de tu cuerpo para descomponer y filtrar compuestos y toxinas, y eso incluye los sustitutos del azúcar. Recuerda además que algunos sustitutos, en particular el xilitol, pueden elevar enseguida los niveles de ácido úrico al estimular la descomposición de purinas en el cuerpo, así que ten cuidado con él. Es un ingrediente presente en muchos alimentos y productos de cuidado personal, incluso los que lucen la etiqueta de «endulzado naturalmente», así que lee la lista de ingredientes completa para encontrarlo. Aunque no es probable que consumas demasiado xilitol en el chicle sin azúcar, la pasta de dientes y el enjuague bucal, se cuela en los productos horneados, la crema de cacahuete, las bebidas en polvo, los dulces, los púdines, los condimentos como el kétchup y la salsa barbacoa, y la miel comercial para tortitas. Los medicamentos y las vitaminas diseñados para derretirse en la boca también pueden contener este azúcar, aunque la cantidad es minúscula y no tienes que preocuparte mucho por medicamentos que podrías necesitar. Lo más problemático es el xilitol que se encuentra en los productos alimentarios comunes.

Verás que muchas de mis recetas incluyen alulosa, un azúcar que puedes usar para endulzar. La alulosa es un azúcar que semeja la fructosa (algunos la llaman pseudofructosa), pero tiene poco o ningún efecto en los niveles de glucosa e insulina; el cuerpo absorbe la alulosa, pero no la metaboliza en glucosa, así que casi no tiene calorías. Algunas investigaciones recientes comentan que, en humanos, la alulosa tiene un impacto favorable en la glucosa y podría mejorar la sensibilidad a la insulina.[6] Además, algunos estudios revelan que la alulosa puede ejercer un efecto antiinflamatorio en los adipocitos —células adiposas—, la fuente de las citocinas inflamatorias que promueven el síndrome metabólico y, por ende, el riesgo de ácido úrico elevado. La alulosa se encuentra de manera natural en algunos alimentos, como higos y pasas, pero puedes comprarla en internet en forma granulada y líquida. La marca que yo consumo es RxSugar, certificada orgánica y con cero carbohidratos netos.

Hace tiempo escribí sobre la miel de abeja y recomendé que las personas la evitaran a toda costa. Esta postura se basaba en el hecho de que la miel de abeja tiene un contenido muy alto de azúcar. De hecho, el contenido real de fructosa en la mayoría de las porciones de miel de abeja es de casi el 40 %, pero este porcentaje puede variar entre el 21 y el 43 %, dependiendo de cómo y dónde se cultiva y procesa la miel. Cuando indagué más en la literatura sobre este dulce néctar de la naturaleza descubrí que las investigaciones respaldan la idea de que podría no ser tan malo después de todo. Podríamos hacer un pequeño hueco para la miel de abeja en nuestra vida. Entonces ¿he cambiado de opinión sobre la miel de abeja? Sí, y esto refleja que las investigaciones científicas siguen manteniéndonos informados.[7]

Casi el 85 % de los sólidos que se encuentran en la miel de abeja son una combinación de dextrosa (otro nombre para la glucosa) y fructosa. La miel también se compone de otros azúcares, junto con trazas de otros elementos y minerales, como zinc, cobre, hierro, manganeso, cromo, selenio, magnesio, calcio y potasio. La miel de abeja contiene vitaminas B_1, B_2, B_3, B_5 y B_6, así como A, E y C. También flavonoides, además de quercetina y luteolina, las cuales, como ya sabes, son una aportación significativa para reducir los niveles de ácido úrico. Así que es justo decir que la miel de abeja es mucho más que un endulzante elaborado a partir del azúcar. Su composición única varía muchísimo dependiendo de las condiciones del suelo y el clima, junto con otros aspectos medioambientales, incluyendo, como es lógico, las flores con las que se nutren las abejas. Por desgracia, no hay métodos estándar para producir miel de abeja ni verificar su calidad.

Como ya he dicho, uno de los objetivos más importantes de este libro es ayudarte a controlar la glucosa. Y resulta que existe bastante información que apunta a que la miel de abeja también podría ayudarte a lograrlo. La miel no parece ser muy peligrosa en lo que respecta al metabolismo de la glucosa. De hecho, varias pruebas hechas en humanos han asociado el consumo de miel de abeja con una mejor respuesta a la insulina y niveles menores de glucosa. Algunos investigadores han llegado tan lejos como para describir la miel de abeja como un «nuevo agente antidiabético» por sus efectos en el hígado y el páncreas, donde se ha comprobado que mejora el control de la glucosa, y en el tracto gastrointestinal, donde modifica de forma positiva la microbiota.[8] Se trata de efectos que no esperaríamos de un producto con tanta fructosa, pero así como sucede con las frutas enteras, que no elevan el ácido úrico gracias a sus componentes complejos, la miel de abeja entra en una categoría especial por su estructura química intrínseca.

Si bien es necesario hacer más estudios para comprender los beneficios y riesgos potenciales de la miel de abeja, las pruebas de las que disponemos nos indican que podemos disfrutar de esta miel con moderación. Simplemente, no vas a ponerte en peligro por añadir una cucharadita de miel de abeja a un postre o una bebida si quieres un toque dulce. La miel de abeja es, además, un conocido agente antiinflamatorio, antioxidante y antibacteriano, que se ha usado en la medicina durante siglos. Solo tienes que usarla con sentido y mesura. Elige miel de abeja cruda cuando sea posible, ya que puede aportar más beneficios que la variedad procesada y pasteurizada. Puedes agregarle una cucharada al yogur o al té, por ejemplo.

Otro endulzante popular que entró en escena en la década de 2010 es el sirope de agave o néctar de agave. Este necesita una etiqueta de aviso. El sirope de agave se produce a partir de muchas especies de agave —sobre todo agave azul—, un tipo de planta suculenta. Es la misma planta con que se hace el tequila. Pero no permitas que la palabra «sirope», unida a la palabra «agave», te lleve a confusión y te haga creer que se trata del gemelo más saludable de la miel de abeja. A diferencia de esta, el sirope de agave está muy procesado y contiene mucha más fructosa. De hecho, puede contener entre un 75 y un 90 % de fructosa, y carece de muchos de los nutrientes que sí tiene la miel de abeja. Este endulzante debe permanecer en la lista de los alimentos que hay que evitar.

Los únicos endulzantes que se encuentran en mi lista del «Sí» son la alulosa, la estevia natural, una cucharada de miel de abeja ocasional y la fruta del monje. ¿Nunca has oído hablar de la fruta del monje? Se trata de otro endulzante utilizado como sustituto del azúcar de mesa porque contiene cero calorías y no afecta a los niveles de glucosa. Se deriva de una pequeña fruta redonda, nativa del Sudeste Asiático y parecida al melón. La medicina oriental la ha usado durante siglos como remedio para el resfriado y refuerzo digestivo, y ahora se emplea para endulzar alimentos y bebidas, ya que es entre 150 y 200 veces más dulce que el azúcar de mesa. Se vende en forma granulada, líquida y en polvo. Recibe su nombre de los monjes budistas del siglo XIII que la usaron primero. Todas mis recetas llevan alulosa cuando se requiere un endulzante porque cuesta menos que la fruta del monje, pero puedes sustituirla por esta fruta —o una mezcla de ambas— y experimentar con distintos sabores y texturas. Mi esperanza es que empieces a jugar con los azúcares y aprendas a incorporarlos de manera segura en tus menús diarios.

Una nota sobre los granos sin gluten

Cuando se procesan granos sin gluten para el consumo humano (por ejemplo, cuando la avena entera se aplana y cuando se prepara el arroz para empaquetarlo), su estructura física cambia, y esto puede resultar en un incremento de la inflamación del cuerpo. Por tal motivo, el amaranto, el trigo sarraceno, el arroz (integral y salvaje, pero no blanco), el maíz, el sorgo y el teff deben consumirse con moderación.

Ten cuidado con las porciones. Yo prefiero el arroz salvaje, que es técnicamente un junco, cuando les agrego a los platos una pequeña guarnición.

Una nota sobre frutas y verduras: céntrate en la fibra y acaba con el ácido úrico con germen de brócoli y cerezas

A pesar de su (bajo) contenido de fructosa, las frutas y verduras no elevan el ácido úrico, y algunas de ellas pueden ayudar a prevenir las subidas gracias a sus compuestos químicos inherentes y su contenido de fibra. La fibra, sobre todo la inulina, presente en muchas verduras, como la cebolla, el puerro, la alcachofa y el espárrago, desacelera la liberación de azúcares en el cuerpo mientras nutre el microbioma y estimula sus acciones. La inulina es un tipo de fibra que el estómago no digiere ni absorbe, y que actúa como prebiótico: se queda en el intestino y ayuda al crecimiento de ciertas bacterias beneficiosas. Hace ya tiempo que se ha comprobado que esta fibra tan especial enriquece la composición de las bacterias intestinales, y es abundante en la dieta LUV. Ahora que tenemos pruebas de que el ácido úrico altera el microbioma y la integridad de la pared intestinal promoviendo la inflamación, debemos hacer todo lo que esté en nuestra mano para contribuir a la salud y el funcionamiento de nuestros microbios intestinales. Se ha demostrado que la inulina ayuda a contrarrestar los efectos metabólicos adversos de una dieta repleta de fructosa.[9]

Cuanta más fibra consumas, mejor. Y aunque muchas verduras, como la espinaca, los guisantes, los espárragos, la coliflor, las setas y el brócoli, contienen niveles altos de purinas, no elevan el ácido úrico y es seguro comerlas. De acuerdo con la Organización Mundial de la Salud, 1,7 millones de muertes en el mundo (el 2,8 %) se atribuyen a un bajo consumo de frutas y verduras.[10] Asimismo, se estima que el consumo insuficiente de frutas y verduras provoca alrededor del 14 % de las muertes por cáncer gastrointestinal, alrededor del 11 % de las muertes por cardiopatías y alrededor del 9 % de las muertes por infarto en el mundo. Ahora, respecto a ese germen de brócoli y esas cerezas en particular...

La familia de las verduras crucíferas —brócoli, germen de brócoli, coles de Bruselas y otras— contienen una molécula precursora importante que crea un supercompuesto en el cuerpo, llamado sulforafano, que ha conquistado los círculos de investigación en la actualidad.[11] El sulforafano es uno de los antagonistas más importantes del ácido úrico elevado y confiere multitud de beneficios para la salud en general. ¿Cómo? Pues tiene que ver con su relación con una cierta secuencia en el cuerpo, que, cuando se activa, dispara la expresión de más de doscientos genes que desempeñan un papel en la reducción de la inflamación, el incremento de la producción de antioxidantes en el cuerpo e incluso en la estimulación de nuestra capacidad para desintoxicarnos cuando nos enfrentamos a las toxinas.[12] Se llama la secuencia Nrf2. Técnicamente, la Nrf2 es una clase de proteínas que inducen la expresión de ciertos genes; en este caso, genes responsables de procesos antiinflamatorios y antioxidantes. La secuencia es sobre todo un sistema sensorial que le dice al cuerpo que necesita hacer algo para protegerse. Por lo normal, la Nrf2 existe dentro de la célula, pero fuera del núcleo. Sin embargo, cuando la célula percibe el estrés oxidativo, se enciende la secuencia Nrf2 y ciertos genes cruciales dentro del núcleo entran en acción y provocan un incremento de antioxidantes.

Ya que el ácido úrico inflige parte de su daño al incrementar la producción de radicales libres dañinos, y aumenta la inflamación, cualquier cosa que combata estas consecuencias ayuda a todo el sistema. La actividad desenfrenada de los radicales libres conduce a daños en el ADN, las proteínas y la grasa. Algunos activadores bien estudiados de la secuencia Nrf2 incluyen el café, el ejercicio, la cúrcuma y, sobre todo, el sulforafano. Este puede ser uno de los activadores más potentes de esta secuencia tan importante. El sulforafano mismo no es un antioxidante ni un agente antiinflamatorio, pero es un activador de la secuencia Nrf2, que desata actividades antioxidantes y antiinflamatorias. ¿De dónde podemos obtener una buena dosis de sulforafano? Del germen de brócoli.

Para ser claros, no hay sulforafano como tal en el germen de brócoli; lo que el germen tiene es un químico llamado glucorafanina, la molécula precursora de la que se crea el sulforafano. Esto resulta ser muy significativo. La conversión de glucorafanina en sulforafano requiere una enzima específica, llamada mirosinasa. Dicha enzima se libera cuando, por ejemplo, masticas germen de brócoli. Luego se permite que la enzima entre en contacto con la glucorafanina y, *voilà!*, se forma el sulforafano.

Este proceso es, en realidad, un mecanismo de defensa del germen de brócoli y otras plantas. Dado que los insectos se comen las hojas, por ejemplo, se produce sulforafano para repeler a los bichos invasores (al parecer, el sulforafano les resulta bastante desagradable). El germen es nutricionalmente superior que la verdura «adulta» porque contiene de cincuenta a cien veces más sulforafano que el brócoli maduro y otras verduras crucíferas. Si no lo encuentras en tu supermercado local, puedes germinarlo tú mismo. Es muy parecido al germen de alfalfa, pero muy distinto en cuanto a sabor y contenido nutricional. (Si necesitas una lección paso a paso sobre cómo germinar brócoli, ve a drperlmutter.com). Si bien puedes comprar suplementos de sulforafano, la forma ideal de llevar sulforafano activo al cuerpo es masticar germen de brócoli. Solo añade un puñado a una ensalada, un queso de untar o un zumo, o úsalo como guarnición para una sopa. Te mostraré cómo trabajar con estas gemas culinarias tan versátiles en mis recetas, incluidas en el capítulo 11.

Durante décadas la gente propensa a la gota ha jurado que las cerezas amargas y el zumo de cereza amarga previenen ataques de gota. La prueba era anecdótica, pero ahora sabemos, gracias a los hallazgos de otras investigaciones, que, para las personas que viven con gota, solo media taza de cerezas al día puede reducir el riesgo de ataques hasta en un 35 %.[13] Está claro, hay algo ahí, y por fin tenemos idea de cómo las cerezas, a pesar de ser relativamente altas en fructosa comparadas con otras frutas, consiguen disminuir el ácido. El secreto es que contienen grandes concentraciones de dos tipos de flavonoides que actúan como medicamentos para reducir los niveles de ácido úrico: antocianinas y quercetina.[14] Tales compuestos también son antiinflamatorios en gran medida y combaten el estrés oxidativo. Aunque algunas variedades de cerezas amargas, como las Montmorency y las Balaton, contienen más antocianinas que las cerezas dulces, como las bing, nuevos estudios muestran que estas últimas pueden aumentar la excreción de ácido úrico de manera importante. Además, se ha comprobado que reducen de forma significativa las proporciones de ácido úrico en el torrente sanguíneo después de su consumo. Bola extra: parecen bajar la proteína C reactiva.

Aunque muchas personas eligen beber zumo de cereza amarga, yo recomiendo evitarlo por completo, porque muchas veces contiene azúcar añadido y nada de fibra. Por supuesto, puedes buscar zumo 100 % de cereza amarga sin endulzar, pero yo prefiero que consumas la cereza amarga o bing, fresca y entera, o pruebes un extracto de cereza en forma de suplemento (pastilla). Es ideal para las personas a las que no les gusta el sabor de las cerezas. Entre otras frutas y verduras con propiedades para reducir el ácido, puesto que tienen compuestos para inhibir la xantina oxidasa, se encuentran la granada, el arándano, el pimiento verde, el apio, la cebolla morada y la nuez. Como nota al margen, muchas hierbas y especias también contienen compuestos que disminuyen el ácido, sobre todo el cardamomo, los clavos de olor, el tomillo, la hierbabuena, el romero y el orégano.

MEDICINA DEL MERCADO PARA LA DIETA LUV

- Granada
- Arándanos
- Cerezas (amargas y bing)
- Brócoli y germen de brócoli
- Cebolla morada
- Nuez
- Pimiento verde
- Apio

En la sección de hierbas y especias: cardamomo, extracto de clavo de olor, tomillo, hierbabuena, romero y orégano.

En la sección de bebidas: café y té verde.

Una nota sobre lácteos y huevos

Puedes usar leche y crema entera de vaca en recetas o en el café y el té (evita la leche desnatada por la falta de grasa que compensa el contenido de azúcar). Si eliges otras alternativas, como leche de avena o almendra, ten cuidado con los productos que tengan azúcar añadido y elige variedades sin endulzar. Los huevos y el yogur entero sin endulzar también son válidos. Elige yogur rico en probióticos que contengan suficientes cultivos activos vivos. Los huevos enteros, incluyendo las yemas, son una fuente excelente de proteína y grasa de alta calidad, además de que tienen pocas purinas y muchos nutrientes extra que los convierten en una mina de oro nutricional. De hecho, contienen todos los aminoácidos esenciales que necesitamos para sobrevivir y están cargados de vitaminas, minerales y antioxidantes. Ensaladas de huevo, huevo cocido, tortillas con verduras... Los huevos se encuentran entre los alimentos más versátiles, satisfactorios y casi perfectos que existen. Si es posible, elige huevos orgánicos de gallinas de corral.

Una nota sobre los aperitivos en la dieta LUV

Es útil evitar los aperitivos entre comidas y, dado el enorme factor de saciedad de las preparaciones que recomiendo, no es probable que sientas la necesidad de picotear. Pero, si te apetece, he incluido algunas recetas deliciosas que puedes encontrar a partir de la página 336 que no afectarán a tu metabolismo, como batidos que contienen ingredientes para bajar el ácido. Estas son algunas ideas:

- Un puñado de frutos secos crudos (excepto cacahuetes, que son leguminosas y no frutos secos). O elige una mezcla de frutos secos y aceitunas, incluyendo nueces para reducir el ácido.

- Verduras crudas picadas (por ejemplo, pimiento morrón, brócoli, pepino, judías verdes o rábanos) con hummus, guacamole, queso de cabra, tapenade o crema de nueces. O prueba mi kimchi de coles de Bruselas (ver p. 339) o crudités con mayonesa de sriracha y anacardos (ver p. 338).
- Medio aguacate con un chorrito de aceite de oliva.
- Dos huevos cocidos de corral, regulares o fermentados (prueba mis huevos cocidos fermentados con cúrcuma, ver p. 336).
- Una fruta entera o porción (por ejemplo, cerezas, pomelo, naranja, manzana, frutos del bosque, melón, pera, uvas, kiwi, ciruela, melocotón o mandarina).
- Una porción de yogur griego entero con frutos del bosque frescos y nueces picadas (o prueba mi yogur con cúrcuma y canela, ver p. 337).

Bebidas para la dieta LUV

No puedo alabar lo suficiente el café, y, sí, sirvo a mis propios intereses porque el café me da mucho placer. Décadas de investigación confirman ahora que una o dos tazas de café al día pueden mantener lejos al médico. Cuando los *Annals of Internal Medicine* dieron la noticia de dos extensos estudios longitudinales terminados en 2017, uno de los cuales implicó a diez países europeos y más de medio millón de personas durante más de dieciséis años, los resultados fueron convincentes. Los participantes que bebían más café tenían un riesgo de muerte menor... de lo que fuera. El riesgo en hombres se redujo en un 12 %, y el riesgo para mujeres, en un 7 %.[15] Un «consumo mayor de café se asoció a riesgos menores de muerte y, en concreto, a mortalidad debido a enfermedades digestivas y circulatorias». En especial, en las mujeres, los niveles altos de consumo de café se relacionaron con niveles menores de A1c, además de una reducción de los niveles de proteína C reactiva.

En el segundo estudio, dirigido por la Universidad del Sur de California, que trató de examinar las propiedades del café entre un grupo étnicamente diverso de personas entre cuarenta y cinco y setenta y cinco años de edad, durante casi veinte años, los resultados hicieron eco de los hallazgos anteriores: un mayor consumo de café se relacionaba con un riesgo menor de muerte, y en particular por diversos tipos de cáncer.[16] Ambos estudios mostraron que el café puede ser protector, pero lo interesante es esto: no es la cafeína la que se lleva el crédito. Los polifenoles y otros compuestos bioactivos del café tienen propiedades antioxidantes, y la tan documentada asociación del café con una menor resistencia a la insulina, inflamación y ciertos biomarcadores de la función hepática se atribuyen a estos compuestos, no a la cafeína. Es más, el café contiene xantinas, químicos que inhiben la xantina oxidasa, la enzima necesaria, como recordarás, para producir ácido úrico.

Y en un tercer estudio, que empleó información recopilada de 14.758 participantes en Estados Unidos, registrados en la tercera Encuesta Nacional de Examinación Nutricional y Salud, los investigadores de la Universidad de Columbia Británica y Harvard descubrieron una relación inversa entre el consumo de café —con y sin cafeína— y los niveles de ácido úrico: el ácido úrico disminuía conforme aumentaba el consumo de café.[17] Sus hallazgos descartaron otros factores que podían haber alterado los resultados, como el peso de los participantes, el consumo de alcohol y el uso de diuréticos. No vieron esta misma relación entre el consumo de té y el ácido úrico. Así que, si no te gusta beber café por su contenido de cafeína, tomar descafeinado puede ser igual de beneficioso para disminuir el ácido.

En el capítulo 5 mencioné un metaanálisis que había abarcado 19 estudios y que se revelaba que los niveles de ácido úrico subían entre las mujeres que tomaban café, pero eso no se tradujo en ningún efecto negativo ni incrementó el riesgo de gota. Los autores se apresuraron a señalar la necesidad de futuras pruebas controladas aleatorias para comprender las diferencias potenciales entre hombres y mujeres, en términos de su riesgo de hiperuricemia y gota dentro del contexto del consumo de café. El ligero incremento en el riesgo de hiperuricemia observado entre las mujeres que tomaban café bien pudo ser un «defecto», un hallazgo sin consecuencia, resultante de la forma en que los autores hicieron los cálculos (aplicando varios estudios, cada uno ejecutado de forma distinta). Lo que sí sabemos es que un gran grupo de pruebas ajeno a este estudio ha validado una y otra vez la sólida asociación entre el consumo de café y un riesgo menor de hiperuricemia (y gota) tanto en hombres como en mujeres.

Soy un gran defensor del café para los adultos y creo que los beneficios sobrepasan con mucho cualquier riesgo, a menos que tengas, por supuesto, reacciones adversas o alergias a la bebida. Son raras, pero sí afectan a algunas personas. Puedes beber descafeinado y extraer de todos modos los beneficios en la reducción del ácido úrico. La mayoría de las personas toma un par de tazas al día, y me parece bien. No obstante, lo único que debes cuidar es que el consumo de cafeína no te afecte al sueño. Es útil cambiar a café descafeinado o tés sin cafeína por la tarde. Un buen momento para dejar de tomarlo es a las dos de la tarde.

Aunque el té no reduce el ácido en ningún grado cuantificable en estudios clínicos, sabemos que contiene otros compuestos que pueden contribuir a una fisiología y un metabolismo sanos. El té verde tiene fama doble. La razón de que el polifenol estrella del té verde —el epigalocatequina-3-galato (EGCG)— sea tan eficaz como para que se le otorguen propiedades antioxidantes y antiinflamatorias se debe a que dispara la tan importante secuencia biológica Nrf2.[18] Otro té que debe figurar en tu lista es la kombucha. Se trata de una forma de té negro o verde fermentado que contiene probióticos generados de forma natural. Efervescente y muchas veces servido frío, se ha utilizado durante siglos para aumentar la energía, y puede incluso ayudarte a perder peso, además de contribuir a la salud de tu microbioma intestinal, que a su vez sirve para mantener bajo control el ácido úrico.

Por cada bebida con cafeína que consumas, toma entre 350 y 450 ml extra de agua para equilibrar los efectos deshidratantes. A mí me es útil tener una botella grande de agua cerca de mí todo el día. Puede parecer mucho, pero intenta beber todos los días 30 ml de agua purificada por cada kilogramo de peso corporal. Por ejemplo, si pesas 75 kilos, beberás alrededor de 2,25 litros —el máximo de ocho vasos al día—. Pero ten en cuenta que extraes mucha agua de los alimentos que consumes con este plan, así que no sigas esta regla de forma muy estricta. Si tu orina es clara y ligera, en lugar de amarillo oscuro, estás bebiendo lo suficiente.

Para añadir un poco de diversión, he incluido recetas para algunas bebidas que puedes preparar en casa; las encontrarás a partir de la página 341. Tengo una mezcla estupenda de café frío con almendra y cacao que puedes disfrutar el fin de semana por la mañana, y un cóctel de limón y cereza amarga sin alcohol que puedes mezclar para más tarde. Si tu relación con los refrescos y las bebidas azucaradas viene de atrás, prueba a dejarlos por completo y reemplazarlos por mi limonada con menta y frambuesas.

EL AGUA LE HACE BIEN AL CUERPO

La vieja superstición de que tomar ocho vasos de agua al día te ayudará a mantenerte delgado es cierta en parte. Resulta que el agua ayuda a contrarrestar algunos de los efectos negativos del azúcar, en especial de la fructosa. Aunque espero que a partir de ahora no tomes nada que contenga fructosa procesada, es bueno saber que el agua puede ayudar a compensar sus efectos adversos. También equilibra los efectos del exceso de sodio. Mi menú es bajo en sodio adrede, pero cuando vuelvas a preparar tus propias recetas y comas fuera de casa, en lugar de usar mis recetas, es probable que vuelvas a consumir más sodio. Recuerda que las dietas ricas en sal no solo tienen repercusiones en la presión: se asocian a la obesidad, la resistencia a la insulina, el desarrollo de la diabetes y, también, al ácido úrico elevado. Incluso si evitas la fructosa, un consumo abundante de sal puede provocar que tu cuerpo produzca fructosa y estimule la producción de ácido úrico. Aquí es donde se vuelve crucial contrarrestarlo con agua para combatir sus efectos.

En cuanto al alcohol, mis reglas son bastante claras: limita el consumo de vino a una copa al día —mejor si es tinto, ya que contiene más polifenoles que el blanco—, y evita o limita las cervezas, llenas de purinas. Algunos estudios muestran que una cerveza al día se asocia a un 50 % más de riesgo de gota y una elevación del ácido úrico de casi medio miligramo por decilitro (0,4 mg/dl).[19] Si la cerveza es tu bebida alcohólica favorita, busca variedades sin purinas. Empezaron a aparecer en el mercado en 2014, y ahora hay muchas cervezas disponibles con poco o ningún contenido de purinas. Sapporo y

Kirin, por ejemplo, tienen líneas de cerveza sin purinas. Se unen a las florecientes alternativas de cervezas bajas en alcohol o sin alcohol que existen en el mercado. Cuando se trata de licores como el vodka y el whisky, ambos tienen un contenido de purinas inferior, pero pueden elevar el ácido úrico, así que ten cuidado con estas bebidas. Mídete el ácido úrico para ver cómo responde tu cuerpo a ellas.

Quizá te resulte útil llevar un diario de alimentación mientras sigues el programa, además de registrar tus valores de ácido úrico y glucosa (si decides medirlos). Escribe qué te gusta y qué no para personalizar tus opciones sobre la marcha siguiendo los puntos principales. También te recomiendo que no comas fuera de casa durante estas tres semanas, para que puedas centrarte en aprenderte el protocolo alimentario. Te preparará para el día que comas fuera y tengas que tomar buenas decisiones sobre qué pedir (para más información, ver la p. 290). Las primeras tres semanas también ayudarán a disminuir los antojos, así que habrá menos tentaciones cuando mires un menú lleno de ingredientes que pueden estropear tu metabolismo. Es casi imposible ir a un restaurante, o incluso a una barra de ensaladas en un mercado o un bufet en una fiesta, y no encontrarte con azúcares añadidos y fructosa refinada.

Un menú LUV de siete días

Durante la semana 1 enfócate en aprender estos nuevos hábitos alimenticios. Puedes usar mis recetas y seguir mi menú de siete días, o aventurarte por tu cuenta en la cocina, mientras sigas las indicaciones. He incluido comidas sencillas, sin necesidad de recetas, en el plan para el desayuno, la comida y la cena, lo mismo que postres, aperitivos y bebidas, así que tienes dónde elegir. Cada comida debe contener una fuente de grasa saludable y proteína baja en purinas, y por lo menos un elemento que reduzca el ácido (por ejemplo, verduras ricas en quercetina o un puñado de cerezas amargas). Recuerda que puedes usar mantequilla, aceite de oliva virgen extra orgánico o aceite de coco cuando necesites freír algo en la sartén. Evita los aceites procesados y los atomizadores, a menos que sean aceite de oliva orgánico.

Si quieres más porciones, puedes duplicar o triplicar cualquier receta. Algunas de estas recetas requieren más tiempo de preparación que otras, así que planifica tus comidas con antelación y anímate a cambiar una por otra si tienes poco tiempo.

Si necesitas más ideas, ve a drperlmutter.com; encontrarás una galería de recetas adicionales y otros recursos. Por último, intenta saltarte el desayuno un par de días a la semana, lo que estimulará tu transformación metabólica. Hago esta sugerencia en dos días del menú.

Lunes

Desayuno: Pudin de coco (ver p. 302) con uno o dos huevos cocidos o tibios.

Comida: Ensalada de pollo con pesto de germen de brócoli (ver p. 313).

Cena: 90 gramos de pollo orgánico asado o pescado salvaje, con una guarnición de hojas verdes y verduras salteadas en mantequilla y ajo.

Postre: Media taza de frutos del bosque con un chorrito de miel de abeja o crema sin endulzar.

Martes

Desayuno: ¡Omítelo!

Comida: Ensalada de mezcla de lechugas con hojas de diente de león, verduras crudas y dos huevos cocidos, aderezada con vinagreta de cereza amarga (ver p. 323).

Cena: Fletán asado con harissa y calabacín, tomate, pimiento y cebolla morada (ver p. 327), acompañado de ensalada de hojas verdes aderezada con aceite de oliva virgen extra u otro aderezo de la dieta LUV.

Postre: Dos o tres onzas de chocolate amargo.

Miércoles

Desayuno: Tazones de huevo a la griega (ver p. 310) y una rebanada de pan de almendra y cereza (ver p. 308).

Comida: Ensalada de garbanzos y zaatar (ver p. 319) con entre 90 y 150 gramos de pavo, pollo o pescado salvaje asado.

Cena: Lomo de cerdo asado con tomillo (ver p. 322) con media taza de arroz salvaje y verduras al vapor ilimitadas.

Postre: Una manaza cortada en gajos, con una pizca de canela o cardamomo.

Jueves

Desayuno: Yogur con mermelada de jengibre y zanahoria (ver p. 303).

Comida: Tacos de lechuga y yaca (ver p. 320) con entre 90 y 150 gramos de pavo, pollo o pescado salvaje asado.

Cena: Ensalada de tallarines de verduras arcoíris (ver p. 332) con una guarnición de verduras y hojas verdes salteadas en mantequilla y ajo.

Postre: Dos o tres onzas de chocolate amargo.

Viernes

Desayuno: ¡Omítelo!

Comida: Calabaza espagueti asada con pesto de germen de brócoli (ver p. 333), acompañada con entre 90 y 150 gramos de filete de ternera de pasto a la parrilla.

Cena: Fletán a la parrilla con tomates y palmitos (ver p. 326), con media taza de arroz salvaje o integral, y brócoli asado o al vapor, ilimitado.

Postre: Media taza de frutos del bosque con un toque de crema sin endulzar o miel de abeja.

Sábado

Desayuno: Tortitas LUV (ver p. 306).

Comida: Tortitas de pavo con puerro y menta (ver p. 314) y una guarnición de hojas verdes y verduras crudas, aderezadas con vinagreta de cereza amarga (ver p. 323).

Cena: Guiso instantáneo de shawarma de ternera (ver p. 324).

Postre: Tres cuartos de taza de melocotones en trozos finos o gajos de mandarina, cubiertos con tres onzas de chocolate amargo derretido.

Domingo

Desayuno: Frittata de germen de brócoli, pimiento verde y cebolla morada (ver p. 309).

Comida: Coliflor entera asada con aderezo verde de tahini (ver p. 318), acompañada de verduras mixtas asadas.

Cena: Bacalao al horno con bimi (ver p. 330) y media taza de arroz salvaje o integral.

Postre: Dos onzas de chocolate amargo cubiertas con una cucharada de crema de almendra.

¡Seguir las indicaciones de LUV es más fácil de lo que crees! Una vez que aprendas cómo hacer sustituciones en algunos de tus platos favoritos podrás cocinar tus propias recetas y volver a tus libros clásicos de cocina. Las recetas LUV te darán una idea general de cómo aplicar las directrices en casi cualquier comida y te ayudarán a dominar el arte de la gastronomía para bajar el ácido.

Aunque te invito a seguir mi menú de siete días para que no tengas que pensar qué comer durante la primera semana del programa, puedes diseñar tu propio plan, eligiendo las recetas que más te gusten. La mayoría de los ingredientes son fácilmente localizables. Recuerda comprar carne de animales de pasto, orgánica y salvaje siempre que puedas. Cuando elijas aceite de oliva o de coco, busca la variedad virgen extra. Si bien todos los ingredientes enumerados en las recetas se han elegido sin gluten y sin azúcar, revisa siempre las etiquetas para estar seguro, sobre todo si compras comida procesada por un fabricante (por ejemplo, mayonesa y mostaza). Es imposible controlar lo que lleva un producto, pero sí puedes elegir lo que introduces en tus recetas.

Sé paciente contigo mismo y acostúmbrate a este código alimentario que hablará directo y susurrante a tu genoma... y a tu metabolismo. El punto de partida es la primera semana, pero es posible que te lleve algunas más romper con esos viejos hábitos alimenticios y aprender a hacer las sustituciones adecuadas. Si, por ejemplo, eres adicto a las bebidas azucaradas, cambia a bebidas permitidas en el protocolo LUV y convierte este reto en tu objetivo principal durante la primera semana. Haz lo que sea necesario para conseguirlo. Si vas paso a paso, una cuestión cada vez, en algún momento llegarás a tu destino: un cuerpo más sano con el ácido úrico controlado.

9

Semana 2: Los compañeros de LUV

Sueño, movimiento, naturaleza y ventanas de alimentación

> Cada uno debería ser su propio médico. Deberíamos apoyar y no forzar a la naturaleza. Comer con moderación. [...] Nada es bueno para el cuerpo, sino lo que podemos digerir. ¿Qué medicina puede procurar la digestión? El ejercicio. ¿Qué traerá la fuerza? El sueño.
>
> VOLTAIRE

Cuando a Marcus le diagnosticaron deterioro cognitivo leve a los escasos cincuenta y ocho años, se lo tomó muy en serio y se propuso combatirlo antes de que evolucionara a algo peor. Su esposa y sus hijos adolescentes fueron los primeros en empezar a notar sus olvidos, sus lapsos mentales y su ansiedad, los cambios de humor y de comportamiento en general. Lo animaron a buscar ayuda. Aunque no tenía antecedentes familiares de deterioro cognitivo prematuro ni enfermedad de Alzheimer, su neuróloga le recomendó que se pusiera manos a la obra para mejorar su estilo de vida con el fin de impedir el progreso del deterioro, sin hablar de evitar un diagnóstico más grave, como demencia. La neuróloga le advirtió de que muchos de sus pacientes no tenían ningún antecedente de problemas neurológicos; simplemente desarrollaron problemas cognitivos por razones que era probable que partieran de factores medioambientales en lugar de genéticos. La doctora parecía estar bien informada sobre la relación entre el ácido úrico y el riesgo de neurodegeneración. Los análisis de laboratorio mostraron que, en efecto, el ácido úrico de Marcus se inclinaba hacia el extremo superior y, aunque no era obeso, se encontraba dentro del rango de sobrepeso con síndrome metabólico.

Marcus se consideraba una persona activa, le encantaba andar en bicicleta los fines de semana, pero se dio cuenta de que los días de beber cerveza habían acabado y era el momento de enfocarse en mejorar la nutrición, ser más activo a lo largo de la semana y resolver el problema de insomnio crónico, que había comenzado al cumplir cincuenta. Ocho años de mal sueño ya le estaban pasando factura. Cuando le pidió a la neuróloga que le recomendara un libro para aprender por su cuenta, ella mencionó *Cerebro de pan* y lo ayudó a encaminarse hacia la dirección correcta. Marcus cambió sus hábitos y su forma de alimentación... y su vida.

No conozco a Marcus y no formé parte de su tratamiento, pero su transformación fue tan enorme que compartió su experiencia conmigo en mi página web. Solo unas semanas después de haber aumentado sus hábitos de ejercicio y haber dejado los carbohidratos, el azúcar y el trigo (y su amada cerveza, que le subía el ácido úrico), todo en él mejoró, incluyendo las facultades mentales. Además, el insomnio crónico se suavizó, sobre todo una vez que bajó de peso y se curó de la apnea del sueño, que ya antes le había provocado alteraciones de sueño.

Es extraordinario pensar que podemos detener —o, me atrevo a sugerir, revertir— la progresión del deterioro cognitivo solo con introducir algunos ajustes sencillos en nuestro estilo de vida. La clave, sin embargo, es arreglar el descontrol del ácido úrico lo antes posible, si puede ser antes de que se presente cualquier síntoma. Y ahora las investigaciones revelan una asociación clara y directa entre el ácido úrico elevado —un parámetro del metabolismo— y el riesgo de déficit cognitivo. Como has leído en el capítulo 4, el ácido úrico elevado de forma crónica puede inducir estrés oxidativo e inflamación en el cerebro, y dañar el tejido cerebral. El ácido úrico alto ataca directamente al centro de memoria del cerebro, el hipocampo, y varios de los estudios que he citado constatan el papel del ácido úrico en el encogimiento del cerebro. Es probable que esta haya sido la causa de raíz de los lapsos mentales de Marcus a una edad tan temprana. Por fortuna, tomó medidas pronto y consiguió revertir la situación antes de que se estableciera un problema grave irreparable.

Colegas míos que suelen diagnosticar problemas cognitivos en pacientes, desde alteraciones leves hasta enfermedad de Alzheimer, ahora miden el ácido úrico como parte de su innovador protocolo. El doctor Dale Bredesen, amigo y colega neurólogo, ha logrado resultados impresionantes en sus propios pacientes cuando reequilibran su metabolismo al ajustar factores de estilo de vida, incluidos los niveles de micronutrientes, los niveles hormonales y la calidad del sueño. Como le dijo al público de mi pódcast, una enfermedad como el alzhéimer, de la forma en que se trata en la actualidad, no es una enfermedad, sino varias. Estos problemas los generan una gran variedad de mecanismos, y suelen manifestarse de formas diversas y a distintas edades. Pero a todos nos afectan los desequilibrios en los factores metabólicos que pueden provocar «encogimiento» del cerebro, como él lo llama. Y entre esos factores se encuentra —sí, lo has adivinado— el nivel de ácido úrico.

Ahora que te encuentras en la segunda semana, mi esperanza es que ya te hayas aprendido el manual nutricional y que el poder medicinal de la comida esté funcionando. Si usas un monitor continuo de glucosa, no olvides tomar tantas notas como puedas para trazar en los niveles a lo largo del día y en respuesta a tu entorno. En esta segunda semana te centrarás en otros tres hábitos que reducirán el ácido: dormir, hacer ejercicio y restringir el tiempo de alimentación. Serán, a partir de ahora, tus compañeros LUV. Puedes repetir el menú de siete días de la primera semana si te resulta más sencillo o empezar a incorporar otras recetas del capítulo 11.

Higiene del sueño

Ya no es ningún misterio que un sueño de calidad es vital para la salud. Como la doctora Casey Means dijo: «El sueño bien podría ser nuestro mejor truco metabólico, y perder el sueño es una de las formas más sencillas de alterar la salud metabólica». Dormir afecta a cada órgano del sistema y a todos los estados patológicos. Y si bien sabemos que no dormir lo suficiente es una amenaza para la salud, no hemos empezado a comprender un nuevo motivo hasta hace muy poco: está relacionado con los niveles de ácido úrico.

En los últimos años la investigación del sueño ha pasado a registrar las cifras de ácido úrico entre los pacientes que duermen mal, y sabes desde el capítulo 5 que ya tenemos resultados: se ha hallado una elevación consistente de ácido úrico en las personas que duermen mal. Claro, la definición de dormir mal oscila desde no dormir lo suficiente y pasar poco tiempo en un sueño profundo y restaurador hasta experimentar alteraciones a lo largo de la noche y dormir demasiado. La relación entre el descanso deficiente y el ácido úrico alto es tan fuerte que los investigadores del sueño ahora consideran que el ácido úrico elevado es un factor de riesgo independiente en los trastornos del sueño, como por ejemplo la apnea del sueño obstructiva. Y sabemos que va en ambas direcciones, porque los efectos negativos que dormir mal tiene en el metabolismo y los procesos inflamatorios implican que también aumenta de forma directa el riesgo de tener el ácido úrico alto. De hecho, el sueño está tan conectado con nuestro metabolismo —y viceversa—, que mejorar uno impulsa automáticamente al otro.

¿Ha mejorado tu sueño durante la primera semana? Es posible que así haya sido sin que hicieras nada especial relacionado con el descanso, fuera de modificar tu dieta. Pero si, por lo general, duermes menos de seis horas cada noche, podrías empezar a aumentar ese tiempo a siete horas por lo menos. Es lo mínimo si quieres que las hormonas que controlan el metabolismo de tu cuerpo se encuentren en niveles normales y saludables. Si has estado sobreviviendo con, digamos, cinco o seis horas, entonces intenta llegar hasta siete en intervalos de 15 o 30 minutos (encontrarás información al respecto más adelante).

Aunque hay personas que durmiendo menos de seis horas —algunos hasta cuatro— no tienen consecuencias de salud, no es el caso de la mayoría. Te estás engañando si crees que puedes sobrevivir durmiendo como Leonardo da Vinci, quien se dice que dormía un total de dos horas al día, divididas en siestas de 29 minutos cada cuatro horas más o menos. Sabes que necesitas más de lo que estás acumulando.

No descartes el valor que tiene el sueño en tu vida. Es medicina gratis.

Cuando te centres en dormir esta semana, asegúrate de hacer todo lo que puedas para maximizar el sueño reparador de alta calidad. Habrá días en que los acontecimientos de tu vida diaria simplemente impedirán que pases una buena noche. No pasa nada. Recuerda, buscamos el progreso, no la perfección. También podría llevarte algo de tiempo acostumbrarte a una nueva rutina de sueño si tus patrones de sueño hasta ahora eran erráticos e impredecibles. El cuerpo adora la rutina, es como mantiene su homeostasis, su equilibrio. Y no hay mejor forma de apoyar la homeostasis que optimizar el descanso. No esperes pasar una noche perfecta a la primera, pero piensa que incluso una ligera mejoría en la calidad del sueño será maravillosa para tu salud y tu metabolismo.

A continuación te dejo algunos consejos para establecer una buena higiene del sueño.

Mantén hábitos de sueño consistentes para establecer tu ritmo: Acuéstate y levántate a la misma hora los siete días de la semana, cada día del año, incluyendo fines de semana y días festivos. Todos tenemos necesidades diferentes de sueño, así como ritmos circadianos personales que son en parte innatos. Es cierto que existen los noctámbulos y los madrugadores, y que las necesidades de sueño cambian con la edad (a la mayoría de los adolescentes, por ejemplo, les encanta desvelarse y dormir hasta tarde porque su fisiología adolescente concuerda con este patrón). La mayoría de nosotros necesitamos entre siete y nueve horas de sueño, pero más de un tercio reconoce que duerme menos de siete. Como regla general, intenta acostarte antes de la medianoche para asegurarte suficiente sueño reparador sin movimiento ocular rápido (no REM), que es el que se produce durante la primera parte de la noche.

Y sé tan estricto como puedas con la hora de despertarte. El sueño de calidad mejora más si te aseguras de despertar a la misma hora, pase lo que pase. Esto garantiza que tu ritmo circadiano esté en sintonía con las necesidades de tu cuerpo.

Envía señales de sueño a tu cuerpo: Establece una rutina nocturna e incorpora actividades relajantes que le indiquen al cuerpo que es tiempo de dormir. Estas podrían incluir leer, darte un baño caliente, escribir en un diario, escuchar música, beber una infusión, hacer estiramientos ligeros, hacer respiraciones profundas, meditar o lo que necesites para relajarte. Si te sientes muy ansioso por la noche y acabas dando vueltas en la cama intentando quedarte dormido, una buena estrategia es dedicar tiempo a escribir tus preocupaciones en el lado izquierdo de un papel y anotar al menos una acción que puedas llevar a cabo para resolver cada una de esas inquietudes; escríbelas en el lado derecho. Lo importante es que no te lleves la preocupación a la cama. Cuando te aborden las preocupaciones intenta verlas como si flotaran encima de ti y recuérdate que no son útiles. Ya te encargarás de ellas al día siguiente.

Somos estrictos con la hora de dormir cuando nuestros hijos son pequeños, pero muchas veces se nos olvidan nuestros propios rituales para dormir frente a las preocupaciones de la vida adulta. Los rituales para dormir obran maravillas y nos ayudan a sentirnos listos para descansar. Seguro que sabes que tener en tu cuarto aparatos electrónicos que estimulen el cerebro y los ojos es una mala idea, pero la gente sigue utilizándolos. En concreto, tienes que limitar la exposición a la luz azul antes de irte a la cama y reducir el tiempo frente a las pantallas (o emplear gafas para bloquear la luz azul si es obligatorio que estés frente a una pantalla). El objetivo es mantener el dormitorio como un refugio silencioso y pacífico, sin luces brillantes, desorden y aparatos tentadores (por ejemplo, televisores, ordenadores, tabletas, teléfonos y otros). Mantén una luz tenue. Crea el ambiente que te invite a dormir. Cuando el cuerpo percibe las condiciones adecuadas para el sueño, envía al cerebro las señales correctas para que pueda descansar.

TERAPIA DE LUZ: EL TIEMPO ES IMPORTANTE

Si quieres evitar las luces brillantes antes de dormir, sobre todo la luz azul de las pantallas, deja entrar la luz natural del sol (que contiene luz azul) a primera hora de la mañana. Temprano, la luz reinicia de manera natural el reloj del cuerpo al viajar a través de los ojos hacia el núcleo supraquiasmático, una parte muy pequeña del cerebro que sirve como marcapasos central para el ritmo circadiano.

Mantente fresco y cómodo: Cualquiera que haya intentado dormir en un cuarto caluroso y sofocante sabe por experiencia que no se puede. Si es posible, la temperatura de tu habitación debe estar entre los 18 y los 21 °C. Es lo ideal para dormir, aunque puede variar unos cuantos grados de persona a persona. El cuerpo está programado para experimentar una ligera caída de temperatura corporal durante la noche para promover el sueño. Ese descenso térmico empieza alrededor de dos horas antes de quedarte dormido y coincide con la liberación de la hormona inductora del sueño, la melatonina. Así que bajar el termostato por la noche puede ayudarte a regular la temperatura y las necesidades internas de tu cuerpo, lo que contribuirá a que sea una «buena» noche. Piensa también en el colchón, las sábanas, las almohadas y la ropa para dormir; la idea es que maximicen tu comodidad y te mantengan fresco. No tienes que compararlo todo nuevo, pero invierte en los mejores productos para dormir que puedas adquirir. Muchas empresas venden productos asequibles.

Aumenta el tiempo poco a poco hasta llegar a siete horas: Decirle a alguien que pase de dormir cinco o seis horas cada noche a siete u ocho puede ser una indicación poco realista. No va a pasar de la noche a la mañana (permíteme el chiste), y está bien. Paso a paso, incluso en lo que respecta al sueño. Esto es lo que debes hacer: haz incrementos de 15 a 30 minutos durante días o semanas. Elige qué extremo del ciclo —la hora de acostarte o la de despertar— quieres ajustar. Para la mayoría de las personas la hora en que se despiertan es inamovible, pero son más flexibles con el momento de ir a la cama. Si es tu caso, adelanta 15 minutos la hora de ir a dormir durante algunos días, luego añade otros 15 minutos; así serán 30 con respecto de tu hora original. Mantén esa rutina algunos días más, hasta que te sientas listo para añadir otros 15 minutos. Hazlo varias veces hasta completar un bloque de siete u ocho horas de sueño. Puede llevarte días o semanas, pero merece la pena.

Evita automedicarte con somníferos: Usar algo que te ayude a conciliar el sueño de vez en cuando no te va a matar, pero el uso constante puede ser un problema. El objetivo es lograr de forma habitual un sueño profundo sin ayuda extra. No me refiero a tapones para los oídos ni antifaces, que son elementos útiles para conciliar el sueño; hablo de medicamentos de venta libre y de prescripción que inducen el sueño de forma artificial: por ejemplo, fórmulas a las que recurrir a partir del mediodía y que incluyen antihistamínicos sedantes, como difenhidramina y doxilamina. Incluso aunque en el prospecto se indique que no son adictivos, pueden crear una dependencia psicológica. Es mejor regular el sueño de forma natural.

Ningún somnífero, sea una fórmula de prescripción o de venta libre, induce un sueño natural. La sedación no es lo mismo que el sueño. Puede reportar ciertos beneficios tomar una prescripción durante poco tiempo si la supervisa un médico, y puede haber un momento adecuado para lo que llamo suplementos promotores del sueño, como la melatonina y la raíz de valeriana, derivada de una hierba. Si se usan correctamente, los suplementos de cannabidiol (CBD) formulados para dormir, sin el compuesto psicoactivo tetrahidrocannabinol (THC), en ocasiones también pueden servir como inductores del sueño.[1] Aunque los suplementos promotores del sueño están comprendidos en la categoría de somníferos, son únicos en su forma de actuar, pues pueden ayudarte a inducir un sueño natural. Sin embargo, por lo general, a largo plazo siempre serán mejores las estrategias que no incluyen pastillas para mejorar la higiene del sueño.

Añadiré una nota: A veces el déficit de ciertos nutrientes y vitaminas puede agravar los problemas de sueño. Aunque la melatonina, la hormona que nos ayuda a quedarnos dormidos por la noche, se menciona mucho en los círculos del sueño, la mayoría de la gente no tiene déficit de melatonina. De acuerdo con mi amigo y colega el doctor Michael Breus, psicólogo clínico y uno de los pocos médicos certificados en medicina del sueño, las deficiencias de vitamina D y magnesio podrían ser las culpables de la mala calidad del sueño. Podrías añadir estos suplementos a tu régimen si sigues teniendo problemas para dormir.

Identifica y maneja las sustancias que perjudican al sueño: Cualquier cantidad de cosas —desde prescripciones médicas hasta cafeína, alcohol y nicotina— puede perturbar el sueño. Tanto la cafeína como la nicotina son estimulantes. Los fumadores deberían pensar en dejarlo, ya que solo fumar aumentará el riesgo de problemas de salud. Como ya he comentado, en lo que se refiere a la cafeína, intenta evitar consumirla después de las dos de la tarde. Esto le dará al cuerpo tiempo para procesarla y que no afecte al sueño. La vida media de la cafeína, o el tiempo que el cuerpo tarda en descomponerla hasta la mitad de su cantidad original y excretarla, varía mucho de una persona a otra. Podría ser de entre 1,5 y 9,5 horas, pero el promedio es de unas cinco a seis horas. (El embarazo, que supone una gran demanda metabólica, puede incrementar la vida media de la cafeína hasta 15 horas, ¡volviendo a las mujeres embarazadas todavía más sensibles a ella!). Si eres muy sensible a la cafeína y la metabolizas muy despacio, sería mejor que dejaras de consumirla hacia el mediodía y buscaras bebidas que contuvieran menos cantidad.

Pregunta al médico o farmacéutico las repercusiones potenciales en el sueño de los medicamentos que tomas todos los días. De hecho, revisa la lista de medicamentos capaces de elevar el ácido úrico (ver pp. 167-168) y también coméntalo con ellos. Tal vez puedan desarrollar un plan de acción para que vayas dejando los fármacos que podrían darte problemas metabólicos. Por supuesto, no quiero que dejes de tomar ningún medicamento necesario, pero es posible que, al ir avanzando en este programa, mejoren muchos síntomas y no necesites tanta medicación. Ten presente que muchas medicinas de venta libre contienen ingredientes que perturban el sueño. Los remedios para los dolores de cabeza, por ejemplo, suelen tener cafeína.

El alcohol, aunque crea un efecto sedante inmediato después de consumirlo, puede alterar el sueño mientras se procesa en el cuerpo; una de las enzimas necesarias para descomponerlo tiene efectos estimulantes. El alcohol también provoca la liberación de adrenalina y altera la producción de serotonina, un químico cerebral importante que inicia el sueño. Evita el alcohol por lo menos tres horas antes de acostarte, un buen momento para dejar de comer también, como menciono a continuación.

Calcula tu cena adecuadamente: A nadie le gusta acostarse con el estómago lleno ni vacío. Encuentra el punto medio y deja más o menos tres horas entre la cena y la hora de dormir. Ten en cuenta que algunos alimentos pueden ser difíciles de digerir antes de acostarte, como los grasos, con queso, picantes y fritos. El momento ideal para la cena será distinto para cada uno. Como regla general, come siguiendo un horario regular a lo largo del día (como leerás en próximas páginas, lo ideal es hacerlo dentro de un periodo de entre 8 y 12 horas). Una alimentación errática alterará el ritmo circadiano y desequilibrará hormonas importantes, incluyendo las relacionadas con el apetito y el hambre. Si alguna vez has tenido antojos y has comido a mitad de la noche, puedes culpar a los malos hábitos de sueño, que afectan a las hormonas relacionadas con las señales de hambre.

Si padeces hipoglucemia nocturna provocada por el insomnio (niveles bajos de glucosa durante la noche), prueba comer algo pequeño antes de acostarte. La hipoglucemia nocturna es común entre personas con diabetes y otros problemas metabólicos. Si la glucosa desciende demasiado, se liberan hormonas para estimular el cerebro y decirte que comas. Algunas buenas ideas para comer antes de dormir serán las ricas en triptófano, un aminoácido promotor natural del sueño: queso cottage, huevos y frutos secos (sobre todo almendras). Solo tienes que medir el tamaño de las porciones. Un puñado de frutos secos puede ser perfecto, pero una bolsa entera es demasiado. Estas ingestas antes de dormir implican comer fuera de la ventana óptima de alimentación, pero de vez en cuando está muy bien hacerlo.

Usa la tecnología: La cantidad de aparatos y productos que surgen en el mercado multimillonario del sueño es abrumadora. Desde relojes y anillos inteligentes de alta tecnología que registran la calidad y cantidad del sueño hasta aplicaciones que ofrecen una amplia selección de historias y meditaciones para dormir. La verdad es que hay numerosos inductores del sueño.

Un dispositivo popular que me encanta es el anillo Ōura, creado por el inventor finlandés Petteri Lahtela, a quien tuve el placer de entrevistar en mi pódcast. Explicó la importancia del sueño reparador para conservar la salud y cómo el anillo Ōura ayuda a la gente a comprender de verdad la calidad del sueño y a aplicar cambios para mejorarla.

A mí me parece un dispositivo increíblemente útil, aunque no es el único producto en el mercado capaz de registrar el sueño. Puedes encontrar otros aparatos y aplicaciones que te proporcionarán información detallada sobre el tiempo que pasas cada noche en fase de sueño ligero, profundo y REM. Puedes saber cuánto tiempo tardas en quedarte dormido (latencia del sueño) y obtener un panorama de 360° de la calidad de tu sueño. A partir de ahí, puedes usar esa información para reajustar ciertas cosas al día siguiente —el momento en que dejas de consumir cafeína, por ejemplo— y prepararte para otra noche de sueño. ¡Son experimentos en directo! Encontrarás más ideas en la lista completa disponible en mi web, en drperlmutter.com.

ACTÍVATE PARA BAJAR EL ÁCIDO

Por intuición sabemos que el ejercicio, lo mismo que el sueño, le hace bien al cuerpo. Pero ahora tenemos una perspectiva nueva e interesante que considerar en cuanto a por qué el ejercicio es bueno para nosotros: nos ayuda a reducir el ácido úrico y evita que se eleve hasta niveles anormales. Los efectos contundentes del ejercicio para contribuir al metabolismo sano del azúcar (incluyendo la glucosa y la fructosa), reducir la inflamación, impulsar el equilibrio hormonal, estimular la función endotelial de los vasos sanguíneos (piensa en la señalización de la insulina y el óxido de nitrógeno) y poner en marcha los procesos antioxidantes y los interruptores quemagrasa, como la secuencia AMPK, son lo que definen la magia del movimiento. Todos estos resultados positivos actúan como un respaldo frente al incremento de la producción de ácido úrico. Te dejo a continuación algunas recomendaciones.

Empieza con algo y muévete: Intenta practicar una actividad física aeróbica durante 20 minutos al día por lo menos, si todavía no lo estás haciendo. Usa esta semana para establecer una rutina que disfrutes y consiga elevar tu ritmo cardiaco por lo menos el 50 % de lo que marque en reposo. Recuerda, estás creando nuevos hábitos para el resto de tu vida y no quieres desgastarte exagerando ahora para luego darte por vencido (o, lo que es peor, lesionarte). Pero tampoco quieres estar demasiado cómodo y evitar los retos que promuevan la salud e incrementen la longevidad.

El ideal, como ya he recomendado, es encontrar un entrenamiento integral que incluya una mezcla de cardio, entrenamiento de fuerza y estiramientos. Pero, si estás empezando, hazlo despacio, con un poco de cardio, y añade, con el tiempo, entrenamiento de fuerza y estiramientos. Puedes entrenar tu fuerza con equipos clásicos en un gimnasio, con pesas o con tu propio peso corporal, en clases enfocadas a esta actividad. Estas actividades muchas veces implican varios estiramientos, pero no necesitas una clase formal para conservar la flexibilidad. Puedes hacer muchos ejercicios de estiramiento por tu cuenta, sin necesidad de instrucciones.

Recuerda que, además de todos los beneficios cardiovasculares y de manejo de peso que te proporcionará el ejercicio, los estudios muestran que las personas que hacen ejercicio de forma habitual, compiten en deportes o solo caminan a buen paso todos los días se alimentan mejor, mejoran los niveles de ácido úrico, maximizan la salud metabólica, protegen el cerebro del deterioro y minimizan los factores de riesgo más importantes para casi todas las enfermedades crónicas prevenibles.

Si hasta ahora has llevado un estilo de vida sedentario, entonces solo sal a caminar 20 minutos todos los días y ve sumando minutos conforme te aclimatas a esta rutina. Establece un punto de partida realista: si no has hecho ejercicio en mucho tiempo, no deberías salir por la puerta y caminar 16 kilómetros. ¡El objetivo es el movimiento sostenible!

Elimina las barreras del ejercicio cotidiano: Planifica cómo y cuándo harás ejercicio. No encuentres el tiempo; haz tiempo. Para ello, deja listas las deportivas y la ropa de deporte la noche anterior, sin importar qué hora elijas para entrenar. Y dale prioridad al elemento diversión: forzarte a hacer algo que no quieres tendrá mucho menos resultado a largo plazo que encontrar actividades que te gusten y te llenen de energía. Intensifica la rutina si no te funciona. Siempre puedes sumar dificultad a tus entrenamientos incrementando la velocidad o la duración. Si te gusta el senderismo, por ejemplo, sube más montes o carga uno o dos kilos de peso libre en cada mano y haz algunas flexiones con los bíceps mientras caminas. En mi experiencia, el reloj de Apple es útil para establecer y alcanzar metas de resistencia, distancia, ritmo cardiaco, etcétera.

Sube la intensidad: Si ya sigues un programa de ejercicio, prueba a aumentar los entrenamientos a por lo menos 30 minutos al día, un mínimo de cinco días a la semana, con el objetivo de alcanzar 60 minutos diarios. Esta semana también podrías probar algo diferente, como unirte a una clase en grupo o desempolvar la vieja bicicleta que guardas en el trastero. En la actualidad hay ocasiones para hacer ejercicio por todas partes, así que no hay excusa. La pandemia nos obligó a muchos a dejar el gimnasio y encontrar formas de movernos en casa. Y conozco a muchas personas, ratas de gimnasio antes de la pandemia, que adelgazaron más y tienen mejor condición física después de haber tenido que ingeniar entrenamientos en casa. La pandemia desató una explosión de programas online. Puedes ver vídeos y clases de ejercicios desde la comodidad de tu hogar. Las clases a demanda y en directo que ofrecen empresas como Peloton, Daily Burn y Alo Moves ganaron una popularidad considerable, incluso entre personas que no contaban con materiales específicos. Puedes completar una sesión estupenda que te haga sudar sin ninguna herramienta distinta de una botella de agua, una toalla y suficiente espacio para moverte, y una pantalla donde puedas seguir los movimientos del monitor, ya sean en directo o grabados. Haz lo que te llame la atención, lo que atraiga a tu cuerpo y a tus intereses.

No subestimes el poder de un grupo: Implicarte en actividades físicas con otras personas te ayuda a seguir motivado y en movimiento. Intenta convencer a un amigo para que te acompañe en tu rutina de ejercicio un día a la semana. No descartes la opción de unirte a un grupo para caminar o correr. Pregúntale a algún compañero de trabajo si estaría interesado en salir a caminar a la hora de la comida. Active.com tiene una gran variedad de grupos y actividades locales: carreras de cinco kilómetros, senderismo, ciclismo (vueltas de 160 kilómetros y más), deportes para toda la familia y otras sugerencias, además de una selección de artículos útiles para personas que acaban de empezar un plan de entrenamiento. La página también ofrece un directorio de programas virtuales en tu área geográfica. Meetup.com ofrece una lista de encuentros cercanos que incluye caminatas y senderismo.

Combínalo: Una vez que hayas encontrado las rutinas que te gustan, puedes programarte las rutinas diarias alrededor de diversos tipos de ejercicio. Por ejemplo, lunes, miércoles y viernes puedes tomar una clase de cardio online o en un estudio de baile; martes y jueves puedes asistir a una clase de yoga desde el salón de tu casa. Los sábados puedes salir a caminar con amigos o nadar en la piscina, y podrías dejar el domingo para descansar. Te recomiendo que marques la actividad física en tu agenda; escribe qué vas a hacer y cuándo. Si no lo anotas, lo más seguro es que no ocurra. Comprométete a llegar a un punto donde te muevas por lo menos una hora al día.

Haz espacio para los días en que no te muevas: Si algún día no puedes dedicarle nada de tiempo al ejercicio, que es muy posible, piensa en la forma de introducir algunos minutos de actividad física. Los estudios indican que se pueden extraer los mismos beneficios para la salud de tres sesiones de ejercicio de 10 minutos que de un solo entrenamiento de 30. Así que, si un día tienes poco tiempo, separa la rutina en partes más pequeñas. Piensa cómo combinar el ejercicio con otras tareas: por ejemplo, haz las llamadas de trabajo mientras caminas en el exterior o atiende a tu programa favorito mientras haces ejercicios de estiramiento o posturas de yoga. Si tienes una bicicleta, pero nunca tienes tiempo para salir, invierte en un rodillo, engancha la rueda trasera y ya tienes una bicicleta de *spinning*; puedes pedalear en el garaje mientras haces otras cosas en tu *smartphone*.

Si es posible, limita los minutos que pasas sentado. Si tu trabajo es relativamente sedentario, levántate y camina por lo menos durante dos minutos cada hora; no te quedes sentado horas y horas. Recuerda, un mero par de minutos de movimiento cada hora puede reducir muchísimo el riesgo de muerte prematura. Cuanto más te muevas a lo largo del día, más se beneficiará tu cuerpo.

Como dije en la primera parte, las investigaciones muestran que el ejercicio de alta intensidad se asocia a niveles altos de ácido úrico, por lo menos en la fase grave. Es de esperar, ya que el ejercicio de alta intensidad aumentará la descomposición muscular, lo que lleva a una elevación de purinas y al final a más ácido úrico. No obstante, los beneficios que el ejercicio le confiere al metabolismo, sin mencionar la pérdida de peso, hacen que, a la larga, el ejercicio sea un verdadero antagonista del ácido úrico alto. Además, lo normal será que la gente no se exceda con el ejercicio hasta el punto de dañar su cuerpo por tener el ácido úrico elevado de manera crónica. Si disfrutas de formas intensas de ejercicio, solo asegúrate de equilibrar los entrenamientos con días de descanso y suficientes periodos de recuperación entre sesiones de alta intensidad.

Nutre tu naturaleza

Disfrutar de los espacios al aire libre forma parte de la naturaleza humana. Shakespeare tenía razón: «Un toque de naturaleza hermana al mundo entero». Desde hace mucho la ciencia ha documentado los efectos de la naturaleza en la fisiología, desde ayudarnos a regular nuestras emociones y combatir el estrés hasta disminuir físicamente la inflamación, reducir la presión sanguínea y mejorar la función inmunitaria a través de una variedad de mecanismos, uno de los cuales surge del estímulo en la producción de vitamina D que se produce cuando nos da el sol. La naturaleza influye en nuestros niveles de estrés porque activa el sistema nervioso parasimpático, promotor de la relajación, lo que relaja el sistema nervioso simpático, promotor del estrés. Los estudios muestran que pasar tiempo en la naturaleza baja los niveles de cortisol y nos ayuda a mantener el equilibrio mental. Asimismo, nos ayuda a concentrarnos, ser más empáticos y menos impulsivos. Otros beneficios comprobados de adentrarnos en la naturaleza incluyen mejorar el sueño y reducir la glucosa, dos de los puntos que forman parte del objetivo general de rebajar los niveles de ácido úrico. Los estudios que relacionan directamente la naturaleza como tratamiento para disminuir el ácido úrico todavía no han acabado; se están llevando a cabo pruebas clínicas en pacientes con síndrome metabólico y factores de riesgo cardiovascular, y los niveles de ácido úrico se registran como un parámetro importante.

Los japoneses incluso tienen una palabra para la práctica de pasar tiempo en la naturaleza para beneficiarse por sus efectos sanadores: *shinrin-yoku*, que se traduce como 'absorber la atmósfera del bosque' o 'baño de bosque'. Escribí al respecto en *Purifica tu cerebro* y cité una enorme biblioteca de datos que demuestran el poder de la madre naturaleza en nuestra salud. Piensa en pasar más tiempo en la naturaleza y, si puedes, comprométete a hacer una caminata de 30 minutos en el bosque —o en algún escenario natural— por lo menos una vez a la semana. La madre naturaleza es una de nuestras compañeras gratuitas más accesibles para mejorar la salud.

Obviamente, no todos vivimos cerca de un bosque, pero puedes encontrar suficientes sustitutos dondequiera que estés: parques cercanos, regiones montañosas, la playa o un lago, tu patio trasero. No te preocupes mucho por alcanzar un objetivo concreto mientras te sumerges en la naturaleza. Solo intenta absorber los sonidos, las imágenes y los olores de los seres vivos que te rodean usando todos tus sentidos. ¡Si puedes, ve descalzo como parte de la experiencia! También puedes combinar el tiempo en la naturaleza con otras actividades reductoras del ácido, como el ejercicio. Si sales a caminar por el vecindario a primera hora de la mañana, por ejemplo, restablecerás tu ritmo circadiano al exponerte a esa primera luz del día.

Intenta restringir el tiempo de alimentación

Como he dicho en el capítulo 6, las investigaciones sobre las ventanas de alimentación (VA) y el metabolismo indican que limitar las comidas a un lapso de 12 horas puede mejorar la sensibilidad a la insulina, la presión sanguínea y la función inmunitaria. También puede disminuir la inflamación y favorecer el ritmo circadiano saludable del cuerpo. Los efectos te ayudarán a mantener los niveles de ácido úrico en rangos sanos.

A continuación puedes ver tres opciones para VA de entre

las que puedes elegir. Si nunca has ayunado antes, toma la ruta del principiante y ve practicando hasta alcanzar la versión avanzada en la tercera semana.

- **Principiante:** Consume todas las comidas dentro de una ventana de 12 horas —digamos, entre las ocho de la mañana y las ocho de la tarde— y no comas nada fuera de ese marco de tiempo.
- **Intermedio:** Mira si puedes retrasar el desayuno hasta media mañana (por ejemplo, las diez de la mañana) y luego dejar de comer hacia las ocho de la tarde. Recuerda, cada hora después de un ayuno de 12 horas te conduce hacia una mejor salud metabólica.
- **Avanzado:** No desayunes y consume tu primera comida al mediodía; que tu último alimento sea a las ocho de la tarde. Recibe el nombre de división 16:8.
- **Extremo:** Intenta hacer un ayuno de 24 o 48 horas. Sin embargo, no te recomiendo que lleves el ayuno al nivel de 48 horas hasta que tu metabolismo esté bien sintonizado con el programa LUV y ya hayas establecido nuevos parámetros básicos sanos en tu salud metabólica.

Fuera de la ventana de alimentación puedes beber agua y, si estás retrasando o evitando el desayuno, puedes tomar café y té, pero no añadas ninguna caloría en la forma de leche o crema. Fuera de ese horario, todas tus bebidas deben ser sin calorías.

Combina tus VA sin problemas. Tal vez quieras mantener una división 12:12 lunes, miércoles, viernes y domingo, y cambiar a 16:8 el resto de los días, o viceversa. Acostumbrarse a una VA es como habituarse al ejercicio cotidiano. Puede ser un reto al principio, pero, con el tiempo y la práctica, conforme tu cuerpo se acostumbre a un nuevo metabolismo, se volverá más fácil, y un día sentirás la necesidad de ponerles horarios a las comidas igual que haces con casi todo lo importante de tu vida.

10

Semana 3: Una dulce oportunidad

Aplica LUV y vive bien

> Sanar es cuestión de tiempo, pero a veces también es cuestión de oportunidad.
>
> HIPÓCRATES

Lo he dicho antes y lo digo ahora: lo que eliges comer y beber es una de las decisiones más importantes que tomas todos los días. Bien podría ser la decisión más importante. La comida es una forma de controlar el ácido úrico y, así, remodelar el cuerpo. Es un billete hacia una vida de salud y bienestar. Ahora que ya estás en la tercera semana, confío en que te encuentres mejor que hace solo un par. Ya estás decidiendo comer mejor, moverte más y centrarte en descansar bien. ¿Ahora qué?

Esta es la semana en que vas a optimizar tu nueva rutina y poner especial atención a los puntos débiles. Conforme avanzas, piensa qué más podrías hacer para mejorar tu vida y que tu salud evolucione.

Marca el ritmo

¿Cuál ha sido el mayor reto de las últimas dos semanas? ¿Has echado de menos tus comidas favoritas? ¿Te está costando trabajo irte a la cama a tiempo? ¿Es difícil encontrar el momento para entrenar o caminar en la naturaleza? ¿Te sientes abrumado? Si es así, usa esta semana para encontrar el ritmo de tu nueva rutina. Identifica las áreas de tu vida en las que más complicado te resulte mantener encauzado el protocolo y fíjate en lo que puedes hacer para rectificarlo. Más adelante puedes ver algunos consejos que podrían ser útiles en tu transformación.

Localiza los fallos y céntrate en ellos: Sé sincero contigo mismo. ¿Cuál es tu mayor debilidad? Todos tenemos por lo menos una. ¿Te resulta complicado dejar atrás tu adicción a los alimentos procesados, azucarados y llenos de carbohidratos? ¿El insomnio te está haciendo fracasar a la hora de dormir? ¿Te falta fuerza de voluntad para hacer ejercicio con regularidad? Escribe exactamente qué sigue siendo un problema y mira qué puedes hacer para desactivar esas bombas en tu vida. No les tengas miedo; haz algo al respecto. Establece por lo menos tres cosas que sean no negociables y a las que te puedas ceñir de forma realista; por ejemplo, no tomar refrescos y bebidas endulzadas, mantener el teléfono fuera de la habitación por la noche, moverte por lo menos dos minutos cada hora y salir a empaparte de naturaleza por lo menos una vez a la semana, incluso aunque sea en tu jardín o en el parque cercano. Responsabilízate de lo que haces.

Expresa tus metas y valores por escrito: Escríbete una carta describiendo tus metas inmediatas y a largo plazo, junto con los motivos por los que quieras transformar tu vida. Léela en voz alta cada mañana y cada noche, y déjala donde puedas verla constantemente —en el escritorio, por ejemplo—. Encuentra lo que más te inspire y recuérdate todo el tiempo por qué estás haciendo esta inversión para tu futuro. Quizá quieras poder seguirles el paso a tus hijos, aliviar una situación grave de salud, perder peso, tener una relación más íntima con tu pareja, sentirte más descansado y lleno de energía, o ser más eficiente y productivo en el trabajo. Cuando escribes tus intenciones y las ordenas, es más fácil crear los hábitos que te ayudarán a alcanzarlas. Sé específico. Por ejemplo: «Quiero sentir que tengo energía todo el día», «Quiero escalar una montaña con mis hijos el año que viene», «Quiero perder 14 kilos» o «No quiero morir como lo hicieron mis padres». Mantén la mirada en el horizonte. Esto te ayudará no solo a seguir un estilo de vida saludable, sino a retomar el camino si te sales algunas veces.

Planea cada semana con antelación, con tanto detalle y precisión como te sea posible: Es sorprendente lo mucho que la planificación puede ayudarnos a cumplir nuestros propósitos y alcanzar nuestras metas. No hacemos viajes grandes ni vacaciones exóticas en el extranjero sin tenerlo todo preparado, y lo mismo deberíamos hacer con nuestros hábitos cotidianos. Dejar unos cuantos minutos el sábado o el domingo para planear la semana siguiente y tener en cuenta la agenda, las citas y los compromisos es muy útil. Concreta tus comidas y haz la lista de la compra anotando cuándo comprarás las cosas y dónde. Cuando necesites comer fuera, planea qué vas a comer e intenta llevar comidas que hayas preparado en casa para que tengas otra opción que no sea tomar comida preparada en otra parte (en breve te daré más indicaciones sobre comer fuera de casa).

Incluye en la agenda tus entrenamientos y, si ya sabes que habrá un día en que no podrás hacer una sesión completa, sé creativo. Por ejemplo, pasa una cita para comer a la tarde y usa el descanso del mediodía para salir a caminar a un paso rápido. Cuenta con tus horas de sueño cada noche y asegúrate de irte a la cama a la misma hora; sé escrupuloso. Encuentra ocasiones para combinar el ejercicio con estar en la naturaleza (por ejemplo, paseos panorámicos, senderismo, carreras, ciclismo). Ten presentes los días en que sabes que llegarás tarde a casa y no tendrás tiempo ni energía para cocinar. Ten listo un plan alternativo. Sobre todo es útil si tienes niños a los que alimentar. Recuerda, esta transformación afecta tanto a la gente de tu alrededor como a ti.

En el capítulo 8 te recomendé que hicieras un diario nutricional, pero podrías llevarlo más allá e incluir un calendario y un registro lo más detallado posibles. Sigue el ejemplo de los atletas profesionales y olímpicos: planifican rigurosamente cada minuto del día, desde que se despiertan, sus entrenamientos y sus comidas, hasta los compromisos que tienen con otras personas y la hora en que se van a la cama. Así es como pueden desarrollar su máxima capacidad. Tú también puedes.

Enfréntate al estrés tóxico: Si no es más que estrés psicológico lo que sientes y ya has puesto a prueba las herramientas habituales para solventarlo, busca un terapeuta que te ayude a personalizar algunas estrategias mentales que te funcionen. Todos tenemos cierto nivel de estrés, pero en ocasiones es de ayuda buscar apoyo profesional. Nunca ha sido más fácil encontrar un terapeuta, dado que la pandemia ayudó a promover la telemedicina. Ya no tienes que ir a ningún sitio para buscar ayuda 24/7. Existen muchas aplicaciones en el mercado (y seguro que vendrán más) que te conectan con profesionales de la salud mental de una manera segura y privada, a través de un *smartphone*, una tableta u otro dispositivo.

Hoy en día, gran parte del estrés proviene de la excesiva exposición a un ciclo incesante de noticias negativas. Intenta ponerte a dieta de medios y ser estricto con las noticias a las que te expones. Limita el tiempo que pasas frente a una pantalla. Todos tendemos a subestimar la cantidad de noticias que nos ponen enfermos. Los medios de comunicación que vemos y escuchamos a diario tienen un efecto en nuestro pensamiento, comportamiento, emociones e incluso en nuestra química corporal, ya que el estrés modifica nuestros patrones de alimentación y sueño, a la vez que disparan niveles poco saludables de hormonas del estrés y alimentan más el miedo y la preocupación. Asegúrate, en concreto, de evitar ver las noticias antes de dormir. Pon límites, incluso si eso implica no seguir en las redes sociales a quien siempre sube contenido que te altera. Sé tan selectivo con el consumo informativo como lo eres con la nutrición. Encuentra formas de desestresarte a través de prácticas conscientes. De nuevo, puedes descargar aplicaciones específicas; deja que la tecnología actúe como una especie de terapeuta de bolsillo.

Sé constante, pero mantente dispuesto a ser flexible: Todos nos alejamos de los buenos hábitos alguna vez, y eso es lo que nos vuelve humanos. Todos tenemos días en que somos sedentarios, comemos mal y desatendemos las estrategias que promueven la buena salud. Después de seguir el programa lo más a rajatabla posible durante tres semanas, intenta vivir a partir de las directrices de este libro por lo menos durante el 80 % del tiempo, y relajarte un poco el 20 % del tiempo restante. Este último 20 % lo puedes llenar con vacaciones, fiestas, ocasiones especiales y cenas fuera de casa, y está bien. Lo único que debes hacer es no permitir que ese pequeño desliz te desvíe para siempre.

Para ello, recuerda ser constante con tus pautas diarias.

La constancia no es cuestión de rigidez. Se trata de que te comportes de una manera que te resulte útil sin hacerte sentir que te excedes o te obligas a hacer algo que no te gusta. Encontrar el nivel ideal de constancia será la clave del éxito. Descubrirás qué te funciona y qué no. La práctica hace al maestro, pero digamos que la práctica hace el progreso.

Comer fuera de forma sensata

La mayoría de los días de la semana comprométete a comer lo que hayas preparado tú mismo. Tarde o temprano te encontrarás con un compromiso en un restaurante y disfrutarás comidas preparadas por otros. Cuando revises la carta, céntrate en los platos sanos y sencillos, y sigue las reglas de la dieta LUV (las diez directrices de la p. 233). Intenta volver a tus restaurantes favoritos y pedir algo del menú sin salirte de lo programado. Si te parece demasiado difícil, busca nuevos restaurantes que puedan cubrir tus necesidades.

No es tan complicado hacer que cualquier menú sirva mientras seas inteligente con tus decisiones. Ten cuidado con los platos elaborados que preparan con muchos ingredientes y salsas que lo más probable es que estén cargados de azúcar y sal. Elige verduras frescas y ensaladas, con guarniciones de proteínas saludables y bajas en purinas, pero ten cuidado con ingredientes que no usarías en casa, como aceites vegetales comerciales, aderezos y condimentos. Olvídate de los platos fritos y fíjate en las opciones al vapor o al horno. Reemplaza acompañamientos almidonados, como pan y patata, por ensaladas verdes con un poco de aceite de oliva virgen extra, o lleva al restaurante una de mis vinagretas para reducir el ácido. Cuando tengas dudas, pregunta acerca de los platos y no tengas miedo de hablar sin rodeos con el chef o el cocinero para que te indique exactamente qué lleva la receta. Como alguien con una grave alergia alimentaria, para quien un desliz podría acabar en un viaje a urgencias, mereces saber qué contiene la comida que pides.

Establece tus alimentos básicos

La gente que se mantiene delgada y en forma, con un metabolismo elevado, muchas veces recurre a las mismas comidas saludables todos los días y no se aleja demasiado de ellas ni depende de comidas con muchos ingredientes. Tiene sus platos básicos, en los cuales confía para mantenerse nutrida. Encontrarás una gran cantidad de recetas originales en el capítulo 11, así como en línea, en drperlmutter.com. A continuación verás comidas sencillas que puedes repetir un día tras otro. No subestimes el poder de las sobras: ¡siempre puedes preparar algo para la comida o la cena usando un poco de esas verduras cocidas o de la proteína del día anterior!

Ideas básicas para el desayuno (con café)

- Dos huevos de corral preparados al gusto, con una guarnición de verduras de temporada salteadas con un poco de aceite de oliva virgen extra o mantequilla, más dos rebanadas de aguacate (un cuarto del fruto entero).
- Una porción (alrededor de una taza) de yogur griego entero (con cultivos vivos), sin endulzar, con chía o linaza, nueces picadas, frutos del bosque frescos, una

pizca de canela o cardamomo, y un chorrito opcional de miel de abeja.

- Un batido sencillo, hecho con un cuarto de taza de leche de coco de lata, sin endulzar; un cuarto de taza de agua (o más, dependiendo de la consistencia deseada); un cuarto de taza de frutos del bosque congelados; un cuarto de aguacate maduro; una cucharada de pipas de girasol o almendras crudas, sin sal; una cucharada de corazones de cáñamo (semillas de cáñamo sin cáscara); una cucharada de crema de pipas de girasol, o de almendra orgánica, sin azúcares añadidos; un centímetro de jengibre pelado y picado, y media cucharadita de canela en polvo. O prueba mi batido de frambuesa y tahini, o mi batido de tarta de manzana (ambos en la p. 341).

Ideas básicas para la comida y la cena

- Una ensalada grande preparada con una mezcla de hojas verdes baby, verduras crudas picadas (por ejemplo, brócoli, pimiento verde, apio y pepino), granos de granada, frutos secos crudos picados sin sal, cebolla morada picada, tomates cherry, una cucharada de tomillo fresco, una cucharada de romero fresco y entre 90 y 120 gramos de pechuga de pollo o de pavo cocida, picada, aderezada con vinagreta de cereza amarga (ver p. 323) o solo un poco de aceite de oliva virgen extra y el zumo de un limón.
- Entre 90 y 150 gramos de pollo al horno o asado, o pescado salvaje asado, con una guarnición de hortalizas al vapor y media taza de arroz integral o salvaje, mez-

clado con una cucharada de piñones crudos o almendras fileteadas.

- Mezcla de verduras (por ejemplo, brócoli, cebolla morada, judías verdes, pimiento morrón, espárragos, coles de Bruselas, setas) sofritos en aceite de aguacate, con entre 90 y 150 gramos de pollo asado, pescado salvaje de agua fría o filete de ternera de pasto, y una guarnición opcional de media taza de algún grano sin gluten.
- «Tacos» de verduras y proteína, preparados con verduras asadas, y salmón salvaje enlatado o pollo o cerdo asado, cortado en dados, servido en tazones de lechuga y aderezados con una de mis vinagretas o solo con aceite de oliva virgen extra.

Como podrás adivinar por estas sugerencias, deberías incluir por lo menos un ingrediente para disminuir el ácido en cada comida. Prepara porciones grandes de aderezos para ensalada que bajen el ácido —vinagreta de cereza amarga (ver p. 323), aderezo de tahini con limón y semillas de brócoli (ver p. 319), aderezo verde de tahini (ver p. 318)— y puedan ser tus complementos básicos para ensaladas verdes y verduras asadas o al vapor.

Nunca te quedes sin verduras para complementar una comida; está perfecto que utilices verduras y frutos del bosque congelados si no puedes comprar productos frescos por cualquier razón. Ten a mano las cerezas amargas o bing como aperitivo si te encantan las cerezas. También prepara ciertas opciones para llevar que sean nutritivas. Si me conoces, sabes que suelo viajar con aguacates, frutos secos y salmón rojo enlatado.

Los alimentos enlatados pueden ser fuentes excelentes de nutrición mientras tengas cuidado con cuáles compras y evites los azúcares añadidos y el sodio. Mis principales opciones enlatadas incluyen tomates, espinacas (contienen más vitamina C por porción que su contraparte fresca), alubias (por ejemplo, blancas, negras, pintas), garbanzos, aceitunas, judías verdes, palmitos y corazones de alcachofa. También puedes optar por envases de legumbres y verduras (por ejemplo, lentejas, tomate asado) que sean bajas en sodio y no contengan azúcares añadidos. Asegúrate de leer las etiquetas. Puedes preparar una comida con ellas añadiendo más verduras y un puñado de proteína saludable, como pollo cocido picado o un trozo de pescado que te haya sobrado de la noche anterior. Ten cuidado con la fruta en lata etiquetada como «en su jugo». Puede ser un eufemismo de concentrado de zumo de fruta, que no está permitido.

EL PODER DE MEZCLAR ALIMENTOS

Lo que comes y cuándo lo comes importa. Pero también importa en qué orden te lo comes. Nunca tomes lo que la doctora Casey Means llama carbohidratos desnudos —carbohidratos sin grasa, proteína o fibra que los acompañe—. Las investigaciones han demostrado que, cuando se comen primero los carbohidratos en una comida, antes que cualquier proteína o grasa, la respuesta de la glucosa es mucho mayor que cuando se comen más adelante. Un estudio mostró que cuando se consumen verduras y pollo 15 minutos antes de los carbohidratos (en este estudio, pan chapata y zumo de naranja), los niveles de glucosa después de la comida descendían un 27 % después de 30 minutos y casi un 37 % después de 60 minutos.[1] Es más, los niveles de insulina una o dos horas después de la comida eran bastante menores que cuando se comía proteína y verduras antes de los carbohidratos. Combinar grasa y carbohidratos también puede ayudar a contrarrestar el pico de glucosa provocado por estos últimos. Solo añadir unos cuantos frutos secos crudos a una comida repleta de carbohidratos puede tener efectos importantes en la respuesta del cuerpo.

Aunque espero que no vuelvas a comer pan blanco en el futuro, vale la pena saber que en un estudio en el que se les dio a los sujetos pan blanco con almendras, los picos de glucosa posteriores eran mucho menores que los de quienes comían solo pan. Además, cuantas más almendras comían los participantes, más se reducía su glucosa.[2] Y en personas resistentes a la insulina, las grandes cantidades de fibra se asocian no solo a la reducción de los picos de glucosa y los niveles de insulina después de la comida, sino a una menor variabilidad glucémica. La variabilidad glucémica, recordarás, es un factor determinante para el metabolismo. Entre las mejores fuentes de fibra se encuentran las leguminosas, las hortalizas, las frutas enteras, los frutos secos y las semillas, como linaza, chía, calabaza y sésamo. Intenta comer un mínimo de 35 gramos de fibra al día.

Adquiere una nueva perspectiva y encuentra tus oportunidades

Mi lección final para ti en esta tercera semana es que empieces a ver la salud y, a su vez, la enfermedad, como grandes oportunidades. Tienes una oportunidad que quizá no habías visto venir hasta que llegó la pandemia. Déjame explicarlo.

Mientras me acercaba al final de este manuscrito, la pandemia de covid-19 estaba brotando en muchas partes de Estados Unidos, y la variante Delta se esparcía con virulencia reclamando todavía más vidas. Todos pasamos dos años dificilísimos, intensos y desgastantes, y espero que no se repitan. Estamos aprendiendo a vivir con la amenaza de este nuevo virus, que al parecer durará para siempre en nuestro ambiente, o al menos por ahora. Pero hay algo bueno que podemos rescatar de todo esto: cuando se presenta una amenaza existencial surge una motivación muy poderosa para hacer todo lo que esté en nuestras manos para estar seguros y sanos de cuerpo y mente. Y eso incluye mantener el cuerpo en la mejor condición posible: un buen estado para nuestros órganos, sistemas, mente y bienestar.

El virus que causa el covid-19, el Sars-CoV-2, no discrimina: infectará a quien pueda y empezará a replicarse. Cada ser humano es un portador potencial. Simplemente es lo que los virus hacen para sobrevivir. Pero hemos visto contrastes impresionantes en la forma en que progresa la enfermedad resultante en diversas personas. Mientras que el virus no discrimina en términos de quién se infecta, sí lo hace en su manera de manifestarse. Quizá ningún otro agente infeccioso al que los humanos se hayan enfrentado ha sido tan astuto e impredecible como esta amenaza. El covid expuso todos nuestros problemas previos, partiendo de las diferencias sociales hasta el verdadero estado de salud subyacente de cada individuo. Aunque nos gusta pensar que somos una nación sana, con los mejores servicios de salud en el mundo, el covid nos demostró lo contrario.

El artículo que mi hijo, el doctor Austin Perlmutter, doctor en medicina interna, escribió para *Medium*, en el que abordaba por qué el covid es una infección oportunista, me hizo pensar.[3] Lo que quiso decir es que el covid se aprovecha de los pacientes cuyo sistema inmunitario no funciona en óptimas condiciones. En el pasado habríamos considerado que las personas con una función inmunitaria menos que óptima habrían pasado por, digamos, quimioterapia o tratamientos con radiación, exposición a medicamentos inmunosupresores después de un trasplante de órganos, o a quienes les hubieran diagnosticado alguna enfermedad autoinmune.

Pero Austin señaló que ahora debemos ampliar este panorama y aceptar la idea de que muchas de nuestras condiciones degenerativas más comunes, desde diabetes y obesidad hasta demencia, comprometen la función inmunitaria y le dan la oportunidad al virus de Sars-CoV-2 de hacer su terrible labor. Como escribió mi hijo: «Nuestras condiciones de salud crónicas han creado una base de inmunidad no saludable. Representan una susceptibilidad importante ante las infecciones, y el covid-19 ha demostrado ser capaz de explotar esta debilidad. [...] La diferencia entre las infecciones y las enfermedades crónicas quizá no sea tan grande como alguna vez creímos. En cambio, nuestro riesgo de complicaciones graves por una infección podría deberse más a nuestra inmunidad subyacente que al patógeno mismo».

Vivimos en una era de enfermedades degenerativas y creadas por el hombre, problemas que nos buscamos nosotros mismos y que podríamos haber evitado casi en su totalidad. Así como cada uno puede elegir fumar y vivir con un riesgo mucho mayor de muerte, también podemos elegir estar metabólicamente enfermos y vivir con las consecuencias. Si vives en un país industrializado, es probable que no vayas a morir de desnutrición, hambre ni de infección si estás sano. Pero, en el mundo, la presión alta, la obesidad, la hipertensión y el tabaquismo son cuatro de los principales factores de riesgo de muerte, y en su mayor parte todos se pueden prevenir.[4] Como te ha mostrado este libro, en el centro de nuestras dificultades de salud actuales se encuentra un problema viejo y muy arraigado con el metabolismo, que se traduce de lleno en una disfunción inmunitaria.

Si bien ha sido precisa una pandemia para exponer que nuestras condiciones subyacentes no se llevan bien con el covid, los científicos han demostrado desde hace mucho que todo, desde cardiopatías hasta cáncer, se puede comprender a partir de los mecanismos de una inmunidad fallida. Y esta está relacionada con un metabolismo defectuoso. En concreto, como ya has visto, en el centro de la amenaza al metabolismo y, por ende, una función inmunitaria estable, se encuentra una elevación persistente de ácido úrico, ahora común en los países desarrollados de todo el mundo. Los problemas metabólicos son un estado inmunocomprometido adquirido, y manejar los niveles de ácido úrico está resultando ser una herramienta poderosísima para mantenernos metabólicamente intactos... y fisiológicamente sanos. Cuando medimos las elevaciones anormales de ácido úrico, recibimos información que es en parte una advertencia y en parte una oportunidad para intervenir. Y ahora que la lucha prolongada contra el covid nos ha mostrado el valor de optimizar la inmunidad, no hay mejor momento para controlar un metabolismo no sano y seguirle el rastro al ácido úrico.

Para tal fin, te invito a que revises los objetivos y los valores que escribiste, y a añadir esa palabra: oportunidad. Luego agrega una lista de las cosas que quieras cambiar, revertir o aliviar. Adelante, escribe todas las cosas «malas» que esperas mejorar. Sé tan específico o general como te plazca. Ejemplos: poca energía, diabetes tipo 2, depresión, ansiedad severa, TOC, trastorno bipolar, sobrepeso, dolor crónico, artritis, dolores de cabeza, migrañas, problemas digestivos, niebla mental, atracones, psoriasis, enfermedad renal, gota, cardiopatía isquémica, envejecimiento prematuro... Sea lo que sea lo que escribas, añade la palabra oportunidad. Y piensa en eso por un momento. Asimílalo. Acéptalo. Abraza esta nueva perspectiva.

Y recuerda que tú controlas el destino de tu salud. Una vez que te introduces en la vida LUV, vives bien.

11

Recetas de LUV

En Daily Dose (DailyDoseLife.com) la fundadora y directora general, Tricia Williams, vive bajo el lema: «Abre la alacena antes que el botiquín». Sin duda, es una máxima que yo en definitiva apoyaría y pregonaría. La misión de Tricia es ayudar a la gente a mejorar la salud a través de la comida y, como yo, comprende que el futuro del cuidado de la salud recae en la prevención. Después de una década de crear programas personalizados de alimentación para atletas profesionales, celebridades y deportistas de alto rendimiento, fundó Daily Dose para crear comidas sanas, deliciosas y con una preparación sencilla, accesibles para todos. Y conoce la ciencia y el arte del genio culinario. Tiene una certificación en terapia nutricional expedida por Annemarie Colbin, del Instituto Gourmet Natural, donde aprendió a emplear los alimentos en lugar de los medicamentos.

Fue un placer colaborar con ella para crear recetas originales que cumplieran las directrices LUV y fueran a la vez fáciles de preparar y tremendamente apetitosas y repletas de sabor y nutrientes. Además de estas recetas encontrarás una mayor selección en drperlmutter.com. Solo te llevará diez minutos preparar la mayoría de las recetas, pero puedes dedicarles más tiempo a algunas opciones preferidas para disfrutar durante el fin de semana con amigos y familia. En cuanto a los ingredientes menos habituales, he incluido algunas notas en varias recetas para que no haya confusión sobre dónde encontrarlos. La buena noticia es que, entre la abundancia de alimentos que ahora encontramos en los mercados y en línea, existe un amplio acceso a estos ingredientes. Los mercados locales también pueden ofrecerte los alimentos de temporada más frescos. Cuando sea posible, elige ingredientes orgánicos y sin OGM; busca pescado salvaje y huevos de corral.

Si hay ingredientes que no te gusten, encuentra sustituciones adecuadas. Las cebollas, por ejemplo, aparecen en muchas de las recetas porque contienen compuestos para disminuir el ácido úrico (como la quercetina), pero puedes escoger otra verdura, como apio o hinojo, para sustituirla. Las chalotas pertenecen a la familia de las cebollas, pero no tienen el mismo sabor fuerte y el picor intenso que una típica cebolla blanca o morada; a muchas personas les parece una alternativa excelente. Las semillas de brócoli son una maravilla para incluirlas en una variedad de platos, y puedes comprar bolsas de 250 o 500 gramos para tenerlas a mano, o molerlas en un molinillo de especias cuando prepares la comida. (A veces las semillas de brócoli se usan enteras en recetas horneadas, para añadir textura, y en otras ocasiones se muelen o trocean para decorar o complementar ensaladas y recetas similares).

Un comentario rápido sobre la sal: dadas las lecciones que has aprendido, por favor, usa poca sal y con prudencia. La mayoría de estas recetas indica «una pizca de sal», «o al gusto», pero, si estás lidiando con alguna cuestión metabólica, sería mejor que la evitaras por completo. El consumo de sal se puede controlar de manera experta cuando preparas comidas desde cero y no usas productos procesados ni preenvasados. Las recetas te ayudarán a aprender cómo crear platos deliciosos y con muchos nutrientes sin añadir ingredientes que perjudiquen a tu salud. Espero que experimentes con ellas y las personalices a tu gusto a partir de las directrices principales de la dieta LUV.

Bon appétit!

DESAYUNO

Pudin de coco

4 raciones

Tiempo de preparación: 18 min. aprox.

Para el pudin

450 g de pulpa de coco joven, fresca o descongelada (ver la nota abajo)

¼ de taza de agua

1 cucharada de alulosa granulada o al gusto

1 cucharadita de extracto de vainilla

Para los complementos

¼ de taza de anacardos crudos, sin sal, picados

½ cucharada de semillas de comino negro

1 cucharadita de corazones de cáñamo

½ taza de cerezas amargas frescas o descongeladas, sin hueso, cortadas por la mitad

½ taza de arándanos frescos o descongelados

½ taza de frambuesas frescas o descongeladas

Bate la pulpa de coco, el agua, la alulosa y la vainilla hasta obtener una consistencia cremosa. Refrigera durante una hora.

En un bol pequeño, mezcla los anacardos, las semillas de comino negro y los corazones de cáñamo.

Sirve el pudin en cuatro tazones individuales. Decora con las cerezas y los frutos del bosque y esparce la mezcla de frutos secos y semillas.

Nota: Puedes encontrar pulpa de coco joven refrigerada o congelada en la mayoría de los supermercados.

Yogur con mermelada de jengibre y zanahoria

2 raciones

Tiempo de preparación: 30 min. aprox.

Para dar textura

1 cucharadita de corazones de cáñamo

1 cucharadita de semillas de comino negro

Para la mermelada

2 tazas de zanahoria pelada y rallada

2 manzanas Granny Smith con piel, descorazonadas y ralladas

2 tazas de agua

2 cucharaditas de ralladura de naranja

¼ de taza de zumo de limón recién exprimido

1 cucharadita de jengibre fresco pelado y rallado

½ cucharadita de cardamomo molido

½ taza de alulosa granulada

340 g de yogur griego, o natural, entero, sin endulzar

Mezcla los corazones de cáñamo y las semillas de comino negro en un bol pequeño. Reserva.

Mezcla la zanahoria, la manzana, el agua y la ralladura de naranja en una cacerola mediana. Deja que hierva a fuego medio-alto.

Baja a fuego medio. Agrega el zumo de limón, el jengibre, el cardamomo y la alulosa. Continúa cocinando 20 minutos o hasta que se espese. Quita la cacerola del fuego y permite que la mezcla se enfríe a temperatura ambiente.

Sirve el yogur en dos tazones individuales. Agrégale la mermelada de zanahoria y decora con la mezcla de semillas que has reservado.

Manzanas pochadas y yogur

4 raciones

Tiempo de preparación: 30 min. aprox.

4 manzanas con piel, descorazonadas (ver la nota en la p. sig.)

½ taza de alulosa granulada

2 tazas de vino tinto afrutado

1 taza de agua

1 cucharada de extracto de cereza amarga (ver la nota en la p. sig.)

1 cucharadita de zumo de limón amarillo recién exprimido

1 rama de canela

2 vainas de cardamomo

340 g de yogur natural, o labneh, entero, sin endulzar (ver la nota en la p. sig.)

2 cucharadas de almendras crudas, sin sal, fileteadas

2 cucharadas de anacardos crudos, sin sal, picados

Corta las manzanas en cuartos y reserva.

Mezcla la alulosa, el vino tinto, el agua, el extracto de cereza amarga, el zumo de limón, la rama de canela y el cardamomo en una cacerola mediana, y deja que hierva a fuego medio-alto. Baja a fuego lento y añade las manzanas. Cocínalas 25 minutos o hasta que se ablanden.

Saca las manzanas con una cuchara ranurada y resérvalas aparte. Deja que el líquido se reduzca tres cuartos a fuego medio alrededor de 25 o 30 minutos. Retira la cacerola del fuego y deja que se enfríe hasta que esté ligeramente tibio o a temperatura ambiente.

Reparte los cuartos de manzana reservados entre cuatro tazones individuales. Sirve el labneh sobre las manzanas, esparce almendras y anacardos, y vierte un poco del líquido para pochar encima del yogur.

Nota: Las manzanas Braeburn y Pink Lady son opciones ideales por su dulzura, pero puedes usar otras mientras evites variedades amargas, como las Granny Smith. No les quites la piel porque tiene quercetina. El labneh es un queso de medio oriente preparado con yogur y pasado por un colador; es más agrio, espeso y cremoso que el yogur tradicional. Si no lo encuentras en el supermercado, cualquier yogur natural entero, sin endulzar, hará la función. Puedes adquirir el extracto de cereza amarga en herbolarios u online.

Pudin de chía, crema de almendras y chocolate

2 raciones

Tiempo de preparación: 12 min. aprox.

½ taza de leche de coco de lata sin endulzar
½ taza de agua
2 cucharadas de cacao en polvo crudo
1 cucharada de alulosa granulada
1 cucharadita de extracto de vainilla
Una pizca de sal de mar, o al gusto
¼ de taza de semillas de chia
2 cucharadas de crema de almendras crudas, sin sal
¾ de taza de frambuesas frescas o descongeladas

Bate la leche de coco, el agua, el cacao, la alulosa, la vainilla y la sal en un bol mediano. Incorpora las semillas de chía. Tapa la mezcla y déjala reposar una hora para que las semillas se hidraten. Refrigéralo tapado por lo menos durante dos horas.

Sirve el pudin en dos tazones individuales, complementa con la crema de almendra y las frambuesas.

Cereal de quinoa germinada

2 raciones
Tiempo de preparación: 18 min. aprox.

1 taza de quinoa sin cocer
1 taza de agua
1 taza de leche de almendra sin endulzar
2 cucharaditas de jengibre en polvo
2 cucharaditas de canela en polvo
Una pizca de sal de mar, o al gusto
¼ de taza de arándanos frescos o descongelados
¼ de taza de frambuesas frescas o descongeladas
¼ de taza de nueces crudas, sin sal, molidas

En un tazón, remoja la quinoa en el agua y permite que se hidrate durante una noche a temperatura ambiente. En la mañana, escurre y enjuaga la quinoa.

Revuelve la quinoa, la leche de almendra, el jengibre, la canela y la sal en una cacerola mediana. Permite que hierva y baja la temperatura a fuego lento durante 10 minutos. Quita la cacerola del fuego, sirve el cereal en tazones individuales y decora con los frutos del bosque y las nueces.

Tortitas LUV

4 raciones (16 tortitas aprox.)
Tiempo de preparación: 20 min. aprox.

Para la compota de cereza y frutos del bosque

1 taza de cerezas amargas frescas o descongeladas, sin hueso

1 taza de frambuesas frescas o descongeladas
1 taza de arándanos frescos o descongelados
2 cucharadas de alulosa granulada
¼ de taza de agua

Para las tortitas

3 huevos grandes
2 cucharadas de alulosa granulada
1½ tazas de harina de almendra
Una pizca de sal de mar, o al gusto
¼ de cucharadita de canela en polvo
Una pizca de cardamomo en polvo
¼ de cucharadita de bicarbonato de sodio
1 cucharada de semillas de brócoli molidas (ver la nota en la p. sig.)
Mantequilla sin sal, o aceite de oliva virgen extra, para cocinar

Mezcla las cerezas, los frutos del bosque, la alulosa y el agua en una olla mediana a fuego medio. Remueve de vez en cuando hasta que la mezcla se espese, alrededor de 10 minutos. Reserva.

En un bol grande, bate los huevos, la alulosa, la harina de almendra, la sal, la canela, el cardamomo, el bicarbonato de sodio y las semillas de brócoli. Déjalo reposar 10 minutos.

Calienta la mantequilla o el aceite en una sartén mediana sobre fuego medio. Vierte una cucharada de la masa en la sartén por cada tortita, llenando la superficie con unas cuantas a la vez, y repite el proceso hasta terminar con la masa. Espera a que se formen pequeñas burbujas en la superficie, luego dales la vuelta a las tortitas para que se doren uniformemente por ambos lados. Retíralas del fuego y acompáñalas con la compota reservada.

Nota: Puedes encontrar semillas de brócoli con facilidad, ya sea en supermercados u online. Puedes picarlas con la hoja de un cuchillo, un molino de especias o de pimienta.

Pan de almendra y cereza

6 raciones

Tiempo de preparación: 45 min. aprox.

2½ tazas de harina de almendras

½ cucharadita de bicarbonato de sodio

1 cucharadita de canela molida

½ taza de alulosa granulada

3 huevos grandes

1 cucharadita de extracto de vainilla

¼ de taza (4 cucharadas) de mantequilla, sin sal, derretida y entibiada

½ taza de cerezas amargas frescas o descongeladas, sin hueso, cortadas por la mitad

Precalienta el horno a 180 °C.

Mezcla la harina de almendras, el bicarbonato de sodio, la canela y la alulosa en un bol grande. En un bol mediano, bate los huevos, la vainilla y la mantequilla. Mezcla la mezcla húmeda y la de harina hasta lograr una masa homogénea. Agrega las cerezas.

Vierte la masa en un molde de 23 centímetros para pan antiadherente y hornéalo durante 30-35 minutos, o hasta que insertes un palillo en medio y salga limpio.

Frittata de germen de brócoli, pimiento verde y cebolla morada

2 raciones

Tiempo de preparación: 18 min. aprox.

6 huevos grandes
Una pizca de sal de mar, o al gusto
2 cucharadas de aceite de oliva virgen extra
¼ de taza de cebolla morada, pelada y picada
¼ de taza de pimiento morrón verde picado
1 taza de germen de brócoli
½ cucharadita de semillas de brócoli molidas (ver la nota en la p. 308)

Precalienta el horno a 150 °C.

Bate los huevos y la sal en un bol mediano. Reserva.

Calienta el aceite de oliva a fuego medio en una sartén antiadherente para horno de 20 centímetros. Saltea la cebolla y el pimiento hasta que la cebolla se transparente, entre cuatro y seis minutos. Esparce el germen de brócoli por encima de manera uniforme. Vierte los huevos en la sartén asegurándote de cubrir el germen.

Introduce la sartén en el horno y hornea la frittata durante 20 minutos o hasta que los huevos estén cocidos.

Deja que se enfríe un poco, decora con las semillas de brócoli molidas y sirve.

Tazones de huevo a la griega

2 raciones

Tiempo de preparación: 25 min. aprox.

6 huevos grandes

Una pizca de sal de mar, o al gusto

1 cucharada de aceite de oliva virgen extra

¼ de taza de cebolla morada, pelada y picada

1 manojo de hojas de kale lacinato cocidas al vapor y cortadas en tiras

90 g de queso feta desmenuzado

Precalienta el horno a 150 °C.

Sala los huevos y bátelos en un bol mediano. Reserva.

Calienta el aceite de oliva en una sartén pequeña a fuego medio. Añade la cebolla y saltéala entre cuatro y seis minutos, hasta que se transparente. Agrega el kale y saltéalo dos minutos más, o hasta que las hojas se suavicen.

Reparte la mezcla de verduras de forma equitativa en cuatro tazones antiadherentes para tortitas. Vierte la misma cantidad de huevo en cada uno de los tazones. Cubre al final con queso feta desmenuzado.

Hornéalos durante 18 minutos o hasta que la mezcla de huevo esté cocida.

Bísquets con salmón ahumado y crema agria

4 raciones

Tiempo de preparación: 25 min. aprox.

Para la mezcla de especias

1 cucharadita de semillas de sésamo
1 cucharadita de semillas de brócoli (ver la nota en la p. 308)
½ cucharadita de copos de cebolla seca
½ cucharadita de ajo granulado
½ cucharadita de sal de mar

Para los bísquets

2½ tazas de harina de almendra
¼ de cucharadita de sal de mar
½ cucharadita de bicarbonato de sodio
¼ de taza (4 cucharadas) de mantequilla sin sal, derretida y templada
2 huevos grandes

Para el relleno

4 cucharadas de crema agria entera
120 g de salmón ahumado en lonchas (8 lonchas)
1 cebolleta picada

Precalienta el horno a 180 °C.

Para preparar la mezcla de especias, mezcla las semillas de sésamo, las semillas de brócoli, los copos de cebolla seca, el ajo granulado y la sal en un bol pequeño. Reserva.

Para preparar los bísquets, mezcla la harina de almendra, la sal y el bicarbonato de sodio en un bol pequeño. En otro, mezcla la mantequilla y los huevos. Incorpora esta mezcla a la de harina hasta formar una masa.

Estira la masa hasta obtener dos centímetros de grosor. Corta la masa con un cortador de bísquets de ocho centímetros. Pásalo a un recipiente apto para horno forrado con papel de hornear. Esparce encima la mezcla de especias reservada y hornéalo 15 minutos o hasta que los bísquets se vean dorados.

Deja que se enfríen. Luego córtalos por la mitad con un cuchillo de sierra y en cada uno sirve una cucharada de crema agria, dos lonchas de salmón ahumado y cebolleta picada.

COMIDA

Ensalada de pollo con pesto de germen de brócoli

2 raciones

Tiempo de preparación: 18 min. aprox.

Para el pesto

2 tazas de germen de brócoli

2 tazas de hojas de espinacas baby

½ taza de nueces crudas, sin sal, picadas

1 cucharada de pasta de miso blanca

½ cucharadita de sal de mar

¼ de cucharadita de copos de chile de árbol

¾ de taza de aceite de oliva virgen extra

Para la ensalada de pollo

300 g de pechuga de pollo deshuesada, sin piel, cocida y picada

¼ de taza de pimiento verde finamente picado

¼ de taza de cebolla morada pelada y finamente picada

Para la ensalada

4 tazas de hojas de espinacas baby

½ aguacate cortado en dados

1 cucharada de aceite de oliva virgen extra

Zumo de ½ limón recién exprimido

Sal de mar, al gusto

Para preparar el pesto, mezcla el germen de brócoli, las espinacas, las nueces, la pasta de miso, la sal, los copos de chile de árbol y el aceite de oliva en un procesador de alimentos, y muele hasta obtener una consistencia suave.

Para preparar la ensalada de pollo, mezcla el pollo, el pimiento y la cebolla en un bol mediano. Agrega cuatro cucharadas de pesto, o más, al gusto. Remueve para que se mezcle bien. (Puedes guardar el pesto sobrante en un recipiente hermético en la nevera hasta dos semanas).

Para preparar la ensalada, mezcla las espinacas y el aguacate en un bol mediano. Incorpora el aceite de oliva, el zumo de limón y la sal. Añade la ensalada de pollo encima y sirve.

Tortitas de pavo con puerro y menta

2 raciones

Tiempo de preparación: 18 min. aprox.

Para el aderezo

- ½ taza de anacardos crudos, sin sal
- 2 tazas de agua tibia
- ½ taza de leche de almendra sin endulzar
- 2½ cucharadas de vinagre de manzana
- 2 cucharadas de copos de dulse (ver la nota en la p. sig.)
- 1 cucharada de pasta de miso blanca
- 2 cucharadas de mostaza de Dijon
- Zumo de ½ limón recién exprimido
- Una pizca de sal de mar y pimienta negra recién molida, o al gusto

Para las tortitas

- 2 cucharadas de aceite de oliva virgen extra
- ½ taza de puerro en rodajas finas
- 340 g de pavo magro picado
- 5 hojas de menta fresca cortadas en tiritas
- Una pizca de sal de mar, o al gusto

Para la ensalada

- 1 manojo de hojas de kale lacinato cocidas al vapor y picadas
- ¼ de cebolla morada pelada y en rodajas finas

Para preparar el aderezo, remoja los anacardos en agua tibia durante una hora. Escúrrelos y desecha el agua de remojo. Bate los anacardos con la leche de almendra, el vinagre, los copos de dulse, la pasta de miso, la mostaza, el zumo de limón, la sal y la pimienta hasta obtener una consistencia suave y cremosa.

Para las tortitas, calienta el aceite de oliva en una sartén mediana a fuego medio. Agrega el puerro y saltéalo hasta que se dore, alrededor de cinco minutos. Deja que se enfríe aparte durante algunos minutos.

En un bol mediano, mezcla el puerro ya frío, el pavo, la menta y la sal. Forma cuatro tortitas.

Calienta la sartén de nuevo a fuego medio. Cocina las tortitas durante tres minutos por cada lado, más o menos, y retíralas del fuego.

Para preparar la ensalada, mezcla el kale y la cebolla morada en un bol mediano, y pásala después a una ensaladera. Dispón las tortitas sobre el kale y la cebolla, y sirve la cantidad deseada de aderezo encima. (Puedes guardar el aderezo sobrante en un recipiente hermético en refrigeración hasta dos semanas).

Nota: Los copos de dulse son algas rojas comestibles que crecen en las aguas heladas del Pacífico Norte y el Atlántico Norte. Como todas las demás algas comestibles, la dulse aporta fibra y proteína, y es rica en vitaminas, minerales, ácidos grasos saludables y antioxidantes (cuando se fríen, algunas personas dicen que saben a tocino). Las puedes encontrar en casi todos los supermercados bien abastecidos y online.

Ensalada picada

2 raciones
Tiempo de preparación: 10 min. aprox.

3 cabezas de lechuga romana baby cortada en cuartos
1 tomate heirloom, o corazón de buey, picado en dados
1 aguacate picado en dados
1 pimiento verde picado
1 lata de 240 g de lentejas enjuagadas y escurridas
2 cucharadas de aderezo verde de tahini (ver p. 318), o al gusto

Pon la lechuga en una ensaladera. Agrega el tomate, el aguacate, el pimiento y las lentejas. Échale aderezo verde de tahini.

Filetes de calabacín asado con pesto

2 raciones
Tiempo de preparación: 14 min. aprox.

1 manojo de hojas de kale lacinato, cocidas al vapor y picadas
3 cucharadas de aceite de oliva virgen extra separadas
2 calabacines medianos
Una pizca de sal de mar, o al gusto
2 cucharadas de pesto de germen de brócoli (ver p. 313)
¾ de taza de tomates cherry cortados por la mitad

Precalienta una parrilla a fuego medio-alto. En un bol mediano, masajea las hojas de kale con 1½ cucharadas de aceite de oliva. Reserva.

Corta el calabacín por la mitad longitudinalmente. Pincela ambos lados con el aceite de oliva restante y sazona con sal. Asa durante tres minutos de cada lado. Quita los calabacines del fuego y extiende el pesto de manera uniforme sobre el lado del corte. Sirve encima de una cama de kale y acompaña con los tomates.

Ensalada de huevo tibio y coles de Bruselas con parmesano

2 raciones
Tiempo de preparación: 20 min. aprox.

Para el aderezo

½ taza de anacardos crudos, sin sal
2 tazas de agua tibia
1 cucharada de mostaza de Dijon
2 cucharadas de zumo de limón recién exprimido
¼ de cucharadita de sal de mar
½ taza de agua

Para los huevos

3 tazas de coles de Bruselas cortadas en tiritas
½ cebolla morada pelada y en rodajas finas
4 huevos grandes con cáscara
60 g de lonchas de queso parmesano

Para preparar el aderezo, remoja los anacardos en el agua tibia durante una hora. Cuélalos y desecha el agua de remojo. Bate los anacardos, la mostaza, el zumo de limón, la sal y el agua hasta obtener una consistencia suave y cremosa.

En un bol mediano, mezcla las coles de Bruselas y la cebolla con la cantidad de aderezo que desees. (Puedes guardar el aderezo sobrante en un recipiente hermético en el frigorífico hasta dos semanas). Reparte la ensalada en dos boles individuales y reserva.

Llena una olla pequeña con agua y deja que hierva. Reduce a fuego medio y sumerge los huevos con cuidado. Cocínalos durante cinco minutos. Sumerge después los huevos en un bol con agua helada durante dos minutos. Retira la cáscara y corta los huevos por la mitad. Colócalos encima de las coles de Bruselas y decora con el parmesano.

Coliflor entera asada con aderezo verde de tahini

2 raciones

Tiempo de preparación: 1 hora aprox.

Para el aderezo

¼ de taza de tahini

1 manojo de perejil italiano fresco

Zumo de 2 limas recién exprimidas

1 diente de ajo pelado

½ cucharadita de sal de mar

1 cucharadita de semillas de brócoli (ver la nota en la p. 308)

¼ de taza de agua fría

¼ de taza de aceite de oliva virgen extra

Para la coliflor

1 cabeza pequeña de coliflor

5 cucharadas de aceite de oliva virgen extra separadas

Una pizca de sal de mar, o al gusto

⅓ de taza de pistachos crudos, sin sal, molidos

⅓ de taza de granos de granada fresca

¼ de cebolla morada pelada y en rodajas finas

Precalienta el horno a 160 °C.

Bate el tahini, el perejil, el zumo de lima, el ajo, la sal, las semillas de brócoli, el agua y el aceite de oliva hasta obtener una consistencia suave y cremosa. Reserva.

Pon la coliflor en un recipiente apto para horno forrado con papel de hornear. Pincélala con tres cucharadas de aceite de oliva y sazónala con sal. Ásala durante 40 minutos. Saca la coliflor del horno y pincélala con el aceite restante. Sube la temperatura a 200 °C y cocínala otros 15 minutos o hasta que se dore ligeramente.

Sirve la cantidad deseada de aderezo sobre la coliflor. (Puedes guardar el aderezo restante en un recipiente hermético en el frigorífico hasta dos semanas). Corta la coliflor en cuartos para servir. Acompaña con pistachos, granada y cebolla.

Ensalada de garbanzos y zaatar con aderezo de tahini con limón y semillas de brócoli

2 raciones

Tiempo de preparación: 15 min. aprox.

Para los garbanzos

1 lata de 425 g de garbanzos escurridos y lavados

2 cucharadas de aceite de oliva virgen extra

2 cucharadas de sazonador zaatar

Zumo de ½ limón recién exprimido

Sal de mar, al gusto

Para el aderezo

¼ de taza de tahini

1 cucharadita de ralladura de limón

Zumo de 1 limón recién exprimido

1 diente de ajo pelado

½ cucharadita de sal de mar

1 cucharadita de semillas de brócoli (ver la nota en la p. 308)

¼ de taza de agua fría

¼ de taza de aceite de oliva virgen extra

Para la ensalada

4 tazas de rúcula

½ taza de tomates uva cortados por la mitad

¼ de cebolla morada pelada y en rodajas finas

Para preparar los garbanzos, mézclalos en un bol con el aceite de oliva, el zaatar, el zumo de limón y la sal. Deja que se mariden en el frigorífico por lo menos una hora.

Para preparar el aderezo, bate el tahini, la ralladura y el zumo de limón, el ajo, la sal, las semillas de brócoli, el agua y el aceite de oliva hasta obtener una consistencia suave y cremosa.

Para la ensalada, en un bol grande, cubre la rúcula, los tomates y la cebolla con la cantidad deseada de aderezo. (Puedes guardar el aderezo sobrante en un recipiente hermético en el frigorífico hasta dos semanas). Decora con los garbanzos y sirve.

Tacos de lechuga y yaca

2 raciones

Tiempo de preparación: 12 min. aprox.

Para la yaca

1 lata, o bolsa, de 400 g de yaca escurrida y lavada (ver la nota en la p. sig.)

1½ cucharadas de aceite de oliva virgen extra

1 cucharadita de comino molido

1 cucharadita de hojas de cilantro picadas

1 chile serrano fresco, desvenado y en rodajas

Zumo de ½ lima recién exprimida

Una pizca de sal de mar, o al gusto

Para los tacos

6 hojas de lechuga romana grande

1 taza de col morada, o verde, cortada en tiras

1 taza de aguacate picado en dados

¼ de taza de rábanos en rodajas finas

En un bol mediano, revuelve la yaca, el aceite de oliva, el comino, el cilantro, el chile, el zumo de lima y la sal.

Llena cada hoja de lechuga con col, pon encima la mezcla de yaca y decora con el aguacate y los rábanos.

Nota: La yaca proviene de un árbol tropical que crece en Asia, África y Sudamérica. Es la fruta arbórea más grande del mundo y es pariente de los higos. Su textura, parecida a la de la carne mechada, la vuelve un sustituto común de proteína entre veganos y vegetarianos. Se vende en muchos supermercados y online, y está lista para usarse recién salida de la bolsa.

CENA

Lomo de cerdo asado con tomillo

2 raciones

Tiempo de preparación: 25 min. aprox.

Para el cerdo

- 1 cucharada de aceite de oliva virgen extra
- 1 lomo de cerdo de 350 g
- Una pizca de sal de mar, o al gusto
- 6 ramas de tomillo fresco

Para el brócoli

- 1 cucharada de sal de mar
- 2 tazas de ramilletes de brócoli
- 1½ cucharadas de aceite de oliva virgen extra

Para las manzanas

- ¾ de taza de manzanas pochadas (ver p. 304)

Precalienta el horno a 200 °C.

Para preparar el cerdo, calienta el aceite de oliva en una sartén grande a fuego medio-alto. Sazona el cerdo con la sal y séllalo dos minutos por cada lado. Pasa el lomo a un asador para horno, cúbrelo con las ramas de tomillo y hornéalo 12-15 minutos, o hasta que la temperatura interna alcance 63 °C. Descarta las ramas de tomillo y deja que repose 20 minutos antes de cortarlo en rodajas.

Mientras, prepara el brócoli. Calienta seis tazas de agua con sal hasta que rompa a hervir. Agrega el brócoli y hiérvelo tres minutos. Escúrrelo y pincélalo con el aceite de oliva.

Corta el cerdo y sírvelo con el brócoli y las manzanas.

Costillar de cordero con corteza de zaatar, rúcula y vinagreta de cereza amarga

2 raciones

Tiempo de preparación: 40 min. aprox.

Para el cordero

1 costillar de cordero lechal, 450 g aproximadamente, sin grasa y sin huesos

Una pizca de sal de mar, o al gusto

1 cucharada de aceite de oliva virgen extra

3 cucharadas de sazonador zaatar

1 limón pequeño en rodajas

Para la vinagreta

¼ de taza de cerezas amargas frescas o descongeladas, sin hueso

2 vainas de cardamomo

1½ cucharadas de vinagre de manzana

1½ cucharaditas de mostaza de Dijon

¼ de taza de aceite de oliva virgen extra

Sal de mar y pimienta negra recién molida, al gusto

Para la ensalada

4 tazas de rúcula u otra hoja verde oscura

¼ de taza de granos de granada fresca

¼ de cebolla morada pelada y en rodajas finas

Deja que el cordero repose 30 minutos a temperatura ambiente. Precalienta el horno a 230 °C.

Sazona el cordero con la sal. Pincélalo uniformemente con el aceite de oliva y luego unta el zaatar. Pon el cordero en un recipiente apto para horno y cúbrelo con las rodajas de limón. Hornéalo 15 minutos o hasta que la temperatura interna alcance 63 °C. Deja que la carne repose 20 minutos y luego corta las costillas individuales.

Mientras tanto, pasa las cerezas, el cardamomo, el vinagre y la mostaza por una batidora hasta que quede a medio triturar. Con la batidora encendida a potencia baja, vierte el aceite de oliva. Sazona con sal y pimienta.

Mezcla la rúcula con la cantidad deseada de vinagreta. (Puedes guardar la vinagreta sobrante en un recipiente hermético en el frigorífico hasta dos semanas). Reparte la ensalada en dos platos individuales, pon encima las costillas y decora con la granada y la cebolla.

Guiso instantáneo de shawarma de ternera

4 raciones
Tiempo de preparación: 2 horas aprox.
(más 4 horas, por lo menos, para marinar)

1 cucharada de sal de mar
1 cucharada de comino molido
1 cucharadita de cúrcuma en polvo
½ cucharadita de pimienta gorda molida
½ cucharadita de canela en polvo
½ cucharadita de jengibre en polvo
¼ de cucharadita de clavo de olor en polvo
¼ de cucharadita de pimienta cayena
¼ de taza de aceite de oliva virgen extra
3 cucharadas de vinagre de manzana
900 g de aguja de ternera de pasto, sin hueso, cortada por la mitad
1 cabeza de ajo sin pelar, cortada de la parte superior
1 taza de agua
1 chalota pelada y en rodajas finas
1 pimiento rojo en rodajas finas
1 pimiento verde en rodajas finas
¼ de taza de rábanos en rodajas finas

En un bol grande, mezcla la sal, el comino, la cúrcuma, la pimienta gorda, la canela, el jengibre, el clavo, la cayena, el aceite de oliva y el vinagre. Agrega la carne y el ajo asegurándote de que ambos queden cubiertos con una capa generosa de la mezcla. Tapa el bol y deja que se marine en el frigorífico por lo menos cuatro horas o toda la noche.

Pasa la carne y el ajo a una olla de presión. Agrega el agua, sella la tapa y cocínala a presión alta durante 90 minutos. Deja que la presión se libere durante 10 minutos.

Pasa la carne a un recipiente para servir y deshébrala con dos tenedores. Retira el ajo y deséchalo. Añade la mitad del líquido de la cocción y decora la carne con la chalota, los pimientos y el rábano.

Pollo, cerezas amargas y aceitunas verdes en olla de presión

4 raciones

Tiempo de preparación: 30 min. aprox.

8 muslos de pollo sin piel, con hueso
1 cucharadita de sal de mar
2 cucharadas de aceite de oliva virgen extra, separadas
½ taza de vino blanco seco
1 limón grande en rodajas finas
4 dientes de ajo pelados y aplastados
2 chalotas peladas y en rodajas finas
4 ramas de tomillo fresco
1 taza de aceitunas de Castelvetrano sin hueso y cortadas por la mitad
1 taza de cerezas amargas frescas o descongeladas sin hueso y cortadas por la mitad

Sazona el pollo con la sal y reserva.

Programa una olla de presión a temperatura media en la modalidad de saltear. Agrega una cucharada de aceite de oliva. Una vez caliente, incorpora el pollo. Dóralo dos minutos y medio de cada lado y pásalo a un plato.

Añade el vino a la olla y raspa el fondo con una espátula para desglasarla. Devuelve el pollo a la olla, agrega el limón, el ajo, la chalota y el tomillo. Cocínalo a presión media durante 10 minutos. Deja que la presión se libere 10 minutos más. Descarta las ramas de tomillo.

Dispón el pollo, la chalota y el limón en un recipiente para servir. Decora con las aceitunas y las cerezas, y rocía por encima el aceite de oliva restante.

Fletán a la parrilla con tomates y palmitos

2 raciones

Tiempo de preparación: 15 min. aprox.

2 filetes de fletán de 180 g

3 cucharadas de aceite de oliva virgen extra, separadas

Una pizca de sal de mar, o al gusto

2 tomates heirloom, o corazón de buey, en rodajas

4 palmitos de lata en rodajas

2 cebolletas picadas

8 hojas de albahaca fresca troceadas

½ cucharadita de ralladura de limón

½ cucharadita de semillas de brócoli molidas (ver la nota en la p. 308)

Precalienta la parrilla a temperatura media-alta.

Pincela el fletán por ambos lados con una cucharada y media de aceite de oliva. Sazona con la sal. Asa el fletán hasta que esté completamente cocido, alrededor de cuatro minutos por cada lado.

Sirve los tomates, los palmitos, las cebolletas y la albahaca en dos platos individuales. Dispón encima el fletán. Rocía el aceite de oliva restante sobre el pescado y esparce la ralladura de limón y las semillas de brócoli.

Fletán asado con harissa y calabacín, tomate, pimiento y cebolla morada

2 raciones
Tiempo de preparación: 25 min. aprox.

Para el fletán

1 cucharadita de sal de mar
1 cucharadita de cardamomo molido
½ cucharadita de comino molido
½ cucharadita de cúrcuma en polvo
2 cucharadas de harissa
1 diente de ajo pelado y finamente picado
2 cucharaditas de aceite de oliva virgen extra
2 filetes de fletán de 180 g

Para las verduras

2 cucharadas de aceite de oliva virgen extra
¼ de cebolla morada pelada y en rodajas finas
1 calabacín mediano cortado en rodajas de 0,5 cm
½ pimiento verde cortado en dados de 1,5 cm
½ taza de tomates uva cortados por la mitad
Una pizca de sal de mar, o al gusto

Precalienta el horno a 180 °C.

Para el pescado, mezcla la sal, el cardamomo, el comino, la cúrcuma, la harissa, el ajo y el aceite de oliva en un bol pequeño. Coloca los filetes de fletán en un recipiente apto para horno forrado con papel de hornear. Cubre los filetes uniformemente con la mezcla de especias. Ásalos entre 15-18 minutos o hasta que estén bien cocidos. Pásalos a dos platos individuales y déjalos reposar 10 minutos.

Mientras, para preparar las verduras, calienta el aceite de oliva en una sartén grande a fuego medio. Añade la cebolla y saltéala hasta que esté ligeramente crujiente; alrededor de 10 minutos. Agrega el calabacín y los pimientos verdes, y cocínalos moviendo con frecuencia; alrededor de cuatro minutos. Incorpora el tomate y sigue cocinando dos minutos más. Sazona con sal y sirve como guarnición del pescado.

Lenguado al horno con nueces y cebollino

2 raciones

Tiempo de preparación: 25 min. aprox.

Para el lenguado

2 filetes de lenguado de 180 g

Una pizca de sal de mar, o al gusto

1 cucharada de aceite de oliva virgen extra

½ taza de nueces crudas, sin sal, molidas

2 cucharadas de cebollino fresco picado

Para la ensalada

2 cucharadas de vinagreta de cereza amarga (ver p. 323), o al gusto

1 manojo grande de kale lacinato cocido al vapor y picado

¾ de taza de frambuesas frescas o descongeladas

1 pepino en rodajas finas

Precalienta el horno a 160 °C.

Coloca los filetes de lenguado en un recipiente apto para horno forrado con papel de hornear. Sazónalos con sal y rocía por encima el aceite de oliva. Cubre de manera uniforme con las nueces molidas. Hornéalos durante 12-15 minutos o hasta que los filetes estén bien cocidos. Pásalos a dos platos individuales y deja que se enfríen 10 minutos. Decora con el cebollino.

En un bol mediano, mezcla el kale con la cantidad deseada de vinagreta. Agrega las frambuesas y el pepino, y sirve para acompañar el lenguado.

Langostinos con espárragos y salsa de limón

2 raciones

Tiempo de preparación: 18 min. aprox.

Para la salsa

2 limones

2 cucharadas de almendras crudas fileteadas, sin sal

2 cucharadas de hojas de perejil italiano fresco picadas

Para los langostinos

1½ cucharadas de mantequilla sin sal, derretida

1½ cucharadas de aceite de oliva virgen extra

1 manojo de espárragos frescos sin la base

Una pizca de sal de mar, o al gusto

450 g de langostinos salvajes medianos crudos, pelados y limpios

Precalienta el horno a 200 °C.

Pela y pica los limones, y quítales las semillas. En un bol pequeño, mezcla los limones, las almendras y el perejil. Reserva.

Bate la mantequilla y el aceite de oliva en un bol pequeño.

Coloca los espárragos en una sola capa en la mitad de un recipiente apto para horno forrado con papel de hornear y rocía con la mitad de la mezcla de mantequilla y aceite. Sazona con sal. Extiende los langostinos de manera uniforme en el otro lado del recipiente y rocía encima la mezcla de mantequilla y aceite restante. Sazona con sal. Ásalos durante 8-10 minutos o hasta que los langostinos se pongan rosas.

Divide los espárragos en dos platos individuales, sirve los langostinos encima y termina con la salsa de limón.

Bacalao al horno con bimi

2 raciones
Tiempo de preparación: 18 min. aprox.

- 2 tazas de bimi picado
- ½ cebolla morada pelada y en rodajas
- 1 pimiento verde en rodajas
- 3 cucharadas de aceite de oliva virgen extra, separadas
- Una pizca de sal de mar, o al gusto
- 1 cucharada de cebollino fresco finamente picado
- ½ taza de aceitunas de Castelvetrano sin hueso y cortadas por la mitad
- 2 filetes de bacalao de 180 g

Precalienta el horno a 200 °C.

Mezcla el bimi, la cebolla y el pimiento verde con dos cucharadas de aceite de oliva en un bol grande. Sazona con sal. Extiende la mezcla uniformemente sobre un recipiente apto para horno forrado con papel de hornear. Asa las verduras durante 12-15 minutos, devuélvelas al bol e incorpora el cebollino y las aceitunas.

Baja la temperatura del horno a 190 °C. Sazona los filetes de bacalao con sal. Calienta el aceite de oliva restante en una sartén grande para horno a fuego medio-alto. Sella el bacalao durante tres minutos por cada lado y después mete la sartén al horno durante ocho minutos o hasta que los filetes estén cocidos. Reparte la mezcla de bimi en dos platos individuales y coloca el bacalao encima.

Chili de yaca y jerk

6 raciones

Tiempo de preparación: 30 min. aprox.

2 cucharadas de aceite de oliva virgen extra
1 cebolla morada pequeña pelada y picada
1 cucharada de sazonador jerk
2 tomates heirloom, o corazón de buey, grandes, frescos, cortados en dados
1 lata, o bolsa, de 400 g de yaca escurrida y lavada (ver la nota en la p. 321)
1 lata de 425 g de frijoles negros escurridos y lavados
1 lata de 425 g de azukis escurridos y lavados
1 taza de leche de coco de lata sin endulzar
Una pizca de sal de mar, o al gusto
2 tazas de hojas de espinacas baby

Calienta el aceite de oliva en una olla grande a fuego medio. Agrega la cebolla y cocínala hasta que se transparente, alrededor de tres minutos. Incorpora el sazonador jerk y sigue cocinando durante un minuto. Añade el tomate, la yaca, los frijoles negros, los azukis y la leche de coco. Sazona con sal. Deja que hierva, luego baja la temperatura a fuego lento durante 20 minutos y remueve de vez en cuando.

Incorpora las espinacas justo antes de servir.

Ensalada de tallarines de verduras arcoíris

2 raciones

Tiempo de preparación: 15 min. aprox.

Para la salsa

3 cucharadas de crema de almendra cruda, sin sal

1 cucharada de pasta de miso blanca

1 cucharadita de jengibre fresco pelado y picado

2 cucharadas de vinagre de manzana

1 cucharada de zumo de lima recién exprimido

Una pizca de pimienta cayena

Una pizca de sal de mar, o al gusto

3 cucharadas de aceite de oliva virgen extra

Para la ensalada

1 taza de tallarines de calabacín

1 taza de tallarines de calabaza mantequilla

½ cebolla morada pelada y en rodajas finas

1 pimiento verde en rodajas finas

½ taza de zanahoria rallada

1 cucharadita de hojas de cilantro fresco picadas

¼ de taza de anacardos crudos, sin sal

1 cucharadita de semillas de sésamo

Bate la crema de almendra, la pasta de miso, el jengibre, el vinagre, el zumo de lima, la cayena y la sal hasta obtener una consistencia cremosa. Con la batidora encendida a velocidad baja, vierte el aceite de oliva hasta que la salsa quede suave y cremosa.

En un bol grande, mezcla los tallarines de calabacín, los tallarines de calabaza, la cebolla, el pimiento y la zanahoria. Incorpora la cantidad deseada de salsa. (Puedes guardar la salsa sobrante en un recipiente hermético en el frigorífico hasta dos semanas; es un gran complemento para crudités). Decora con el cilantro, los anacardos y el sésamo.

Calabaza espagueti asada con pesto de germen de brócoli

2 raciones
Tiempo de preparación: 45 min. aprox.

1 calabaza espagueti mediana
2 cucharadas de aceite de oliva virgen extra
Una pizca de sal de mar, o al gusto
½ taza de pesto de germen de brócoli (ver p. 313)
½ taza de tomates uva cortados por la mitad
½ taza de tomates cherry cortados por la mitad
1 cucharadita de semillas de brócoli molidas (ver la nota en la p. 308)

Precalienta el horno a 200 °C.

Corta la calabaza espagueti por la mitad longitudinalmente. Extrae las semillas. Rocía el interior con el aceite de oliva y sazona con la sal. Coloca ambas partes bocabajo en un recipiente apto para horno forrado con papel de hornear. Usa un tenedor para agujerear unas cuantas veces la piel de la calabaza. Ásala durante entre 35 y 40 minutos, o hasta que esté suave. Deja que se enfríe 10 minutos.

Con un tenedor, raspa la carne de la calabaza en un bol mediano. Mezcla con el pesto y decora con los tomates y las semillas de brócoli.

«Alitas» de coliflor asada con salsa romesco de germen de brócoli

2 raciones

Tiempo de preparación: 30 min. aprox.

Para la salsa romesco

2 pimientos verdes

2 tazas de germen de brócoli

½ taza de almendras crudas, sin sal

2 cucharadas de pasta de miso blanca

Una pizca de sal de mar, o al gusto

¾ de taza de aceite de oliva virgen extra

Zumo de ½ limón recién exprimido

Para la coliflor

4 tazas de ramilletes de coliflor

4 cucharadas de aceite de oliva virgen extra

Una pizca de sal, o al gusto

Precalienta el horno a 190 °C.

Para la salsa, asa los pimientos a fuego medio, directamente sobre la llama, o al horno, y dales la vuelta de vez en cuando hasta que todos los lados estén negros. Retíralos del fuego y deja que se enfríen. Quítales la piel, las venas y las semillas.

Bate los pimientos, el germen de brócoli, las almendras, la pasta de miso, la sal, el aceite de oliva y el zumo de limón en un procesador de alimentos hasta obtener una consistencia cremosa.

Para preparar la coliflor, mezcla los ramilletes, el aceite de oliva y la sal en un bol grande. Extiende los ramilletes en una sola capa sobre un recipiente apto para horno forrado con papel de hornear. Ásalos 20-25 minutos y dales la vuelta hasta que se doren. Sirve con la salsa romesco.

«Boloñesa» de setas

4 raciones
Tiempo de preparación: 40 min. aprox.

2 cucharadas de aceite de oliva virgen extra
2 cucharadas de mantequilla sin sal
¼ de taza de chalotas peladas y finamente picadas
½ taza de apio finamente picado
2 dientes de ajo pelados y aplastados
1 rama de romero fresco
450 g de setas shiitake en rodajas
Una pizca de sal de mar, o al gusto
1 taza de caldo de verduras
1 taza de tomates frescos, o de lata, aplastados
1 preparación de calabaza espagueti asada (sin el pesto; ver la p. 333) o 4 tazas de tallarines de verduras cocidos

En una olla grande, calienta el aceite de oliva y la mantequilla a fuego medio. Agrega la chalota y el apio, y cocínalos hasta que estén transparentes, alrededor de tres minutos. Añade el ajo, el romero y las setas. Cocínalos hasta que las setas se caramelicen un poco, moviendo de vez en cuando, alrededor de 15 minutos. Sazona con la sal.

Incorpora el caldo de verduras y los tomates aplastados. Deja que hierva, baja a fuego lento y cocina la boloñesa 15-20 minutos. Sirve sobre calabaza espagueti o tus tallarines de verduras preferidos.

APERITIVOS

Pudin de coco y chía

4 raciones

Tiempo de preparación: 10 min. aprox.

2 tazas de leche de coco de lata, sin endulzar

1 cucharadita de extracto de vainilla

1 cucharada de alulosa granulada

Una pizca de sal de mar, o al gusto

¼ de taza de semillas de chía

Frambuesas frescas o descongeladas, cerezas amargas o arándanos, para decorar

Ralladura de chocolate amargo, para decorar

Bate la leche de coco, la vainilla, la alulosa y la sal en un bol mediano. Incorpora la chía, tapa el bol y deja que se hidrate una hora a temperatura ambiente. Refrigérala tapada durante dos horas antes de servir. Decora con frutos del bosque o cerezas, y chocolate rallado.

Huevos cocidos fermentados con cúrcuma

4 raciones

Tiempo de preparación: 25 min. aprox.

2 tazas de vinagre de manzana

½ taza de agua

1 cucharadita de alulosa granulada

1 cucharadita de sal de mar

2 cucharaditas de cúrcuma en polvo

8 huevos cocidos pelados

3 chalotas peladas y en rodajas finas

2 ramas de tomillo fresco

1 cucharada de pimienta negra entera

En una cacerola mediana, calienta el vinagre, el agua, la alulosa, la sal y la cúrcuma hasta que suelte vapor. Deja que se enfríe a temperatura ambiente.

Dispón los huevos en un frasco hermético grande (500 ml) con la chalota, el tomillo y la pimienta. Vierte la mezcla de vinagre encima. Cierra el frasco y refrigéralo tres días por lo menos. (Los huevos se conservan en el frigorífico hasta dos semanas).

Yogur con cúrcuma y canela

2 raciones
Tiempo de preparación: 10 min. aprox.

340 g de yogur griego natural entero, sin endulzar
¾ de cucharadita de cúrcuma en polvo
¾ de cucharadita de canela en polvo
Una pizca de cardamomo molido
Una pizca de pimienta negra recién molida
1 cucharadita de alulosa granulada
Arándanos frescos o descongelados, para decorar
Nueces crudas, sin sal, picadas, para decorar

Mezcla el yogur griego, la cúrcuma, la canela, el cardamomo, la pimienta negra y la alulosa en un bol mediano hasta que todo quede homogéneo. Disfrútalo solo o con arándanos y nueces.

Crudités con mayonesa de anacardo y sriracha

4 raciones

Tiempo de preparación: 12 min. aprox.

Para las crudités

2 pepinos persas

2 zanahorias peladas

1 pimiento verde

1 taza de tomates cherry frescos

Para la mayonesa

½ taza de anacardos crudos, sin sal

1 taza de agua tibia

⅓ de taza de agua

1 cucharada de zumo de lima recién exprimida

Una pizca de sal de mar, o al gusto

1 cucharadita de salsa tamari sin trigo

1 cucharada de salsa sriracha

Corta los pepinos, las zanahorias y el pimiento en juliana. Corta los tomates cherry por la mitad.

Para preparar la mayonesa, remoja los anacardos en el agua tibia durante una hora. Escúrrelos y desecha el agua de remojo. Bátelos con ⅓ de taza de agua, el zumo de lima, la sal, la salsa tamari y la sriracha hasta obtener una consistencia suave y cremosa. Sirve con las crudités.

Kimchi de coles de Bruselas

4 raciones
Tiempo de preparación: 15 min. aprox.

- 2 cucharaditas de sal de mar
- 1 litro de agua
- ½ cebolla morada pelada y en rodajas
- 4 dientes de ajo pelados
- 1 cucharadita de jengibre fresco pelado y picado
- 1 cucharadita de semillas de hinojo
- 1 cucharadita de semillas de cilantro
- 1 cucharada de salsa tamari sin trigo
- 2 cucharaditas de gochugaru (ver la nota en la p. sig.)
- 2 cucharaditas de salsa sriracha
- 450 g de coles de Bruselas sin rabo y cortadas en cuartos

Disuelve la sal en el agua y reserva. Mezcla la cebolla, el ajo, el jengibre, el hinojo, el cilantro, la tamari, el gochugaru y la sriracha en un procesador de alimentos hasta obtener una consistencia suave. Disuelve por completo la pasta en el agua salada.

Dispón las coles de Bruselas en dos frascos de vidrio grandes (500 ml) esterilizados. Cúbrelas con la salmuera. Asegúrate de que queden totalmente sumergidas. Deja tres centímetros de espacio libre en el frasco. Coloca las tapas y deja que reposen a temperatura ambiente de tres a cinco días, o hasta que la mezcla empiece a generar burbujas.

Puedes guardar el kimchi en refrigeración hasta durante seis semanas.

Nota: El gochugaru es una mezcla coreana de chiles en polvo que puedes comprar online, en tiendas orientales o en supermercados comunes que tengan una sección específica de productos orientales. Si no encuentras gochugaru, puedes sustituirlo con copos de chile de árbol molidos, pimienta cayena o incluso pimentón.

BEBIDAS

Batido de frambuesa y tahini

2 raciones
Tiempo de preparación: 10 min. aprox.

1 taza de frambuesas congeladas
2 higos frescos
2 cucharadas de tahini
1 cucharadita de alulosa granulada, o al gusto
1 taza de leche de coco de lata, sin endulzar
1 taza de agua
1 taza de hielo

Bate las frambuesas, los higos, el tahini, la alulosa, la leche de coco, el agua y el hielo a velocidad alta, hasta obtener una consistencia suave y cremosa.

Batido de tarta de manzana

2 raciones
Tiempo de preparación: 10 min. aprox.

1 manzana McIntosh, o de otra variedad roja, con piel, descorazonada y cortada en dados
1 taza de leche de almendra sin endulzar
1 taza de yogur griego natural entero, sin endulzar
2 cucharadas de crema de almendra cruda, sin sal
1 cucharadita de canela en polvo
½ cucharadita de extracto de vainilla
Una pizca de nuez moscada molida
Una pizca de jengibre molido
1 cucharadita de alulosa granulada, o al gusto
1 cucharadita de semillas de brócoli (ver la nota en la p. 308)
1 taza de hielo

Bate la manzana, la leche de almendra, el yogur, la mantequilla de almendra, la canela, la vainilla, la nuez moscada, el jengibre, la alulosa, las semillas de brócoli y el hielo hasta obtener una consistencia suave y cremosa.

Cóctel de limón y cereza amarga sin alcohol

2 raciones
Tiempo de preparación: 10 min. aprox.

2 cucharadas de extracto de cereza amarga (ver la nota en la p. 305)
500 ml de agua mineral
2 rodajas de lima

Vierte el extracto de cereza en una jarra para servir. Echa el agua mineral y sirve sobre hielo. Decora con las rodajas de lima.

Café frío con almendra y cacao crudo

2 raciones
Tiempo de preparación: 10 min. aprox.

¾ de taza de leche de almendra sin endulzar
1 cucharada de cacao crudo en polvo
½ cucharadita de canela en polvo
¼ de cucharadita de cardamomo molido
Una pizca de sal de mar
1 cucharadita de alulosa granulada, o al gusto
500 ml de café percolado frío

Bate la leche de almendra, el cacao, la canela, el cardamomo, la sal y la alulosa en un bol pequeño. Vierte el café en una jarra para servir y añade la mezcla de leche de almendra. Remueve y sirve sobre hielo.

Limonada con menta y frambuesas

4 raciones
Tiempo de preparación: 10 min. aprox.

1 cucharada de extracto de cereza amarga (ver la nota en la p. 305)
1 taza de frambuesas frescas o descongeladas machacadas
1 taza de agua
¼ de taza de zumo de limón
⅓ de taza de alulosa granulada
4 ramas de menta fresca

Mezcla el extracto de cereza, las frambuesas, el agua, el zumo de limón y la alulosa en una jarra para servir. Remueve bien y sirve sobre hielo. Decora con las ramas de menta.

Epílogo

> Si no te gusta el camino por el que vas, empieza a pavimentar otro.
>
> DOLLY PARTON

Si tuvieras que mencionar los mejores avances médicos en la historia de la humanidad, los que cambiaron el mundo y que permitieron a las personas vivir más y mejor, ¿cuáles se te ocurrirían? Una vez que lo piensas, surge una lista interminable de descubrimientos y acontecimientos, algunos bastante básicos y otros de alta tecnología: anestesia, vacunas, antibióticos, higiene de las manos, insulina para los diabéticos tipo 1, trasplantes de órganos, secuencias genómicas, imagenología médica (rayos X, tomografías computarizadas y resonancias magnéticas), tratamientos con células madre, inmunoterapias, inteligencia artificial..., y la lista continúa. Sería difícil calificar estos hallazgos en la medicina.

Uno de mis favoritos, sin embargo, es el descubrimiento de que fumar tabaco causa cáncer de pulmón. Por rudimentario e indudable que suene ahora, generar la conexión entre el tabaco y el cáncer, en particular el pulmonar, ha sido alabado como uno de los mayores logros de la medicina. Ayudó a dirigir la atención hacia los comportamientos y los factores medioambientales que afectan a la salud, con lo que, en consecuencia, las campañas en contra de fumar también empezaron a tener en cuenta a los fumadores pasivos. Se pueden crear analogías entre este importante avance y el descubrimiento de los peligros de tener el ácido úrico alto; lo veremos en su momento. Pero, primero, un poco de contexto.

El cigarro se ha llegado a conocer como «el artefacto más mortífero de la historia de la civilización humana».[1] Hasta que fumar adquirió popularidad hacia finales del siglo XIX, el cáncer de pulmón era tan raro que casi nadie había oído hablar de él. En 1929 Fritz Lickint, un médico alemán que había estado obsesionado con estudiar los efectos del tabaco en la salud, publicó la primera prueba estadística formal que vinculó el hecho de fumar tabaco con el cáncer de pulmón. Aunque otros científicos ya habían mostrado una asociación entre el uso de tabaco y el cáncer de pulmón, entre ellos el médico estadounidense Isaac Adler, quien había sugerido más de una década antes que el tabaquismo se encontraba detrás de las tasas cada vez mayores de cáncer pulmonar, nadie había informado sobre estudios respaldados con tal cantidad de datos rigurosos. Las pruebas eran tan claras y obvias para Lickint que no consideró necesarios hacer estudios adicionales, ya que la solución era prohibir fumar. Declaró obstinadamente que la prevención era mejor que la cura. Lástima que la medicina preventiva todavía no se hubiera comprendido ni aplicado por completo; en ese momento, la medicina seguía enfocada sobre todo en tratar enfermedades.

Como dicen, el tiempo lo es todo. Los hallazgos de Lickint pasaron inadvertidos en gran parte porque aparecieron durante el periodo de agitaciones en Alemania que precedieron a la Segunda Guerra Mundial. Él pasaría a la historia como «uno de los grandes héroes anónimos de la ciencia médica del siglo XX».[2] El hombre que recibió más reconocimiento por haber establecido la relación entre el cigarro y el cáncer de pulmón fue Richard Doll, un médico británico que en 1950 intentó hacer sonar la alarma de que fumar estaba desatando una epidemia de cáncer de pulmón en el Reino Unido de la posguerra. En 1951 Doll demostró la conexión de manera categórica cuando empezó un estudio que llevó a cabo durante cincuenta años, en el que expuso cómo la mitad de todos los fumadores moría por su adicción y que dejar de fumar reducía de modo significativo tal riesgo o lo eliminaba. Pero las advertencias de Doll quedaron eclipsadas por la poderosa industria del tabaco, que siguió promoviendo sin parar los beneficios para la salud de su producto: «Más doctores fuman Camel que ningún otro cigarro» y «¡Fuma Lucky para sentirte mejor que nunca!» estaban entre los anuncios de la época; las empresas incluso afirmaban que los cigarros mejoraban la digestión y te ayudaban a mantener una figura más delgada.

Ahora ya sabemos que no es así, pero hasta 1964, cuando el director general de Salud Pública de Estados Unidos publicó el primer artículo para informar a la población sobre los efectos tan supertóxicos de fumar, las personas no se percataron de la verdad. Hacia finales de la década de 1960 las encuestas mostraban que la mayoría de la gente creía que fumar podía causar cáncer. Lo que es increíble, sin embargo, es que solo un tercio de todos los médicos en Estados Unidos consideraba establecido el caso contra los cigarros (y muchos doctores fumaban).

El motivo por el que saco a colación este pequeño episodio en la historia es porque podemos establecer paralelismos entre cómo tomamos consciencia sobre fumar y el tabaco, y comprender el daño que inflige el ácido úrico elevado a largo plazo. Para considerar esta comparación desde otro ángulo podemos ver el ácido úrico elevado como otra clase de humo, aunque ojalá no le lleve a la gente otro medio siglo comprender el mensaje. Como me gusta decir —y perdona el cliché—, donde hay humo, hay fuego. Así como el humo precede al fuego, el ácido úrico elevado precede a muchos resultados indeseables y tiene una conexión directa con un auténtico desastre biológico. Ya no podemos seguir ignorando la información sobre esta otra verdad oculta, otro aspecto que podemos, de hecho, controlar en nuestra vida. Vivir con ácido úrico alto es, en gran parte, una decisión, dado lo mucho que sabemos sobre los factores de estilo de vida que disparan las subidas peligrosas.

Para todas las cosas vivas, la vida es un ciclo incesante de destrucción y construcción, y queremos que el equilibrio entre esas dos fuerzas sea el correcto en nuestro interior. Es impactante que el equilibrio comience con un cuerpo en equilibrio: es el resultado directo de las decisiones de estilo de vida que tomamos a diario. Como he dicho a lo largo de este libro, la elevación crónica del ácido úrico es una señal clara y evidente de que algo anda mal en el cuerpo, y necesitas atenderlo antes de que se enraícen los síntomas de una situación más grave. La buena noticia es que bajar el ácido es tan fácil como dar los pequeños pasos que he descrito en estas páginas, y, en efecto, empieza con lo que te metes en la boca.

A lo largo de mi labor como médico, orador y autor, he contestado muchas preguntas sobre todos los temas que puedas concebir en lo referente a la salud y el bienestar (puedes leer mi lista con las principales preguntas y respuestas en línea, en drperlmutter.com, bajo la pestaña «Learn» [aprender]). Esta es una de mis favoritas: Si tuviera 15 minutos para enseñarle a otro médico lo que fuera, ¿qué sería y por qué?

La respuesta es sencilla. Simplemente, la nutrición importa más de lo que te puedas imaginar. La comida es nuestro aliado más relevante en lo que respecta a la salud. Creo que, si todos introdujéramos un pequeño cambio hoy para mejorar nuestra dieta, ya sea eliminar los azúcares refinados o convertir una dieta centrada en carnes y carbohidratos en una alimentación en su mayoría vegetal, experimentaríamos mejoras importantes en nuestra salud... y muy rápido. Por algún sitio tienes que empezar si quieres conseguir una vida mejor, más sana y más plena, y la nutrición es una puerta de entrada. No los medicamentos, no las dolorosas dietas extremas ni los protocolos de ejercicio poco realistas. Solo mi palabra favorita: alimento. Me encanta ver un movimiento que al fin toma forma dentro de la comunidad sanitaria para apreciar y defender el poder de la comida en la medicina.

Si una de cada cinco muertes en todo el mundo ahora se atribuye a una dieta inadecuada —más de las que se atribuyen a cualquier otro factor de riesgo, incluyendo el tabaco—, ¿no es eso una señal? Todos somos conscientes del peligro de fumar; ahora debemos aceptar el peligro de una alimentación deficiente, que tiene como resultado la disfunción metabólica, la clase de manifestaciones que incluyen la desregulación del ácido úrico. Y ahora que ya hemos etiquetado al ácido úrico como un «director en la sinfonía mundial» de enfermedades crónicas, una expresión que recordarás del capítulo 1, debemos hacer todo lo posible por equilibrar este importante metabolito.

Aplaudo a los científicos que ahora impulsan más investigaciones usando intervenciones con «comida como medicina» para prevenir, controlar, tratar y quizá revertir las enfermedades. Imagina un futuro en el que un doctor prescriba recetas personalizadas médicamente. La integración del programa «comida es medicina» en el cuidado de la salud requerirá cambios radicales en la preparación médica y la educación, así como financiación sostenible para promover programas que apoyen dicho movimiento. Esto, por supuesto, incluiría atender la inseguridad alimentaria, un problema que no solo existe en zonas subdesarrolladas del mundo, sino también en las naciones más ricas.

La pandemia de covid-19 no solo ha puesto de relieve de manera inequívoca la fragilidad de los sistemas de salud en todo el mundo, sino que, además, ha sacado a la luz la fragilidad de los sistemas alimentarios, incluyendo los índices extraordinarios de inseguridad alimentaria y la falta de acceso a comida saludable para personas que luchan con enfermedades relacionadas con la nutrición. Cuando se empiece a incorporar en los sistemas de salud el método «comida como medicina», se pondrá fin a esta crisis. También implica hacer un cambio con respecto de las subvenciones al maíz, la soja y el azúcar (el «cartel cubierto de caramelo», como el Instituto Cato llama a nuestro programa nacional de azúcar), y, en cambio, dar respaldo a agricultores que cosechan una gran variedad de alimentos saludables.[3] Las recompensas podrían ser inmensas. Algunos investigadores de Estados Unidos han descubierto que, a la larga, por ejemplo, el 30 % de las subvenciones en frutas y verduras prevendría 1,93 millones de accidentes cardiovasculares y ahorraría cerca de cuarenta mil millones de dólares en costes sanitarios.[4]

En Massachusetts y California ya se están aplicando intervenciones de «comida como medicina» en poblaciones de alto riesgo, personas que tienen dolencias mentales u otros problemas complejos de salud, gente que tiene dificultad para ejecutar las actividades básicas de la vida cotidiana y personas que con frecuencia terminan en urgencias.[5] En Massachusetts, por ejemplo, se puso en marcha un programa en 2019 para llevar a casa comidas, compra, utensilios de cocina, educación nutricional y transporte para personas que necesitan tener acceso a buenos alimentos. Los resultados del experimento, pagado por el sistema de salud pública del Gobierno de Estados Unidos, empezaron a verse en 2022. Y en California la Coalición de la Comida es Medicina es un programa que coordina a las agencias estatales para proporcionar servicios nutricionales y comidas personalizadas médicamente que beneficien a la población vulnerable. Su labor está rindiendo frutos: los últimos estudios han mostrado reducciones espectaculares en los costes de salud y hospitalizaciones entre pacientes que recibieron nutrición médica completa durante seis meses.[6] Ese término por sí solo —«nutrición médica»— es uno de los que deberíamos incorporar cada vez más en nuestra conciencia y nuestro vocabulario.

Estoy seguro de que seremos testigos de más resultados positivos de este tipo, lo que estimulará a poner en marcha todavía más programas similares tanto en el país como en otras partes del mundo. La otra buena noticia es que el Gobierno de Estados Unidos ha reservado millones de dólares del fondo para la agricultura para establecer «programas de prescripción de frutas y verduras» en ocho estados del país. Dichos programas dan vales o tarjetas de débito, distribuidos por proveedores de salud, que se pueden cambiar por alimentos frescos gratis o con descuento en diversas localizaciones. También hay programas en ciernes en los principales hospitales, universidades e instituciones para informar a la gente en sus comunidades sobre cómo aplicar la comida como medicina.

Alabo estas campañas, que pueden ayudar a pavimentar nuevos caminos hacia una mejor salud para todos, sin importar la edad, la raza, el estatus socioeconómico y la ubicación geográfica. Pero hasta que los programas de este tipo se desarrollen de forma generalizada, y hasta que podamos rediseñar la industria de alimentos y bebidas, todos nosotros necesitamos cumplir con nuestra parte, empezando con nuestra vida individual. Como se dice, piensa globalmente, actúa localmente (y personalmente).

Mi esperanza es que este libro te haya proporcionado información que puedas aplicar para crear un cambio cada vez más positivo en tu vida. El objetivo es vivir en armonía con los procesos naturales de tu cuerpo, un sistema desarrollado a lo largo de millones de años de evolución.

Hoy estamos deseosos de encontrar el sustento que contribuya a cuidar nuestra salud. Estamos ansiosos de movimiento y sueño reparador. Y anhelamos marcar el comienzo de estos cambios en nuestra evolución. En los más de cincuenta años desde que comenzó la lucha antitabaco después del informe del director de Salud Pública, se han salvado más de ocho millones de vidas estadounidenses. ¿Cuántos millones de vidas podrían haberse salvado desde entonces si hubiéramos sabido el papel que desempeña el ácido úrico para alimentar problemas por todo el cuerpo?

Cumple con tu parte. Asfalta el nuevo camino hacia el futuro.

Encuentra el punto medio, donde puedas seguir el protocolo LUV y comenzar con el cambio empezando por ti mismo. Luego comparte tu experiencia.

Yo seguiré cumpliendo mi parte.

Acompáñame.

Agradecimientos

Los libros de esta naturaleza surgen del esfuerzo colectivo de muchas personas creativas y con diversos talentos enfocadas en una sola meta. Me siento profundamente agradecido con las siguientes personas que hicieron que todo esto fuera posible.

Gracias a mi querida amiga y agente literaria Bonnie Solow. Hace años tu entusiasmo con *Cerebro de pan* cristalizó todo lo que ha pasado desde entonces. Mi gratitud por tu liderazgo, tu atención a los detalles y tu constante fuente de sabiduría editorial que son inconmensurables.

Gracias al incansable equipo de Little, Brown Spark, que han defendido mi trabajo a través de los años. Un agradecimiento especial a Tracy Behar, mi editora, que tiene un don sin igual para asegurarse de que el mensaje sea claro, sucinto y práctico. Desde el primer manuscrito hasta el último, tu genio editorial convirtió estas páginas en un libro mejor. Gracias, además, a Michael Pietsch, Bruce Nichols, Ian Straus, Jessica Chun, Juliana Horbachevsky, Craig Young, Sabrina Callahan, Julianna Lee, Barbara Clark, Pat Jalbert-Levine y Melissa Mathlin. Siempre es un placer trabajar con un equipo tan dedicado y profesional.

Gracias a Amy Stanton y Rebecca Reinbold, de Stanton &

Company, por su labor creativa y visionaria en el marketing de esta obra, y por su maravillosa capacidad para colaborar de manera tan impecable con el equipo de Little, Brown Spark. Y a Jonathan Jacobs y Accelerate360, por su inteligentísimo enfoque para incrementar nuestra exposición en las redes sociales.

Gracias a Tricia Williams, de Daily Dose, quien creó recetas maravillosas acordes con las directrices de la dieta LUV y volvió divertida la cocina.

Debo agradecer además a Kate Workman, nuestra directora de operaciones, que fuera tan prudente en cada aspecto de todos nuestros proyectos.

Gracias, asimismo, a Jerry Adams Jr. y Ellyne Lonergan por su diligencia y creatividad al hacer tangible el especial de PBS para acompañar este libro.

Estoy agradecido a mi esposa, Leize, y a mis hijos, Austin y Reisha, quienes nunca han dejado de apoyarme e impulsarme en mi viaje.

Y por último un agradecimiento muy especial y de corazón a mi corredactora, Kristin Loberg, por nuestra amistad, nuestras historias de pesca y el honor, otra vez, de compartir esta gran aventura y haber creado un libro tan importante.

Notas

A continuación podrás encontrar una lista parcial de ensayos científicos, libros, artículos y fuentes online que podrían resultarte útiles para conocer más sobre algunas de las ideas y conceptos expresados en este libro. De ninguna manera se trata de una lista exhaustiva, pero es un buen principio para adoptar una nueva perspectiva y respaldar los principios de *Baja el ácido*. Muchas de las citas hacen referencia a estudios mencionados brevemente o descritos al detalle en el texto. Estos materiales también pueden abrir puertas hacia otras investigaciones y preguntas. Si no encuentras aquí alguna referencia que haya mencionado en el libro, por favor visita drperlmutter.com, donde tendrás acceso a más estudios y una lista de referencias en actualización constante.

Introducción. La prueba del ácido

1. Visita <https://peterattiamd.com/>.
2. Consulta los Centros para el Control y la Prevención de Enfermedades, en <www.cdc.gov>, y la Asociación Americana del Corazón, en <www.heart.org>.
3. Consulta «Hidden in Plain Sight», *SugarScience*, Universidad de California en San Francisco, <https://sugarscience.ucsf.edu/hidden-in-plain-sight/>.
4. Alexander Haig, *Uric Acid as a Factor in the Causation of Disease: A Contribution to the Pathology of High Arterial Tension, Headache, Epilepsy, Mental Depression, Paroxysmal Hæmoglobinuria and Anæmia,*

Bright's Disease, Diabetes, Gout, Rheumatism, and Other Disorders, Londres, Franklin Classics, 2018. También consulta Alexander Haig, «Uric Acid as a Factor in the Causation of Disease—A Contribution to the Pathology of High Blood Pressure, Headache, Epilepsy, Mental Depression, Paroxysmal Hemoglobinuria and Anemia, Bright's Disease, Gout, Rheumatism and other Disorders», *JAMA* 31, n.º 3 (1898): 139, <https://doi.org/10.1001/jama.18 98.02450030041022>.

5. Theodora Fragkou, Konstantina Goula y Ourania Drakoulogkona, «The History of Gout Through Centuries», *Nephrology Dialysis Transplantation* 30, supl. 3 (mayo de 2015): iii377-iii380, <https://doi.org/10.1093/ndt/gfv186.05>.

6. *Diccionario Oxford de Inglés,* 2.ª ed., Reino Unido, Oxford University Press, 2004.

7. George Nuki y Peter A. Simkin, «A Concise History of Gout and Hyperuricemia and Their Treatment», *Arthritis Research & Therapy* 8, supl. 1 (2006): S1, <https://doi.org/10.1186/ar1906>.

8. Julie Maurer, «Early Gout Is Bad for the Heart: Recent Research Context», *Med-Page Today* (28 de noviembre de 2019), <https://www.medpagetoday.com/reading-room/acrr/generalrheumatology/83581>. También consulta Yan Li *et al.*, «Clinical Characteristics of Early-Onset Gout in Outpatient Setting», *ACR Open Rheumatology* 1, n.º 7 (2019): 397-402, <https://doi.org/10.1002/acr2.11057>.

9. Jasvinder A. Singh, «Gout: Will the 'King of Diseases' Be the First Rheumatic Disease to Be Cured?», *BMC Medicine* 14 (2016): 180, <https://doi.org/10.1186/s12916-016-0732-1>.

10. Christina George y David A. Minter, «Hyperuricemia», *StatPearls*, Florida (2021), <https://www.ncbi.nlm.nih.gov/books/NBK459218/>.

11. Jiunn-Horng Chen *et al.*, «Serum Uric Acid Level as an Independent Risk Factor for All- Cause, Cardiovascular, and Ischemic Stroke Mortality: A Chinese Cohort Study», *Arthritis & Rheumatology* 61, n.º 2 (febrero de 2009): 225-232, <https://doi.org/10.1002/art.24164>. También consulta Erick Prado de Oliveira y Roberto Carlos Burini, «High Plasma Uric Acid Concentration: Causes and Consequences», *Diabetology & Metabolic Syndrome* 4 (abril de 2012): 12, <https://doi.org/10.1186/1758-5996-4-12>.

12. Rashika El Ridi y Hatem Tallima, «Physiological Functions and

Pathogenic Potential of Uric Acid: A Review», *Journal of Advanced Research* 8, n.º 5 (septiembre de 2017): 487-493, <https://doi.org/10.1016/j.jare.2017.03.003>.

13. *Idem.*

14. James J. DiNicolantonio, James H. O'Keefe y Sean C. Lucan, «Added Fructose: A Principal Driver of Type 2 Diabetes Mellitus and Its Consequences», *Mayo Clinic Proceedings* 90, n.º 3 (marzo de 2015):372-381, <https://doi.org/10.1016/j.mayocp.2014.12.019 Jiunn-Horng Chen>.

15. Fiorenzo Stirpe *et al.*, «Fructose-induced Hyperuricaemia», *The Lancet* 296, n.º 7686 (diciembre de 1970): 1310-1311, <https://doi.org/10.1016/s0140-6736(70)92269-5>.

16. Michael I. Goran *et al.*, «The Obesogenic Effect of High Fructose Exposure During Early Development», *Nature Reviews Endocrinology* 9, n.º 8 (agosto de 2013): 494-500.

17. Christopher Rivard *et al.*, «Sack and Sugar, and the Aetiology of Gout in England Between 1650 and 1900», *Rheumatology* 52, n.º 3 (marzo de 2013): 421-426, <https://doi.org/10.1093/rheumatology/kes297>.

18. Lina Zgaga *et al.*, «The Association of Dietary Intake of Purine-Rich Vegetables, Sugar-Sweetened Beverages and Dairy with Plasma Urate, in a Cross-Sectional Study», *PLOS ONE* 7, n.º 6 (2012): e38123, <https://doi.org/10.1371/journal.pone.0038123>.

19. Jasvinder A. Singh, Supriya G. Reddy y Joseph Kundukulam, «Risk Factors for Gout and Prevention: A Systematic Review of the Literature», *Current Opinion in Rheumatology* 23, n.º 2 (marzo de 2011): 192-202, <https://doi.org/10.1097/BOR.0b013e3283438e13>.

20. Christian Enzinger *et al.*, «Risk Factors for Progression of Brain Atrophy in Aging: Six-Year Follow-Up of Normal Subjects», *Neurology* 64, n.º 10 (24 de mayo de 2005): 1704-1711, <https://doi.org/10.1212/01.WNL.0000161871.83614.BB>.

21. Paul K. Crane *et al.*, «Glucose Levels and Risk of Dementia», *New England Journal of Medicine* 369, n.º 6 (agosto de 2013): 540-548, <https://doi.org/10.1056/NEJMoa1215740>.

Capítulo 1. U definido

1. Gertrude W. van Pelt, «A Study of Haig's Uric Acid Theory», *Boston Medical and Surgical Journal* 134, n.º 6 (1896): 129-134, <https://doi.org/10.1056/NEJM189602061340601>.

2. Richard J. Johnson *et al.*, «Lessons from Comparative Physiology: Could Uric Acid Represent a Physiologic Alarm Signal Gone Awry in Western Society?», *Journal of Comparative Physiology B: Biochemical, Systemic, and Environmental Physiology* 179, n.º 1 (enero de 2009): 67-76, <https://doi.org/10.1007/s00360-008-0291-7>.

3. Visita el Estudio Framingham del Corazón, <http://www.framingham heartstudy.org>.

4. Bruce F. Culleton *et al.*, «Serum Uric Acid and Risk for Cardiovascular Disease and Death: The Framingham Heart Study», *Annals of Internal Medicine* 131, n.º 1 (julio de 1999): 7-13, <https://doi.org/10.7326/0003-4819-131-1-199907060-00003>.

5. Para tener acceso a un listado parcial de los artículos de investigación del doctor Richard J. Johnson, visita su página Google Scholar en <https://scholar.google.com/citations?user=dTgECeMAAAAJ&hl=en>.

6. Richard J. Johnson y Peter Andrews, «The Fat Gene», *Scientific American* 313, n.º 4 (octubre de 2015): 64-69, <https://doi.org/10.1038/scientificamerican1015-64>.

7. *Idem.*

8. *Idem.*

9. Daniel I. Feig, Beth Soletsky y Richard J. Johnson, «Effect of Allopurinol on Blood Pressure of Adolescents with Newly Diagnosed Essential Hypertension: A Randomized Trial», *JAMA* 300, n.º 8 (agosto de 2008): 924-932, <https://doi.org/10.1001/jama.300.8.924>.

10. Mehmet Kanbay *et al.*, «A Randomized Study of Allopurinol on Endothelial Function and Estimated Glomular Filtration Rate in Asymptomatic Hyperuricemic Subjects with Normal Renal Function», *Clinical Journal of the American Society of Nephrology* 6, n.º 8 (agosto de 2011): 1887-1894, <https://doi.org/10.2215/CJN.11451210>. También consulta Jacob George y Allan D. Struthers, «Role of Urate, Xanthine Oxidase and the Effects of Allopurinol in Vascular Oxidative Stress», *Vascular Health and Risk Management* 5, n.º 1 (2009): 265-272, <https://doi.org/10.2147/vhrm.s4265>; Scott W. Muir *et al.*, «Allopurinol Use Yields Potentially

Beneficial Effects on Inflammatory Indices in Those with Recent Ischemic Stroke: A Randomized, Double-Blind, Placebo-Controlled Trial», *Stroke* 39, n.º 12 (diciembre de 2008): 3303-3037, <https://doi.org/10.1161/STROKEAHA.108.519793>; Jesse Dawson *et al.*, «The Effect of Allopurinol on the Cerebral Vasculature of Patients with Subcortical Stroke; a Randomized Trial», *British Journal of Clinical Pharmacology* 68, n.º 5 (noviembre de 2009): 662-668, <https://doi.org/10.1111/j.1365-2125.2009.03497.x>; Fernando E. García Arroyo *et al.*, «Allopurinol Prevents the Lipogenic Response Induced by an Acute Oral Fructose Challenge in Short-Term Fructose Fed Rats», *Biomolecules* 9, n.º 10 (octubre de 2019): 601, <https://doi.org/10.3390/biom9100601>; Jasvinder A. Singh y Shaohua Yu, «Allopurinol and the Risk of Stroke in Older Adults Receiving Medicare», *BMC Neurology* 16, n.º 1 (septiembre de 2016): 164, <https://doi.org/10.1186/s12883-016-0692-2>; Marilisa Bove *et al.*, «An Evidence-Based Review on Urate-Lowering Treatments: Implications for Optimal Treatment of Chronic Hyperuricemia», *Vascular Health and Risk Management* 13 (febrero de 2017): 23-28, <https://doi.org/10.2147/VHRM.S115080>.

11. Federica Piani, Arrigo F. G. Cicero y Claudio Borghi, «Uric Acid and Hypertension: Prognostic Role and Guide for Treatment», *Journal of Clinical Medicine* 10, n.º 3 (enero de 2021): 448, <https://doi.org/10.3390/jcm10030448>. También consulta Qing Xiong, Jie Liu y Yancheng Xu, «Effects of Uric Acid on Diabetes Mellitus and Its Chronic Complications», *International Journal of Endocrinology* (octubre de 2019), <https://doi.org/10.1155/2019/9691345>; Anju Gill *et al.*, «Correlation of the Serum Insulin and the Serum Uric Acid Levels with the Glycated Haemoglobin Levels in the Patients of Type 2 Diabetes Mellitus», *Journal of Clinical and Diagnostic Research* 7, n.º 7 (julio de 2013): 1295-1297, <https://doi.org/10.7860/JCDR/2013/6017.3121>; Zohreh Soltani *et al.*, «Potential Role of Uric Acid in Metabolic Syndrome, Hypertension, Kidney Injury, and Cardiovascular Diseases: Is It Time for Reappraisal?», *Current Hypertension Reports* 15, n.º 3 (junio de 2013): 175-181, <https://doi.org/10.1007/s11906-013-0344-5>; Magdalena Madero *et al.*, «A Pilot Study on the Impact of a Low Fructose Diet and Allopurinol on Clinic Blood Pressure Among Overweight and Prehypertensive Subjects: A Randomized Placebo Controlled Trial», *Journal of the American Society of Hypertension* 9, n.º 11 (noviembre de 2015): 837-844, <https://doi.org/10.1016/j.jash.2015.07.008>.

12. James T. Kratzer *et al.*, «Evolutionary History and Metabolic Insights of Ancient Mammalian Uricases», *Proceedings of the National Academy of Sciences* 111, n.º 10 (marzo de 2014): 3763-3768, <https://doi.org/10.1073/pnas.1320393111>.

13. Catarina Rendeiro *et al.*, «Fructose Decreases Physical Activity and Increases Body Fat Without Affecting Hippocampal Neurogenesis and Learning Relative to an Isocaloric Glucose Diet», *Scientific Reports* 5 (2015): 9589, <https://doi.org/10.1038/srep09589>. También consulta Instituto Beckman de Ciencia Avanzada y Tecnología, «Fructose Contributes to Weight Gain, Physical Inactivity, and Body Fat, Researchers Find», *ScienceDaily* (1 de junio de 2015), <www.sciencedaily.com/releases/2015/06/150 601122540.htm>.

14. Dianne P. Figlewicz *et al.*, «Effect of Moderate Intake of Sweeteners on Metabolic Health in the Rat», *Physiology & Behavior* 98, n.º 5 (diciembre de 2009): 618-624, <https://doi.org/10.1016/j.physbeh.2009.09.016>. También consulta Isabelle Aeberli *et al.*, «Moderate Amounts of Fructose Consumption Impair Insulin Sensitivity in Healthy Young Men: A Randomized Controlled Trial», *Diabetes Care* 36, n.º 1 (enero de 2013): 150-156, <https://doi.org/10.2337/dc12-0540>.

15. Mehmet Kanbay *et al.*, «Uric Acid in Metabolic Syndrome: From an Innocent Bystander to a Central Player», *European Journal of Internal Medicine* 29 (abril de 2016): 3-8, <https://doi.org/10.1016/j.ejim.2015.11.026>.

16. Tsuneo Konta *et al.*, «Association Between Serum Uric Acid Levels and Mortality: A Nationwide Community-Based Cohort Study», *Scientific Reports* 10, n.º 1 (abril de 2020): 6066, <https:/doi.org/10.1038/s41598-020-63134-0>.

17. Jiunn-Horng Chen *et al.*, «Serum Uric Acid Level as an Independent Risk Factor for All-Cause, Cardiovascular, and Ischemic Stroke Mortality: A Chinese Cohort Study», *Arthritis & Rheumatology* 61, n.º 2 (febrero de 2009): 225-232, <https://doi.org/10.1002/art.24164>.

18. Yan-Ci Zhao *et al.*, «Nonalcoholic Fatty Liver Disease: An Emerging Driver of Hypertension», *Hypertension* 75, n.º 2 (febrero de 2020): 275-284, <https://doi.org/10.1161/HYPERTENSIONAHA.119.13419>. También consulta Philipp Kasper *et al.*, «NAFLD and Cardiovascular Diseases: A Clinical Review», *Clinical Research in Cardiology* 110, n.º 7 (julio de 2021): 921-937, <https://doi.org/10.1007/s00392-020-01709-7>.

19. Zobair M. Younossi, «Non-alcoholic Fatty Liver Disease—A Global Public Health Perspective», *Journal of Hepatology* 70, n.° 3 (marzo de 2019): 531-544, <https://doi.org/10.1016/j.jhep.2018.10.033>.

20. Guntur Darmawan, Laniyati Hamijoyo e Irsan Hasan, «Association Between Serum Uric Acid and Non-alcoholic Fatty Liver Disease: A Meta-Analysis», *Acta Medica Indonesiana* 49, n.° 2 (abril de 2017): 136-147. También consulta Ekaterini Margariti *et al.*, «Non-Alcoholic Fatty Liver Disease May Develop in Individuals with Normal Body Mass Index», *Annals of Gastroenterology* 25, n.° 1 (2012): 45-51; Alihan Oral *et al.*, «Relationship Between Serum Uric Acid Levels and Nonalcoholic Fatty Liver Disease in Non-Obese Patients», *Medicina* 55, n.° 9 (septiembre de 2019): 600, <https://doi.org/10.3390/medicina55090600>.

21. Paschalis Paschos *et al.*, «Can Serum Uric Acid Lowering Therapy Contribute to the Prevention or Treatment of Nonalcoholic Fatty Liver Disease?», *Current Vascular Pharmacology* 16, n.° 3 (2018): 269-275, <https://doi.org/10.2174/1570161115666170621082237>.

22. Rosangela Spiga *et al.*, «Uric Acid Is Associated with Inflammatory Biomarkers and Induces Inflammation via Activating the NF-kB Signaling Pathway in HepG2 Cells», *Arteriosclerosis, Thrombosis, and Vascular Biology* 37, n.° 6 (junio de 2017): 1241-1249, <https://doi.org/10.1161/ATVBAHA.117.309128>. También consulta Toshiko Tanaka *et al.*, «A Double-Blind Placebo Controlled Randomized Trial of the Effect of Acute Uric Acid Changes on Inflammatory Markers in Humans: A Pilot Study», *PLOS ONE* 12, n.° 8 (agosto de 2017): e0181100, <https://doi.org/10.1371/journal.pone.0181100>; Carmelinda Ruggiero *et al.*, «Uric Acid and Inflammatory Markers», *European Heart Journal* 27, n.° 10 (mayo de 2006): 1174-1181, <https://doi.org/10.1093/eurheartj/ehi879>.

23. Christine Gorman, Alice Park y Kristina Dell, «Health: The Fires Within», *Time* 163, n.° 8 (23 de febrero de 2004).

24. *Idem.*

25. *Idem.*

26. Escucha mi pódcast del 3 de enero de 2016 con el doctor Ludwig, en <https://www.drperlmutter.com/>. Para más información sobre el doctor Ludwig y su labor, visita <https://www.drdavidludwig.com/>.

27. Carmelinda Ruggiero *et al.*, «Usefulness of Uric Acid to Predict Changes in C-Reactive Protein and Interleukin-6 in 3-Year Period in Ita-

lians Aged 21 to 98 Years», *American Journal of Cardiology* 100, n.° 1 (julio de 2007): 115-121, <https://doi.org/10.1016/j.amjcard.2007.02.065>.

28. Dietrich Rothenbacher *et al.*, «Relationship Between Inflammatory Cytokines and Uric Acid Levels with Adverse Cardiovascular Outcomes in Patients with Stable Coronary Heart Disease», *PLOS ONE* 7, n.° 9 (2012): e45907, <https://doi.org/10.1371/journal.pone.0045907>.

29. Norman K. Pollock *et al.*, «Greater Fructose Consumption Is Associated with Cardiometabolic Risk Markers and Visceral Adiposity in Adolescents», *Journal of Nutrition* 142, n.° 2 (febrero de 2012): 251-257, <https://doi.org/10.3945/jn.111.150219>. También consulta Lucía Pacífico *et al.*, «Pediatric Nonalcoholic Fatty Liver Disease, Metabolic Syndrome and Cardiovascular Risk», *World Journal of Gastroenterology* 17, n.° 26 (julio de 2011): 3082-3091; Jia Zheng *et al.*, «Early Life Fructose Exposure and Its Implications for Long-Term Cardiometabolic Health in Offspring», *Nutrients* 8, n.° 11 (noviembre de 2016): 685, <https://doi.org/10.3390/nu8110685>; Sarah C. Couch *et al.*, «Fructose Intake and Cardiovascular Risk Factors in Youth with Type 1 Diabetes: SEARCH for Diabetes in Youth Study», *Diabetes Research and Clinical Practice* 100, n.° 2 (mayo de 2013): 265-271, <https://doi.org/10.1016/j.diabres.2013.03.013>; Bohyun Park *et al.*, «Association Between Serum Levels of Uric Acid and Blood Pressure Tracking in Childhood», *American Journal of Hypertension* 30, n.° 7 (julio de 2017): 713-718, <https://doi.org/10.1093/ajh/hpx037>.

30. Arnold B. Alper Jr. *et al.*, «Childhood Uric Acid Predicts Adult Blood Pressure: The Bogalusa Heart Study», *Hypertension* 45, n.° 1 (enero de 2005): 34-38, <https://doi.org/10.1161/01.HYP.0000150783.79172.bb>. También consulta «Increased Uric Acid Levels in Early Life May Lead to High Blood Pressure Later On», News-Medical.Net (15 de marzo de 2017), <https://www.news-medical.net/news/20170315/Increased-uric-acid-levels-in-early-life-may-lead-to-high-blood-pressure-later-on.aspx>.

31. Darlle Santos Araujo *et al.*, «Salivary Uric Acid Is a Predictive Marker of Body Fat Percentage in Adolescents», *Nutrition Research* 74 (febrero de 2020): 62-70, <https://doi.org/10.1016/j.nutres.2019.11.007>.

32. Consulta «Obesity and Overweight», Centro Nacional de Estadísticas de Salud, <https://www.cdc.gov/nchs/fastats/obesity-overweight.htm>.

33. *Idem.*

34. Zachary J. Ward *et al.*, «Projected U. S. State-Level Prevalence of Adult Obesity and Severe Obesity», *New England Journal of Medicine* 381 (diciembre de 2019): 2440-2450, <https://doi.org/10.1056/NEJMsa1909301>.

35. «Obesity and Overweight», *op. cit.*

36. *Idem.*

37. Grishma Hirode y Robert J. Wong, «Trends in the Prevalence of Metabolic Syndrome in the United States, 2011-2016», *JAMA* 323, n.° 24 (junio de 2020): 2526-2528, <https://doi.org/10.1001/jama.2020.4501>.

38. Ting Huai Shi, Binhuan Wang y Sundar Natarajan, «The Influence of Metabolic Syndrome in Predicting Mortality Risk Among US Adults: Importance of Metabolic Syndrome Even in Adults with Normal Weight», *Preventing Chronic Disease* 17 (mayo de 2020): E36, <https://doi.org/10.5888/pcd17.200020>.

39. Richard J. Johnson *et al.*, «Redefining Metabolic Syndrome as a Fat Storage Condition Based on Studies of Comparative Physiology», *Obesity* 21, n.° 4 (abril de 2013): 659-664, <https://doi.org/10.1002/oby.20026>.

40. Shreyasi Chatterjee y Amritpal Mudher, «Alzheimer's Disease and Type 2 Diabetes: A Critical Assessment of the Shared Pathological Traits», *Frontiers in Neuroscience* 12 (junio de 2018): 383, <https://doi.org/10.3389/fnins.2018.00383>. También consulta Sujung Yoon *et al.*, «Brain Changes in Overweight/Obese and Normal-Weight Adults with Type 2 Diabetes Mellitus», *Diabetologia* 60, n.° 7 (2017): 1207-1217, <https://doi.org/10.1007/s00125-017-4266-7>.

41. Claudio Barbiellini Amidei *et al.*, «Association Between Age at Diabetes Onset and Subsequent Risk of Dementia», *JAMA* 325, n.° 16 (abril de 2021): 1640-1649, <https://doi.org/10.1001/jama.2021.4001>.

42. Fanfan Zheng *et al.*, «HbA1c, Diabetes and Cognitive Decline: The English Longitudinal Study of Ageing», *Diabetologia* 61, n.° 4 (abril de 2018): 839-848, <https://doi.org/10.1007/s00125-017-4541-7>.

43. Richard J. Johnson *et al.*, «Cerebral Fructose Metabolism as a Potential Mechanism Driving Alzheimer's Disease», *Frontiers in Aging Neuroscience* 12 (septiembre de 2020): 560865, <https://doi.org/10.3389/fnagi.2020.560865>.

44. Prateek Lohia *et al.*, «Metabolic Syndrome and Clinical Outco-

mes in Patients Infected with covid-19: Does Age, Sex, and Race of the Patient with Metabolic Syndrome Matter?», *Journal of Diabetes* 13, n.º 5 (enero de 2021): 420-429, <https://doi.org/10.1111/1753-0407.13157>.

45. Bo Chen *et al.*, «Serum Uric Acid Concentrations and Risk of Adverse Outcomes in Patients With covid-19», *Frontiers in Endocrinology* 12 (mayo de 2021): 633767, <https://doi.org/10.3389/fendo.2021.633767>.

46. Maxime Taquet *et al.*, «6-Month Neurological and Psychiatric Outcomes in 236 379 Survivors of covid-19: A Retrospective Cohort Study Using Electronic Health Records», *Lancet Psychiatry* 8, n.º 5 (mayo de 2021): 416-427, <https://doi.org/10.1016/S2215-0366(21)00084-5>.

47. Barry M. Popkin *et al.*, «Individuals with Obesity and covid-19: A Global Perspective on the Epidemiology and Biological Relationships», *Obesity Reviews* 21, n.º 11 (noviembre de 2020): e13128, <https://doi.org/10.1111/obr.13128>.

48. Firoozeh Hosseini-Esfahani *et al.*, «Dietary Fructose and Risk of Metabolic Syndrome in Adults: Tehran Lipid and Glucose Study», *Nutrition & Metabolism* 8, n.º 1 (julio de 2011): 50, <https://doi.org/10.1186/1743-7075-8-50>.

49. Laura Billiet *et al.*, «Review of Hyperuricemia as New Marker for Metabolic Syndrome», *ISRN Rheumatology* (febrero de 2014), <https://doi.org/10.1155/2014/852954>. También consulta Christopher King *et al.*, «Uric Acid as a Cause of the Metabolic Syndrome», *Contributions to Nephrology* 192, (2018): 88-102, <https://doi.org/10.1159/000484283>; Marek Kretowicz *et al.*, «The Impact of Fructose on Renal Function and Blood Pressure», *International Journal of Nephrology*, 2011, <https://doi.org/10.4061/2011/315879>; Clive M. Brown *et al.*, «Fructose Ingestion Acutely Elevates Blood Pressure in Healthy Young Humans», *American Journal of Physiology—Regulatory, Integrative and Comparative Physiology* 294, n.º 3 (marzo de 2008): R730-R737, <https://doi.org/10.1152/ajpregu.00680.2007>; Alice Victoria Klein y Hosen Kiat, «The Mechanisms Underlying Fructose-Induced Hypertension: A Review», *Journal of Hypertension* 33, n.º 5 (mayo de 2015): 912-920, <https://doi.org/10.1097/HJH.0000000000000551>.

50. Kanbay *et al.*, «Uric Acid in Metabolic Syndrome».

51. Usama A. A. Sharaf El Din, Mona M. Salem y Dina O. Abdulazim, «Uric Acid in the Pathogenesis of Metabolic, Renal, and Cardiovas-

cular Diseases: A Review», *Journal of Advanced Research* 8, n.º 5 (septiembre de 2017): 537-548, <https://doi.org/10.1016/j.jare.2016.11.004>. También consulta Seung Jae Lee, Byeong Kil Oh y Ki-Chul Sung, «Uric Acid and Cardiometabolic Diseases», *Clinical Hypertension* 26, art. 13 (junio de 2020), <https://doi.org/10.1186/s40885-020-00146-y>; Takahiko Nakagawa *et al.*, «Unearthing Uric Acid: An Ancient Factor with Recently Found Significance in Renal and Cardiovascular Disease», *Kidney International* 69, n.º 10 (mayo de 2006): 1722-1725, <https://doi.org/10.1038/sj.ki.5000391>; Takahiko Nakagawa *et al.*, «The Conundrum of Hyperuricemia, Metabolic Syndrome, and Renal Disease», *Internal and Emergency Medicine* 3, n.º 4 (diciembre de 2008): 313-318, <https://doi.org/10.1007/s11739-008-0141-3>.

52. Zahra Bahadoran *et al.*, «Hyperuricemia-Induced Endothelial Insulin Resistance: The Nitric Oxide Connection», *Pflügers Archiv: European Journal of Physiology* (julio de 2021), <https://doi.org/10.1007/s00424-021-02606-2>.

53. Hong Wang *et al.*, «Nitric Oxide Directly Promotes Vascular Endothelial Insulin Transport», *Diabetes* 62, n.º 12 (diciembre de 2013): 4030-4042, <https://doi.org/10.2337/db13-0627>.

54. Christine Gersch *et al.*, «Inactivation of Nitric Oxide by Uric Acid», *Nucleosides, Nucleotides & Nucleic Acids* 27, n.º 8 (agosto de 2008): 967-978, <https://doi.org/10.1080/15257770802257952>. También consulta Giuseppe Mercuro *et al.*, «Effect of Hyperuricemia Upon Endothelial Function in Patients at Increased Cardiovascular Risk», *American Journal of Cardiology* 94, n.º 7 (octubre de 2004): 932-935, <https://doi.org/10.1016/j.amjcard.2004.06.032>.

55. Anju Gill *et al.*, «Correlation of the Serum Insulin and the Serum Uric Acid Levels with the Glycated Haemoglobin Levels in the Patients of Type 2 Diabetes Mellitus», *Journal of Clinical and Diagnostic Research* 7, n.º 7 (julio de 2013): 1295-1297, <https://doi.org/10.7860/JCDR/2013/6017.3121>.

56. Sepehr Salem *et al.*, «Serum Uric Acid as a Risk Predictor for Erectile Dysfunction», *Journal of Sexual Medicine* 11, n.º 5 (mayo de 2014): 1118-1124, <https://doi.org/10.1111/jsm.12495>. También consulta Yalcin Solak *et al.*, «Uric Acid Level and Erectile Dysfunction in Patients with Coronary Artery Disease», *Journal of Sexual Medicine* 11, n.º 1 (enero de 2014): 165-172, <https://doi.org/10.1111/jsm.12332>; Alessandra

Barassi *et al.*, «Levels of Uric Acid in Erectile Dysfunction of Different Aetiology», *Aging Male* 21, n.º 3 (septiembre de 2018): 200-205, <https://doi.org/10.1080/13685538.2017.1420158>.

57. Jan Adamowicz y Tomasz Drewa, «Is There a Link Between Soft Drinks and Erectile Dysfunction?», *Central European Journal of Urology* 64, n.º 3 (2011): 140-143, <https://doi.org/10.5173/ceju.2011.03.art8>.

58. Leo A. B. Joosten *et al.*, «Asymptomatic Hyperuricaemia: A Silent Activator of the Innate Immune System», *Nature Reviews Rheumatology* 16, n.º 2 (febrero de 2020): 75-86, <https://doi.org/10.1038/s41584-019-0334-3>. También consulta Georgiana Cabau *et al.*, «Urate-Induced Immune Programming: Consequences for Gouty Arthritis and Hyperuricemia», *Immunological Reviews* 294, n.º 1 (marzo de 2020): 92-105, <https://doi.org/10.1111/imr.12833>.

59. Sung Kweon Cho *et al.*, «U-Shaped Association Between Serum Uric Acid Level and Risk of Mortality: A Cohort Study», *Arthritis & Rheumatology* 70, n.º 7 (julio de 2018): 1122-1132, <https://doi.org/10.1002/art.40472>.

Capítulo 2. La supervivencia del más gordo

1. Malcolm W. Browne, «Pity a Tyrannosaur? Sue Had Gout», *New York Times* (22 de mayo de 1997).

2. James V. Neel, «Diabetes Mellitus: A 'Thrifty' Genotype Rendered Detrimental by 'Progress'?», *American Journal of Human Genetics* 14, n.º 4 (diciembre de 1962): 353-362.

3. Loren Cordain *et al.*, «Origins and Evolution of the Western Diet: Health Implications for the 21st Century», *American Journal of Clinical Nutrition* 81, n.º 2 (febrero de 2005): 341-354, <https://doi.org/10.1093/ajcn.81.2.341>.

4. Pedro Carrera Bastos *et al.*, «The Western Diet and Lifestyle and Diseases of Civilization», *Research Reports in Clinical Cardiology* 2 (2011): 15-35, <https://doi.org/10.2147/RRCC.S16919>.

5. Herman Pontzer, Brian M. Wood y David A. Raichlen, «Hunter-Gatherers as Models in Public Health», *Obesity Reviews* 19, supl. 1 (diciembre de 2018): 24-35, <https://doi.org/10.1111/obr.12785>.

6. Johnson y Andrews, «The Fat Gene».

7. *Idem.*

8. Una infinidad de estudios cubren este fenómeno; consulta Christina Cicerchi *et al.*, «Uric Acid-Dependent Inhibition of AMP Kinase Induces Hepatic Glucose Production in Diabetes and Starvation: Evolutionary Implications of the Uricase Loss in Hominids», *FASEB Journal* 28, n.° 8 (agosto de 2014): 3339-3350, <https://doi.org/10.1096/fj.13-243634>. También consulta Richard J. Johnson *et al.*, «Uric Acid, Evolution and Primitive Cultures», *Seminars in Nephrology* 25, n.° 1 (enero de 2005): 3-8, <https://doi.org/10.1016/j.semnephrol.2004.09.002>.

9. Belinda S. W. Chan, «Ancient Insights into Uric Acid Metabolism in Primates», *Proceedings of the National Academy of Sciences* 111, n.° 10 (marzo de 2014): 3657-3658, <https://doi.org/10.1073/pnas.1401037 111>.

10. Richard J. Johnson *et al.*, «Metabolic and Kidney Diseases in the Setting of Climate Change, Water Shortage, and Survival Factors», *Journal of the American Society of Nephrology* 27, n.° 8 (agosto de 2016): 2247-2256, <https://doi.org/10.1681/ASN.2015121314>. También consulta Elza Muscelli *et al.*, «Effect of Insulin on Renal Sodium and Uric Acid Handling in Essential Hypertension», *American Journal of Hypertension* 9, n.° 8 (agosto de 1996): 746-752, <https://doi.org/10.1016/0895-7061(96)00098-2>.

11. Richard J. Johnson *et al.*, «Fructose Metabolism as a Common Evolutionary Pathway of Survival Associated with Climate Change, Food Shortage and Droughts», *Journal of Internal Medicine* 287, n.° 3 (marzo de 2020): 252-262, <https://doi.org/10.1111/joim.12993>.

12. Las investigaciones que implican a la fructosa en el desarrollo de hiperuricemia y de muchas otras patologías abundan en la literatura desde hace décadas. Estas son unas cuantas joyas: Jaakko Perheentupa y Kari Raivio, «Fructose-Induced Hyperuricaemia», *The Lancet* 290, n.° 7515 (septiembre de 1967): 528-531, <https://doi.org/10.1016/s0140-6736 (67)90494-1>; Takahiko Nakagawa *et al.*, «A Causal Role for Uric Acid in Fructose-Induced Metabolic Syndrome», *American Journal of Physiology—Renal Physiology* 290, n.° 3 (marzo de 2006): F625-F631, <https://doi.org/10.1152/ajprenal.00140.2005>; Sally Robertson, «High Uric Acid Precursor of Obesity, Metabolic Syndrome», News-Medical.Net (20 de septiembre de 2012), <https://www.news-medical.net/news/20120920/

High-uric-acid-precursor-of-obesity-metabolic-syndrome.aspx>; Geoffrey Livesey y Richard Taylor, «Fructose Consumption and Consequences for Glycation, Plasma Triacylglycerol, and Body Weight: Meta-Analyses and Meta-Regression Models of Intervention Studies», *American Journal of Clinical Nutrition* 88, n.º 5 (noviembre de 2008): 1419-1437; Food Insight, «Questions and Answers About Fructose» (29 de septiembre de 2009), Fundación del Consejo Internacional de Información Alimentaria, <https://foodinsight.org/questions-and-answers-about-fructose/>; Masanari Kuwabara *et al.*, «Asymptomatic Hyperuricemia Without Comorbidities Predicts Cardiometabolic Diseases: Five-Year Japanese Cohort Study», *Hypertension* 69, n.º 6 (junio de 2017): 1036-1044, <https://doi.org/10.1161/HYPERTENSIONAHA.116.08998>; Magdalena Madero *et al.*, «The Effect of Two Energy-Restricted Diets, a Low-Fructose Diet Versus a Moderate Natural Fructose Diet, on Weight Loss and Metabolic Syndrome Parameters: A Randomized Controlled Trial», *Metabolism* 60, n.º 11 (noviembre de 2011): 1551-1559, <https://doi.org/10.1016/j.metabol.2011.04.001>; Vivian L. Choo *et al.*, «Food Sources of Fructose-Containing Sugars and Glycaemic Control: Systematic Review and Meta-Analysis of Controlled Intervention Studies», *The BMJ* 363 (noviembre de 2018): k4644, <https://doi.org/10.1136/bmj.k4644>; Isao Muraki *et al.*, «Fruit Consumption and Risk of Type 2 Diabetes: Results from Three Prospective Longitudinal Cohort Studies», *The BMJ* 347 (agosto de 2013): f5001, <https://doi.org/10.1136/bmj.f5001>; Ravi Dhingra *et al.*, «Soft Drink Consumption and Risk of Developing Cardiometabolic Risk Factors and the Metabolic Syndrome in Middle-Aged Adults in the Community», *Circulation* 116, n.º 5 (julio de 2007): 480-488, <https://doi.org/10.1161/CIRCULATIONAHA.107.689935>; Zhila Semnani-Azad *et al.*, «Association of Major Food Sources of Fructose-Containing Sugars with Incident Metabolic Syndrome: A Systematic Review and Meta-Analysis», *JAMA Network Open* 3, n.º 7 (julio de 2020): e209993, <https://doi.org/10.1001/jamanetworkopen.2020.9993>; William Nseir, Fares Nassar y Nimer Assy, «Soft Drinks Consumption and Nonalcoholic Fatty Liver Disease», *World Journal of Gastroenterology* 16, n.º 21 (junio de 2010): 2579-2588, <https://doi.org/10.3748/wjg.v16.i21.2579>; Manoocher Soleimani y Pooneh Alborzi, «The Role of Salt in the Pathogenesis of Fructose-Induced Hypertension», *International Journal of Nephrology* (2011), <https://doi.org/10.4061/2011/392708>; James J. Di-

Nicolantonio y Sean C. Lucan, «The Wrong White Crystals: Not Salt but Sugar as Aetiological in Hypertension and Cardiometabolic Disease», *Open Heart* 1, n.º 1 (noviembre de 2014): e000167, <https://doi.org/10.1136/openhrt-2014-000167>; Jonathan Q. Purnell *et al.*, «Brain Functional Magnetic Resonance Imaging Response to Glucose and Fructose Infusions in Humans», *Diabetes, Obesity and Metabolism* 13, n.º 3 (marzo de 2011): 229-234, <https://doi.org/10.1111/j.1463-1326.2010.01340.x>.

13. Sanjay Basu *et al.*, «The Relationship of Sugar to Population-Level Diabetes Prevalence: An Econometric Analysis of Repeated Cross-Sectional Data», *PLOS ONE* 8, n.º 2 (2013): e57873, <https://doi.org/10.1371/journal.pone.0057873>.

14. Consulta SugarScience, «How Much Is Too Much? The Growing Concern over Too Much Added Sugar in Our Diets», Universidad de San Francisco, <https://sugarscience.ucsf.edu/the-growing-concern-of-over-consumption.html#.YShIyVNKjX0>.

15. Ryan W. Walker, Kelly A. Dumke y Michael I. Goran, «Fructose Content in Popular Beverages Made with and Without High-Fructose Corn Syrup», *Nutrition* 30, n.º 7-8 (julio-agosto de 2014): 928-935, <https://doi.org/10.1016/j.nut.2014.04.003>.

16. James P. Casey, «High Fructose Corn Syrup—A Case History of Innovation», *Research Management* 19, n.º 5 (septiembre de 1976): 27-32, <https://doi.org/10.1080/00345334.1976.11756374>. También consulta Kara Newman, *The Secret Financial Life of Food: From Commodities Markets to Supermarkets* (Nueva York, Columbia University Press, 2013).

17. James M. Rippe (ed.), *Fructose, High Fructose Corn Syrup, Sucrose and Health*, Nueva York, Springer (2014). También consulta Mark S. Segal, Elizabeth Gollub y Richard J. Johnson, «Is the Fructose Index More Relevant with Regards to Cardiovascular Disease Than the Glycemic Index?», *European Journal of Nutrition* 46, n.º 7 (octubre de 2007): 406-417, <https://doi.org/10.1007/s00394-007-0680-9>.

18. Anna L. Gosling, Elizabeth Matisoo-Smith y Tony R. Merriman, «Hyperuricaemia in the Pacific: Why the Elevated Serum Urate Levels?», *Rheumatology International* 34, n.º 6 (junio de 2014): 743-757, <https://doi.org/10.1007/s00296-013-2922-x>.

19. Meera Senthilingam, «How Paradise Became the Fattest Place in the World», CNN.com (1 de mayo de 2015), <https://www.cnn.com/2015/05/01/health/pacific-islands-obesity/index.html>.

20. Senthilingham, «How Paradise Became the Fattest Place in the World».

21. Consulta el informe de la Organización Mundial de la Salud *Overweight and Obesity in the Western Pacific Region: An Equity Perspective* (Manila, Oficina Regional de la Organización Mundial de la Salud del Pacífico Occidental, 2017).

22. Barry S. Rose, «Gout in the Maoris», *Seminars in Arthritis and Rheumatism* 5, n.º 2 (noviembre de 1975): 121-145, <https://doi.org/10.1016/0049-0172(75)90002-5>.

23. *Idem.*

24. Hanxiao Sun *et al.*, «The Impact of Global and Local Polynesian Genetic Ancestry on Complex Traits in Native Hawaiians», *PLOS Genetics* 17, n.º 2 (febrero de 2021): e1009273, <https://doi.org/10.1371/journal.pgen.1009273>. También consulta Liufu Cui *et al.*, «Prevalence and Risk Factors of Hyperuricemia: Results of the Kailuan Cohort Study», *Modern Rheumatology* 27, n.º 6 (noviembre de 2017): 1066-1071, <https://doi.org/10.1080/14397595.2017.1300117>.

25. Veronica Hackethal, «Samoan 'Obesity' Gene Found in Half of Population There», *Medscape Medical News* (3 de agosto de 2016), <https://www.medscape.com/viewarticle/866987>.

26. Tony R. Merriman y Nicola Dalbeth, «The Genetic Basis of Hyperuricaemia and Gout», *Joint Bone Spine* 78, n.º 1 (enero de 2011): 35-40, <https://doi.org/10.1016/j.jbspin.2010.02.027>.

27. Robert G. Hughes y Mark A. Lawrence, «Globalization, Food and Health in Pacific Island Countries», *Asia Pacific Journal of Clinical Nutrition* 14, n.º 4 (abril de 2005): 298-306.

28. Nurshad Ali *et al.*, «Prevalence of Hyperuricemia and the Relationship Between Serum Uric Acid and Obesity: A Study on Bangladeshi Adults», *PLOS ONE* 13, n.º 11 (noviembre de 2018): e0206850, <https://doi.org/10.1371/journal.pone.0206850>. También consulta MahanteshI. Biradar *et al.*, «The Causal Role of Elevated Uric Acid and Waist Circumference on the Risk of Metabolic Syndrome Components», *International Journal of Obesity* 44, n.º 4 (abril de 2020): 865-874, <https://doi.org/10.1038/s41366-019-0487-9>.

29. Miguel A. Lanaspa *et al.*, «Opposing Activity Changes in AMP Deaminase and AMP-Activated Protein Kinase in the Hibernating Ground Squirrel», *PLOS ONE* 10, n.º 4 (abril de 2015): e0123509, <https://doi.org/10.1371/journal.pone.0123509>.

30. Miguel A. Lanaspa *et al.*, «Counteracting Roles of AMP Deaminase and AMP Kinase in the Development of Fatty Liver», *PLOS ONE* 7, n.° 11 (2012): e48801, <https://doi.org/10.1371/journal.pone.0048801>.

31. Qiulan Lv *et al.*, «Association of Hyperuricemia with Immune Disorders and Intestinal Barrier Dysfunction», *Frontiers in Physiology* 11 (noviembre de 2020): 524236, <https://doi.org/10.3389/fphys.2020.524236>.

32. Zhuang Guo *et al.*, «Intestinal Microbiota Distinguish Gout Patients from Healthy Humans», *Scientific Reports* 6 (febrero de 2016): 20602, <https://doi.org/10.1038/srep20602>.

Capítulo 3. La falacia de la fructosa

1. Brian Melley, «Sugar and Corn Syrup Industries Square Off in Court Over Ad Claims», NBC News (2 de noviembre de 2015), <https://www.nbcnews.com/business/business-news/sugar-corn-syrup-industries-square-court- over-ad-claims-n455951>. También consulta Lisa McLaughlin, «Is High-Fructose Corn Syrup Really Good for You?», *Time* (17 de septiembre de 2008), <http://content.time.com/time/health/article/0,8599,1841910,00.html>.

2. Para un resumen de la demanda, consulta Eric Lipton, «Rival Industries Sweet-Talk the Public», *New York Times* (11 de febrero de 2014).

3. Sarah N. Heiss y Benjamin R. Bates, «When a Spoonful of Fallacies Helps the Sweetener Go Down: The Corn Refiner Association's Use of Straw-Person Arguments in Health Debates Surrounding High-Fructose Corn Syrup», *Health Communication* 31, n.° 8 (agosto de 2016): 1029-1035, <https://doi.org/10.1080/10410236.2015.1027988>.

4. Sarah N. Heiss, «"Healthy" Discussions About Risk: The Corn Refiners Association's Strategic Negotiation of Authority in the Debate Over High Fructose Corn Syrup», *Public Understanding of Science* 22, n.° 2 (febrero de 2013): 219-235, <https://doi.org/10.1177/0963662511402281>.

5. Jeff Gelski, «Sweet Ending: Sugar Groups, Corn Refiners Settle Lawsuit», *Food Business News* (20 de noviembre de 2015), <https://www.foodbusinessnews.net/articles/5376-sweet-ending-sugar-groups-corn-refiners-settle-lawsuit>.

6. «Abundance of Fructose Not Good for the Liver, Heart», Harvard

Health Publishing, Escuela de Medicina de Harvard (1 de septiembre de 2011), <https://www.health.harvard.edu/heart-health/abundance-of-fructose-not-good-for-the-liver-heart>.

7. Miriam B. Vos *et al.*, «Dietary Fructose Consumption Among US Children and Adults: The Third National Health and Nutrition Examination Survey», *Medscape Journal of Medicine* 10, n.º 7 (julio de 2008): 160.

8. Emily E. Ventura, Jaimie N. Davis y Michael I. Goran, «Sugar Content of Popular Sweetened Beverages Based on Objective Laboratory Analysis: Focus on Fructose Content», *Obesity* 19, n.º 4 (abril de 2011): 868-874, <https://doi.org/10.1038/oby.2010.255>.

9. Kristen Domonell, «Just How Bad Is Sugar for You, Really?», *Right as Rain*, Escuela de Medicina de la Universidad de Washington (30 de octubre de 2017), <https://rightasrain.uwmedicine.org/body/food/just-how-bad-sugar-you-really>. También consulta Associated Press, «Just How Much Sugar Do Americans Consume? It's Complicated», *STAT* (20 de septiembre de 2016), <https://www.statnews.com/2016/09/20/sugar-consumption-americans/>.

10. Sabrina Ayoub-Charette *et al.*, «Important Food Sources of Fructose-Containing Sugars and Incident Gout: A Systematic Review and Meta-Analysis of Prospective Cohort Studies», *BMJ Open* 9, n.º 5 (mayo de 2019): e024171, <https://doi.org/10.1136/bmjopen-2018-024171>. También consulta Nicola Dalbeth *et al.*, «Body Mass Index Modulates the Relationship of Sugar-Sweetened Beverage Intake with Serum Urate Concentrations and Gout», *Arthritis Research & Therapy* 17, n.º 1 (septiembre de 2015): 263, <https://doi.org/10.1186/s13075-015-0781-4>.

11. Robert H. Lustig, «The Fructose Epidemic», *The Bariatrician* (primavera de 2009): 10-19, <http://dustinmaherfitness.com/wp-content/uploads/2011/04/Bariatrician-Fructose.pdf>.

12. Richard O. Marshall y Earl R. Kooi, «Enzymatic Conversion of D-Glucose to D-Fructose», *Science* 125, n.º 3249 (abril de 1957): 648-649, <https://doi.org/10.1126/science.125.3249.648>.

13. «High Fructose Corn Syrup Production Industry in the US—Market Research Report», IBISWorld.com (actualizado en diciembre de 2020). También consulta Barry M. Popkin y Corinna Hawkes, «Sweetening of the Global Diet, Particularly Beverages: Patterns, Trends, and Policy Responses», *Lancet Diabetes Endocrinology* 4, n.º 2 (febrero de 2016): 174-186, <https://doi.org/10.1016/S2213-8587(15)00419-2>.

14. Jean-Pierre Després y Susan Jebb, «Sugar-Sweetened Beverages: One Piece of the Obesity Puzzle?», *Journal of Cardiovascular Magnetic Resonance* 3, n.º 3 (diciembre de 2010): 2-4. También consulta Dong-Mei Zhang, Rui-Qing Jiao y Ling-Dong Kong, «High Dietary Fructose: Direct or Indirect Dangerous Factors Disturbing Tissue and Organ Functions», *Nutrients* 9, n.º 4 (marzo de 2017): 335, <https://doi.org/10.3390/nu9040335>.

15. Drew DeSilver, «What's on Your Table? How America's Diet Has Changed Over the Decades», Centro de Investigación Pew (13 de diciembre de 2016), <https://www.pewresearch.org/fact-tank/2016/12/13/whats-on-your-table-how-americas-diet-has-changed-over-the-decades/>.

16. Michael I. Goran, Stanley J. Ulijaszek y Emily E. Ventura, «High Fructose Corn Syrup and Diabetes Prevalence: A Global Perspective», *Global Public Health* 8, n.º 1 (2013): 55-64, <https://doi.org/10.1080/17441692.2012.736257>.

17. Jonathan E. Shaw, Richard A. Sicree y Paul Z. Zimmet, «Global Estimates of the Prevalence of Diabetes for 2010 and 2030», *Diabetes Research and Clinical Practice* 87, n.º 1 (enero de 2010): 4-14, <https://doi.org/10.1016/j.diabres.2009.10.007>.

18. Veronique Douard y Ronaldo P. Ferraris, «The Role of Fructose Transporters in Diseases Linked to Excessive Fructose Intake», *Journal of Physiology* 591, n.º 2 (enero de 2013): 401-414, <https://doi.org/10.1113/jphysiol.2011.215731>. También consulta Manal F. Abdelmalek *et al.*, «Higher Dietary Fructose Is Associated with Impaired Hepatic Adenosine Triphosphate Homeostasis in Obese Individuals with Type 2 Diabetes», *Hepatology* 56, n.º 3 (2012): 952-960, <https://doi.org/10.1002/hep.25741>.

19. Miguel A. Lanaspa *et al.*, «Uric Acid Stimulates Fructokinase and Accelerates Fructose Metabolism in the Development of Fatty Liver», *PLOS ONE* 7, n.º 10 (2012): e47948, <https://doi.org/10.1371/journal.pone.0047948>.

20. He acumulado numerosos estudios sobre los efectos de la fructosa en el cuerpo. Estas son algunas fuentes para iniciarte en el tema: Kimber L. Stanhope *et al.*, «Consumption of Fructose and High Fructose Corn Syrup Increase Postprandial Triglycerides, LDL-Cholesterol, and Apolipoprotein-B in Young Men and Women», *Journal of Clinical Endocrinolo-*

gy and Metabolism 96, n.º 10 (octubre de 2011): E1596-E1605, <https://doi.org/10.1210/jc.2011-1251>; Karen W. Della Corte *et al.*, «Effect of Dietary Sugar Intake on Biomarkers of Subclinical Inflammation: A Systematic Review and Meta-Analysis of Intervention Studies», *Nutrients* 10, n.º 5 (mayo de 2018): 606, <https://doi.org/10.3390/nu10050606>; Reza Rezvani *et al.*, «Effects of Sugar-Sweetened Beverages on Plasma Acylation Stimulating Protein, Leptin and Adiponectin: Relationships with Metabolic Outcomes», *Obesity* 21, n.º 12 (diciembre de 2013): 2471-2480, <https://doi.org/10.1002/oby.20437>; Xiaosen Ouyang *et al.*, «Fructose Consumption as a Risk Factor for Non-alcoholic Fatty Liver Disease», *Journal of Hepatology* 48, n.º 6 (junio de 2008): 993-999, <https://doi.org/10.1016/j.jhep.2008.02.011>; Sharon S. Elliott *et al.*, «Fructose, Weight Gain, and the Insulin Resistance Syndrome», *American Journal of Clinical Nutrition* 76, n.º 5 (noviembre de 2002): 911-922, <https://doi.org/10.1093/ajcn/76.5.911>; Gjin Ndrepepa, «Uric Acid and Cardiovascular Disease», *Clinica Chimica Acta* 484 (septiembre de 2018): 150-163, <https://doi.org/10.1016/j.cca.2018.05.046>; Ali Abid *et al.*, «Soft Drink Consumption Is Associated with Fatty Liver Disease Independent of Metabolic Syndrome», *Journal of Hepatology* 51, n.º 5 (noviembre de 2009): 918-924, <https://doi.org/10.1016/j.jhep.200905.033>; Roya Kelishadi, Marjan Mansourian y Motahar Heidari-Beni, «Association of Fructose Consumption and Components of Metabolic Syndrome in Human Studies: A Systematic Review and Meta-Analysis», *Nutrition* 30, n.º 5 (mayo de 2014): 503-510, <https://doi.org/10.1016/j.nut.2013.08.014>; Olena Glushakova *et al.*, «Fructose Induces the Inflammatory Molecule ICAM-1 in Endothelial Cells», *Journal of the American Society of Nephrology* 19, n.º 9 (septiembre de 2008): 1712-1720, <https://doi.org/10.1681/ASN.2007121304>; Zeid Khitan y Dong Hyun Kim, «Fructose: A Key Factor in the Development of Metabolic Syndrome and Hypertension», *Journal of Nutrition and Metabolism*, 2013, <https://doi.org/10.1155/2013/682673>; Richard J. Johnson *et al.*, «Hypothesis: Could Excessive Fructose Intake and Uric Acid Cause Type 2 Diabetes?», *Endocrine Reviews* 30, n.º 1 (febrero de 2009): 96-116, <https://doi.org/10.1210/er.2008-0033>; Richard J. Johnson *et al.*, «Potential Role of Sugar (Fructose) in the Epidemic of Hypertension, Obesity and the Metabolic Syndrome, Diabetes, Kidney Disease, and Cardiovascular Disease», *American Journal of Clinical Nutrition* 86, n.º 4 (octubre de 2007): 899-906; Miguel A. Lanaspa *et al.*, «Uric

Acid Induces Hepatic Steatosis by Generation of Mitochondrial Oxidative Stress: Potential Role in Fructose-Dependent and -Independent Fatty Liver», *Journal of Biological Chemistry* 287, n.° 48 (noviembre de 2012): 40732-40744, <https://doi.org/10.1074/jbc.M112.399899>; Young Hee Rho, Yanyan Zhu y Hyon K. Choi, «The Epidemiology of Uric Acid and Fructose», *Seminars in Nephrology* 31, n.° 5 (septiembre de 2011): 410-419, <https://doi.org/10.1016/j.semnephrol.2011.08.004>; Richard J. Johnson *et al.*, «Sugar, Uric Acid, and the Etiology of Diabetes and Obesity», *Diabetes* 62, n.° 10 (octubre de 2013): 3307-3315, <https://doi.org/10.2337/db12-1814>.

21. Amy J. Bidwell, «Chronic Fructose Ingestion as a Major Health Concern: Is a Sedentary Lifestyle Making It Worse? A Review», *Nutrients* 9, n.° 6 (mayo de 2017): 549, <https://doi.org/10.3390/nu9060549>.

22. Kimber L. Stanhope *et al.*, «Consuming Fructose-Sweetened, Not Glucose-Sweetened, Beverages Increases Visceral Adiposity and Lipids and Decreases Insulin Sensitivity in Overweight/Obese Humans», *Journal of Clinical Investigation* 119, n.° 5 (mayo de 2009): 1322-1334, <https://doi.org/10.1172/JCI37385>. También consulta Kimber L. Stanhope y Peter J. Havel, «Endocrine and Metabolic Effects of Consuming Beverages Sweetened with Fructose, Glucose, Sucrose, or High-Fructose Corn Syrup», *American Journal of Clinical Nutrition* 88, n.° 6 (diciembre de 2008): 1733S-1737S, <https://doi.org/10.3945/ajcn.2008.25825D>; Chad L. Cox *et al.*, «Circulating Concentrations of Monocyte Chemoattractant Protein-1, Plasminogen Activator Inhibitor-1, and Soluble Leukocyte Adhesion Molecule-1 in Overweight/Obese Men and Women Consuming Fructose- or Glucose-Sweetened Beverages for 10 weeks», *Journal of Clinical Endocrinology and Metabolism* 96, n.° 12 (diciembre de 2011): E2034-E2038, <https://doi.org/10.1210/jc.2011-1050>.

23. Michael M. Swarbrick *et al.*, «Consumption of Fructose- Sweetened Beverages for 10 weeks Increases Postprandial Triacylglycerol and Apolipoprotein-B Concentrations in Overweight and Obese Women», *British Journal of Nutrition* 100, n.° 5 (noviembre de 2008): 947-952, <https://doi.org/10.1017/S0007114508968252>.

24. D. David Wang *et al.*, «Effect of Fructose on Postprandial Triglycerides: A Systematic Review and Meta-Analysis of Controlled Feeding Trials», *Atherosclerosis* 232, n.° 1 (enero de 2014): 125-133, <https://doi.org/10.1016/j.atherosclerosis.2013.10.019>.

25. Blossom C. M. Stephan *et al.*, «Increased Fructose Intake as a Risk Factor for Dementia», *Journals of Gerontology, Series A* 65A, n.º 8 (agosto de 2010): 809-814, <https://doi.org/10.1093/gerona/glq079>. También consulta Mario Siervo *et al.*, «Reemphasizing the Role of Fructose Intake as a Risk Factor for Dementia», *Journals of Gerontology, Series A* 66A, n.º 5 (mayo de 2011): 534-536, <https://doi.org/10.1093/gerona/glq222>.

26. Centro Médico de la Universidad de Chicago, «Sleep Loss Boosts Appetite, May Encourage Weight Gain», *ScienceDaily* (7 de diciembre de 2004), <www.sciencedaily.com/releases/2004/12/041206210355.htm>.

27. Alexandra Shapiro *et al.*, «Fructose-Induced Leptin Resistance Exacerbates Weight Gain in Response to Subsequent High-Fat Feeding», *American Journal of Physiology—Regulatory, Integrative and Comparative Physiology* 295, n.º 5 (noviembre de 2008): R1370-R1375, <https://doi.org/10.1152/ajpregu.00195.2008>.

28. Karen L. Teff, «Dietary Fructose Reduces Circulating Insulin and Leptin, Attenuates Postprandial Suppression of Ghrelin, and Increases Triglycerides in Women», *Journal of Clinical Endocrinology and Metabolism* 89, n.º 6 (junio de 2004): 2963-2972, <https://doi.org/10.1210/jc.2003-031855>.

29. Miguel A. Lanaspa *et al.*, «High Salt Intake Causes Leptin Resistance and Obesity in Mice by Stimulating Endogenous Fructose Production and Metabolism», *Proceedings of the National Academy of Sciences* 115, n.º 12 (marzo de 2018): 3138-3143, <https://doi.org/10.1073/pnas.1713837115>.

30. Takahiko Nakagawa *et al.*, «A Causal Role for Uric Acid in Fructose-Induced Metabolic Syndrome», *American Journal of Physiology—Renal Physiology* 290, n.º 3 (marzo de 2006): F625-F631, <https://doi.org/10.1152/ajprenal.00140.2005>.

31. Los siguientes artículos incluyen una revisión: Daniel I. Feig, Beth Soletsky y Richard J. Johnson, «Effect of Allopurinol on Blood Pressure of Adolescents with Newly Diagnosed Essential Hypertension: A Randomized Trial», *JAMA* 300, n.º 8 (agosto de 2008): 924-932, <https://doi.org/10.1001/jama.300.8.924>; Beth Soletsky y Daniel I. Feig, «Uric Acid Reduction Rectifies Prehypertension in Obese Adolescents», *Hypertension* 60, n.º 5 (noviembre de 2012): 1148-1156, <https://doi.org/10.1161/HYPERTENSIONAHA.112.196980>; Daniel I. Feig, Duk-Hee Kang y

Richard J. Johnson, «Uric Acid and Cardiovascular Risk», *New England Journal of Medicine* 359, n.º 17 (octubre de 2008): 1811-1821, <https://doi.org/10.1056/NEJMra0800885>; Cristiana Caliceti *et al.*, «Fructose Intake, Serum Uric Acid, and Cardiometabolic Disorders: A Critical Review», *Nutrients* 9, n.º 4 (abril de 2017): 395, <https://doi.org/10.3390/nu9040395>; Marek Kretowicz *et al.*, «The Impact of Fructose on Renal Function and Blood Pressure», *International Journal of Nephrology* (2011), <https://doi.org/10.4061/2011/315879>; Zeid Khitan y Dong Hyun Kim, «Fructose: A Key Factor in the Development of Metabolic Syndrome and Hypertension», *Journal of Nutrition and Metabolism* (2013), <https://doi.org/10.1155/2013/682673>.

32. Allison M. Meyers, Devry Mourra y Jeff A. Beeler, «High Fructose Corn Syrup Induces Metabolic Dysregulation and Altered Dopamine Signaling in the Absence of Obesity», *PLOS ONE* 12, n.º 12 (diciembre de 2017): e0190206, <https://doi.org/10.1371/journal.pone.0190206>.

33. Consulta «Data and Statistics About ADHD», en la página de los CDC, <https://www.cdc.gov/ncbddd/adhd/data.html>.

34. Institutos Nacionales de Salud, «Prescribed Stimulant Use for ADHD Continues to Rise Steadily» (28 de septiembre de 2011), <https://www.nih.gov/news-events/news-releases/prescribed-stimulant-use-adhd-continues-rise-steadily>.

35. Richard J. Johnson *et al.*, «Attention- Deficit/Hyperactivity Disorder: Is It Time to Reappraise the Role of Sugar Consumption?», *Postgraduate Medical Journal* 123, n.º 5 (septiembre de 2011): 39-49, <https://doi.org/10.3810/pgm.2011.09.2458>.

36. Carlos M. Barrera, Robert E. Hunter y William P. Dunlap, «Hyperuricemia and Locomotor Activity in Developing Rats», *Pharmacology Biochemistry and Behavior* 33, n.º 2 (junio de 1989): 367-369, <https://doi.org/10.1016/0091-3057(89)90515-7>.

37. Angelina R. Sutin *et al.*, «Impulsivity Is Associated with Uric Acid: Evidence from Humans and Mice», *Biological Psychiatry* 75, n.º 1 (enero de 2014): 31-37, <https://doi.org/10.1016/j.biopsych.2013.02.024>.

38. Paul Manowitz *et al.*, «Uric Acid Level Increases in Humans Engaged in Gambling: A Preliminary Report», *Biological Psychology* 36, n.º 3 (septiembre de 1993): 223-229, <https://doi.org/10.1016/0301-0511(93)90019-5>.

39. Amaal Alruwaily *et al.*, «Child Social Media Influencers and Unhealthy Food Product Placement», *Pediatrics* 146, n.º 5 (noviembre de 2020): e20194057, <https://doi.org/10.1542/peds.2019-4057>.

40. Norman K. Pollock *et al.*, «Greater Fructose Consumption Is Associated with Cardiometabolic Risk Markers and Visceral Adiposity in Adolescents», *Journal of Nutrition* 142, n.º 2 (febrero de 2012): 251-257, <https://doi.org/10.3945/jn.111.150219>. También consulta Josiane Aparecida de Miranda *et al.*, «The Role of Uric Acid in the Insulin Resistance in Children and Adolescents with Obesity», *Revista Paulista de Pediatría* 33, n.º 4 (diciembre de 2015): 431-436, <https://doi.org/10.1016/j.rpped.2015.03.009>; Michael I. Goran *et al.*, «The Obesogenic Effect of High Fructose Exposure During Early Development», *Nature Reviews Endocrinology* 9, n.º 8 (agosto de 2013): 494-500, <https://doi.org/10.1038/nrendo.2013.108>.

41. David Perlmutter y Casey Means, «Op-Ed: The Bitter Truth of USDA's Sugar Guidelines», *MedPage Today* (21 de febrero de 2021), <https://www.medpagetoday.com/primarycare/dietnutrition/91281>.

Capítulo 4. La bomba U en el cerebro

1. Para datos y cifras actualizadas sobre la enfermedad de Alzheimer, visita la página de la Asociación de Alzheimer, en <www.alz.org>. También la página del Instituto Nacional del Envejecimiento dedicada a estos datos, en <https://www.nia.nih.gov/health/alzheimers-disease-fact-sheet>.

2. Dan J. Stein e Ilina Singh (eds.), *Global Mental Health and Neuroethics*, Práctica de Salud Mental Global 1 (Cambridge, Academic Press, 2020): 229.

3. Rachel A. Whitmer *et al.*, «Obesity in Middle Age and Future Risk of Dementia: A 27 Year Longitudinal Population Based Study», *The BMJ* 330, n.º 7504 (junio de 2005): 1360, <https://doi.org/10.1136/bmj.38446.466238.E0>.

4. Kazushi Suzuki *et al.*, «Elevated Serum Uric Acid Levels Are Related to Cognitive Deterioration in an Elderly Japanese Population», *Dementia and Geriatric Cognitive Disorders Extra* 6, n.º 3 (septiembre-diciembre de 2016): 580-588, <https://doi.org/10.1159/000454660>.

5. Sjoerd M. Euser *et al.*, «Serum Uric Acid and Cognitive Function

and Dementia», *Brain* 132, n.º 2 (febrero de 2009): 377-382, <https://doi.org/10.1093/brain/awn316>. También consulta Aamir A. Khan *et al.*, «Serum Uric Acid Level and Association with Cognitive Impairment and Dementia: Systematic Review and Meta-Analysis», *Age* 38, n.º 1 (febrero de 2016): 16, <https://doi.org/10.1007/s11357-016-9871-8>; Augustin Latourte *et al.*, «Uric Acid and Incident Dementia Over 12 Years of Follow-Up: A Population-Based Cohort Study», *Annals of the Rheumatic Diseases* 77, n.º 3 (marzo de 2018): 328-335, <https://doi.org/10.1136/annrheumdis-2016-210767>; Giovambattista Desideri *et al.*, «Uric Acid Amplifies Aß Amyloid Effects Involved in the Cognitive Dysfunction/Dementia: Evidences from an Experimental Model in Vitro», *Journal of Cellular Physiology* 232, n.º 5 (mayo de 2017): 1069-1078, <https://doi.org/10.1002/jcp.25509>; May A. Beydoun *et al.*, «Serum Uric Acid and Its Association with Longitudinal Cognitive Change Among Urban Adults», *Journal of Alzheimer's Disease* 52, n.º 4 (abril de 2016): 1415-1430, <https://doi.org/10.3233/JAD-160028>.

6. «Mini-Strokes Linked to Uric Acid Levels», *ScienceDaily* (5 de octubre de 2007), <https://www.sciencedaily.com/releases/2007/10/071001172809.htm>. También consulta «Mini Strokes Linked to Uric Acid Levels», Johns Hopkins Medicine, <https://www.hopkinsmedicine.org/news/media/releases/mini_strokes_linked_to_uric_acid_levels>.

7. Baris Afsar *et al.*, «Relationship Between Uric Acid and Subtle Cognitive Dysfunction in Chronic Kidney Disease», *American Journal of Nephrology* 34, n.º 1 (2011): 49-54, <https://doi.org/10.1159/000329097>.

8. Shaheen E. Lakhan y Annette Kirchgessner, «The Emerging Role of Dietary Fructose in Obesity and Cognitive Decline», *Journal of Nutrition* 12, artículo n.º 114 (agosto de 2013), <https://doi.org/10.1186/1475-2891-12-114>.

9. *Idem.*

10. Eric Steen *et al.*, «Impaired Insulin and Insulin- Like Growth Factor Expression and Signaling Mechanisms in Alzheimer's Disease—Is This Type 3 Diabetes?», *Journal of Alzheimer's Disease* 7, n.º 1 (2005): 63-80, <https://doi.org/10.3233/JAD-2005-7107>.

11. Maria Stefania Spagnuolo, Susanna Iossa y Luisa Cigliano, «Sweet but Bitter: Focus on Fructose Impact on Brain Function in Rodent Models», *Nutrients* 13, n.º 1 (diciembre de 2020): 1, <https://doi.org/10.3390/nu13010001>.

12. Kathleen A. Page *et al.*, «Effects of Fructose vs Glucose on Regional Cerebral Blood Flow in Brain Regions Involved with Appetite and Reward Pathways», *JAMA* 309, n.º 1 (enero de 2013): 63-70, <https://doi.org/10.1001/jama.2012.116975>.

13. Pedro Cisternas *et al.*, «Fructose Consumption Reduces Hippocampal Synaptic Plasticity Underlying Cognitive Performance», *Biochimica et Biophysica Acta* 1852, n.º 11 (noviembre de 2015): 2379-2390, <https://doi.org/10.1016/j.bbadis.2015.08.016>.

14. Karin van der Borght *et al.*, «Reduced Neurogenesis in the Rat Hippocampus Following High Fructose Consumption», *Regulatory Peptides* 167, n.º 1 (febrero de 2011): 26-30, <https://doi.org/10.1016/j.regpep.2010.11.002>.

15. Rahul Agrawal *et al.*, «Dietary Fructose Aggravates the Pathobiology of Traumatic Brain Injury by Influencing Energy Homeostasis and Plasticity», *Journal of Cerebral Blood Flow & Metabolism* 36, n.º 5 (mayo de 2016): 941-953, <https://doi.org/10.1177/0271678X15606719>.

16. Matthew P. Pase *et al.*, «Sugary Beverage Intake and Preclinical Alzheimer's Disease in the Community», *Alzheimer's & Dementia* 13, n.º 9 (septiembre de 2017): 955-964, <https://doi.org/10.1016/j.jalz.2017.01.024>.

17. Richard J. Johnson *et al.*, «Cerebral Fructose Metabolism as a Potential Mechanism Driving Alzheimer's Disease», *Frontiers in Aging Neuroscience* 12 (septiembre de 2012): 560865, <https://doi.org/10.3389/fnagi.2020.560865>. También consulta Jonathan Q. Purnell *et al.*, «Brain Functional Magnetic Resonance Imaging Response to Glucose and Fructose Infusions in Humans», *Diabetes, Obesity and Metabolism* 13, n.º 3 (marzo de 2011): 229-234, <https://doi.org/10.1111/j.1463-1326.2010.01340.x>.

18. Matthew C. L. Phillips *et al.*, «Randomized Crossover Trial of a Modified Ketogenic Diet in Alzheimer's Disease», *Alzheimer's Research & Therapy* 13, art. n.º 51 (febrero de 2021), <https://doi.org/10.1186/s13195-021-00783-x>.

19. Jasvinder A. Singh y John D. Cleveland, «Comparative Effectiveness of Allopurinol Versus Febuxostat for Preventing Incident Dementia in Older Adults: A Propensity-Matched Analysis», *Arthritis Research & Therapy* 20, art. n.º 167 (agosto de 2018), <https://doi.org/10.1186/s13075-018-1663-3>.

20. Mumtaz Takir *et al.*, «Lowering Uric Acid with Allopurinol Improves Insulin Resistance and Systemic Inflammation in Asymptomatic Hyperuricemia», *Journal of Investigative Medicine* 63, n.º 8 (diciembre de 2015): 924-929, <https://doi.org/10.1097/JIM.0000000000000242>.

21. Jane P. Gagliardi, «What Can We Learn from Studies Linking Gout with Dementia?», *American Journal of Geriatric Psychiatry* (febrero de 2021): S1064, <zhttps://doi.org/10.1016/j.jagp.2021.02.044>.

22. David J. Schretlen *et al.*, «Serum Uric Acid and Cognitive Function in Community-Dwelling Older Adults», *Neuropsychology* 21, n.º 1 (enero de 2007): 136-140, <https://doi.org/10.1037/0894-4105.21.1.136>.

Capítulo 5. Lluvia ácida

1. William Osler, *The Principles and Practice of Medicine, Designed for the Use of Practitioners and Students of Medicine* 1 (s. l., Andesite Press, 2015).

2. J. T. Scott, «Factors Inhibiting the Excretion of Uric Acid», *Journal of the Royal Society of Medicine* 59, n.º 4 (abril de 1966): 310-313, <https://doi.org/10.1177/003591576605900405>.

3. Para tener una visión panorámica de la relación entre el sueño y la salud, consulta Instituto Nacional de Trastornos Neurológicos e Infarto, «Brain Basics: Understanding Sleep», <https://www.ninds.nih.gov/Disorders/Patient-Caregiver-Education/Understanding-Sleep>. También consulta las obras del doctor Michael Breus, una autoridad en la medicina del sueño: <http://www.thesleepdoctor.com/>. Consulta además Matthew Walker, *¿Por qué dormimos? La nueva ciencia del sueño* (Nueva York, Scribner, 2017).

4. Karine Spiegel, Rachel Leproult y Eve van Cauter, «Impact of Sleep Debt on Metabolic and Endocrine Function», *The Lancet* 354, n.º 9188 (octubre de 1999): 435-439, <https://doi.org/10.1016/S0140-6736(99)01376-8>.

5. Para tener información sobre el sueño y las estadísticas de lo que dormimos, consulta la Fundación Nacional del Sueño, en <https://sleepfoundation.org/>.

6. Carla S. Moller-Levet *et al.*, «Effects of Insufficient Sleep on Circa-

dian Rhythmicity and Expression Amplitude of the Human Blood Transcriptome», *Proceedings of the National Academy of Sciences* 110, n.° 12 (marzo de 2013): E1132-E1141, <https://doi.org/10.1073/pnas.1217154110>.

7. Janet M. Mullington *et al.*, «Sleep Loss and Inflammation», *Best Practice & Research Clinical Endocrinology & Metabolism* 24, n.° 5 (octubre de 2010): 775-784, <https://doi.org/10.1016/j.beem.2010.08.014>.

8. Michael R. Irwin, Richard Olmstead y Judith E. Carroll, «Sleep Disturbance, Sleep Duration, and Inflammation: A Systematic Review and Meta-Analysis of Cohort Studies and Experimental Sleep Deprivation», *Biological Psychiatry* 80, n.° 1 (julio de 2016): 40-52, <https://doi.org/10.1016/j.biopsych.2015.05.014>.

9. Francesco P. Cappuccio *et al.*, «Sleep Duration and All- Cause Mortality: A Systematic Review and Meta-Analysis of Prospective Studies», *Sleep* 33, n.° 5 (mayo de 2010): 585-592, <https://doi.org/10.1093/sleep/33.5.585>.

10. Andrew J. Westwood *et al.*, «Prolonged Sleep Duration as a Marker of Early Neurodegeneration Predicting Incident Dementia», *Neurology* 88, n.° 12 (marzo de 2017): 1172-1179, <https://doi.org/10.1212/WNL.0000000000003732>.

11. De nuevo, visita la página de la Fundación Nacional del Sueño, en <https://sleepfoundation.org/>.

12. Dorit Koren, Magdalena Dumin y David Gozal, «Role of Sleep Quality in the Metabolic Syndrome», *Diabetes, Metabolic Syndrome and Obesity: Targets and Therapy* 9 (agosto de 2016): 281-310, <https://doi.org/10.2147/DMSO.S95120>.

13. Francesco P. Cappuccio *et al.*, «Meta-Analysis of Short Sleep Duration and Obesity in Children and Adults», *Sleep* 31, n.° 5 (mayo de 2008): 619-626, <https://doi.org/10.1093/sleep/31.5.619>.

14. Chan-Won Kim *et al.*, «Sleep Duration and Progression to Diabetes in People with Prediabetes Defined by HbA1c Concentration», *Diabetic Medicine* 34, n.° 11 (noviembre de 2017): 1591-1598, <https://doi.org/10.1111/dme.13432>. También consulta Karine Spiegel *et al.*, «Effects of Poor and Short Sleep on Glucose Metabolism and Obesity Risk», *Nature Reviews Endocrinology* 5, n.° 5 (mayo de 2009): 253-261, <https://doi.org/10.1038/nrendo.2009.23>.

15. Christopher Papandreou *et al.*, «Sleep Duration Is Inversely As-

sociated with Serum Uric Acid Concentrations and Uric Acid to Creatinine Ratio in an Elderly Mediterranean Population at High Cardiovascular Risk», *Nutrients* 11, n.º 4 (abril de 2019): 761, <https://doi.org/10.3390/nu11040761>.

16. Yu-Tsung Chou *et al.*, «Association of Sleep Quality and Sleep Duration with Serum Uric Acid Levels in Adults», *PLOS ONE* 15, n.º 9 (septiembre de 2020): e0239185, <https://doi.org/10.1371/journal.pone.0239185>.

17. Caiyu Zheng *et al.*, «Serum Uric Acid Is Independently Associated with Risk of Obstructive Sleep Apnea-Hypopnea Syndrome in Chinese Patients with Type 2 Diabetes», *Disease Markers* (2019), <https://doi.org/10.1155/2019/4578327>.

18. Jeffrey J. Iliff *et al.*, «A Paravascular Pathway Facilitates CSF Flow Through the Brain Parenchyma and the Clearance of Interstitial Solutes, Including Amyloid β», *Science Translational Medicine* 4, n.º 147 (agosto de 2012): 147ra111, <https://doi.org/10.1126/scitranslmed.3003748>.

19. Miguel A. Lanaspa *et al.*, «High Salt Intake Causes Leptin Resistance and Obesity in Mice by Stimulating Endogenous Fructose Production and Metabolism», *Proceedings of the National Academy of Sciences* 115, n.º 12 (marzo de 2018): 3138-3143, <https://doi.org/10.1073/pnas.1713837115>.

20. Lanaspa *et al.*, «High Salt Intake». También consulta Masanari Kuwabara *et al.*, «Relationship Between Serum Uric Acid Levels and Hypertension Among Japanese Individuals Not Treated for Hyperuricemia and Hypertension», *Hypertension Research* 37, n.º 8 (agosto de 2014): 785-789, <https://doi.org/10.1038/hr.2014.75>; Yang Wang *et al.*, «Effect of Salt Intake on Plasma and Urinary Uric Acid Levels in Chinese Adults: An Interventional Trial», *Scientific Reports* 8, art. 1434 (enero de 2018), <https://doi.org/10.1038/s41598-018-20048-2>.

21. Susan J. Allison, «High Salt Intake as a Driver of Obesity», *Nature Reviews Nephrology* 14, n.º 5 (mayo de 2018): 285, <https://doi.org/10.1038/nrneph.2018.23>.

22. Giuseppe Faraco *et al.*, «Dietary Salt Promotes Cognitive Impairment Through Tau Phosphorylation», *Nature* 574, n.º 7780 (octubre de 2019): 686-690, <https://doi.org/10.1038/s41586-019-1688-z>.

23. Chaker Ben Salem, «Drug-Induced Hyperuricaemia and Gout»,

Rheumatology 56, n.º 5 (mayo de 2017): 679-688, <https://doi.org/10.1093/rheumatology/kew293>. También consulta Mara A. McAdams DeMarco *et al.*, «Diuretic Use, Increased Serum Urate Levels, and Risk of Incident Gout in a Population- Based Study of Adults with Hypertension: The Atherosclerosis Risk in Communities Cohort Study», *Arthritis & Rheumatology* 64, n.º 1 (enero de 2012): 121-129, <https://doi.org/10.1002/art.33315>.

24. «Long-Term Use of PPIs Has Consequences for Gut Microbiome», Clínica Cleveland, <https://consultqd.clevelandclinic.org/long-term-use-of-ppis-has-consequences-for-gut-microbiome/>. También consulta William B. Lehault y David M. Hughes, «Review of the Long-Term Effects of Proton Pump Inhibitors», *Federal Practitioner* 34, n.º 2 (febrero de 2017): 19-23.

25. Tuhina Neogi *et al.*, «Alcohol Quantity and Type on Risk of Recurrent Gout Attacks: An Internet-Based Case-Crossover Study», *American Journal of Medicine* 127, n.º 4 (abril de 2014): 311-318, <https://doi.org/10.1016/j.amjmed.2013.12.019>. También consulta Hyon K. Choi y Gary Curhan, «Beer, Liquor, and Wine Consumption and Serum Uric Acid Level: The Third National Health and Nutrition Examination Survey», *Arthritis Care & Research* 51, n.º 6 (diciembre de 2004): 1023-1029, <https://doi.org/10.1002/art.20821>.

26. Rongrong Li, Kang Yu y Chunwei Li, «Dietary Factors and Risk of Gout and Hyperuricemia: A Meta-Analysis and Systematic Review», *Asia Pacific Journal of Clinical Nutrition* 27, n.º 6 (2018): 1344-1356, <https://doi.org/10.6133/apjcn.201811_27(6).0022>.

27. Richard J. Johnson *et al.*, «Umami: The Taste That Drives Purine Intake», *Journal of Rheumatology* 40, n.º 11 (noviembre de 2013): 1794-1796, <https://doi.org/10.3899/jrheum.130531>.

28. René J. Hernández Bautista *et al.*, «Obesity: Pathophysiology, Monosodium Glutamate–Induced Model and Anti-Obesity Medicinal Plants», *Biomedicine & Pharmacotherapy* 111 (marzo de 2019): 503-516, <https://doi.org/10.1016/j.biopha.2018.12.108>.

29. Ka He *et al.*, «Consumption of Monosodium Glutamate in Relation to Incidence of Overweight in Chinese Adults: China Health and Nutrition Survey (CHNS)», *American Journal of Clinical Nutrition* 93, n.º 6 (junio de 2011): 1328-1336, <https://doi.org/10.3945/ajcn.110.008870>.

30. Zumin Shi *et al.*, «Monosodium Glutamate Is Related to a Higher

Increase in Blood Pressure Over 5 Years: Findings from the Jiangsu Nutrition Study of Chinese Adults», *Journal of Hypertension* 29, n.° 5 (mayo de 2011): 846-853, <https://doi.org/10.1097/HJH.0b013e328344da8e>.

31. Kamal Niaz, Elizabeta Zaplatic y Jonathan Spoor, «Extensive Use of Monosodium Glutamate: A Threat to Public Health?», *EXCLI Journal* 17 (marzo de 2018): 273-278, <https://doi.org/10.17179/excli2018-1092>.

32. Ignacio Roa y Mariano del Sol, «Types I and III Parotid Collagen Variations and Serum Biochemical Parameters in Obese Rats Exposed to Monosodium Glutamate», *International Journal of Morphology* 38, n.° 3 (junio de 2020), <http://dx.doi.org/10.4067/S0717-95022020000300755>.

33. Joseph F. Merola *et al.*, «Psoriasis, Psoriatic Arthritis and Risk of Gout in US Men and Women», *Annals of the Rheumatic Diseases* 74, n.° 8 (agosto de 2015): 1495-1500, <https://doi.org/10.1136/annrheumdis-2014-205212>.

34. Renaud Felten *et al.*, «At the Crossroads of Gout and Psoriatic Arthritis: 'Psout'», *Clinical Rheumatology* 39, n.° 5 (mayo de 2020): 1405-1413, <https://doi.org/10.1007/s10067-020-04981-0>.

35. Nicola Giordano *et al.*, «Hyperuricemia and Gout in Thyroid Endocrine Disorders», *Clinical and Experimental Rheumatology* 19, n.° 6 (noviembre-diciembre de 2001): 661-665.

36. Eswar Krishnan, Bharathi Lingala y Vivek Bhalla, «Low-Level Lead Exposure and the Prevalence of Gout: An Observational Study», *Annals of Internal Medicine* 157, n.° 4 (agosto de 2012): 233-241, <https://doi.org/10.7326/0003-4819-157-4-201208210-00003>.

37. J. Runcie y T. J. Thomson, «Total Fasting, Hyperuricaemia and Gout», *Postgraduate Medical Journal* 45, n.° 522 (abril de 1969): 251-253, <https://doi.org/10.1136/pgmj.45.522.251>

38. Patrick H. Dessein *et al.*, «Beneficial Effects of Weight Loss Associated with Moderate Calorie/Carbohydrate Restriction, and Increased Proportional Intake of Protein and Unsaturated Fat on Serum Urate and Lipoprotein Levels in Gout: A Pilot Study», *Annals of the Rheumatic Diseases* 59, n.° 7 (julio de 2000): 539-543, <https://doi.org/10.1136/ard.59.7.539>.

39. I-Min Lee *et al.*, «Effect of Physical Inactivity on Major Non-Communicable Diseases Worldwide: An Analysis of Burden of Disease and Life Expectancy», *The Lancet* 380, n.° 9838 (julio de 2012): 219-229, <https://doi.org/10.1016/S0140-6736(12)61031-9>.

40. Organización Mundial de la Salud, «Physical Inactivity a Leading Cause of Disease and Disability, Warns WHO» (4 de abril de 2002), <https://www.who.int/news/item/04-04-2002-physical-inactivity-a-leading-cause-of-disease-and-disability-warns-who>. También consulta la ficha técnica de la Organización Mundial de la Salud sobre obesidad y sobrepeso, en <https://www.who.int/news-room/fact-sheets/detail/obesity-and-overweight>.

41. Aviroop Biswas *et al.*, «Sedentary Time and Its Association with Risk for Disease Incidence, Mortality, and Hospitalization in Adults: A Systematic Review and Meta-Analysis», *Annals of Internal Medicine* 162, n.º 2 (enero de 2015): 123-132, <https://doi.org/10.7326/M14-1651>.

42. Srinivasan Beddhu *et al.*, «Light-Intensity Physical Activities and Mortality in the United States General Population and CKD Subpopulation», *Clinical Journal of the American Society of Nephrology* 10, n.º 7 (julio de 2015): 1145-1153, <https://doi.org/10.2215/CJN.08410814>.

43. Doo Yong Park *et al.*, «The Association Between Sedentary Behavior, Physical Activity and Hyperuricemia», *Vascular Health and Risk Management* 15 (agosto de 2019): 291-299, <https://doi.org/10.2147/VHRM.S200278>.

44. Jun Zhou *et al.*, «Physical Exercises and Weight Loss in Obese Patients Help to Improve Uric Acid», *Oncotarget* 8, n.º 55 (octubre de 2017): 94893-94899, <https://doi.org/10.18632/oncotarget.22046>.

Capítulo 6. Los nuevos hábitos de LUV

1. Consejo de Investigación Médica-Instituto de Ciencias Médicas de Londres, «Too Much Sugar Leads to Early Death, but Not Due to Obesity», *ScienceDaily* (19 de marzo de 2020), <www.sciencedaily.com/releases/2020/03/200319141024.htm> y <https://www.eurekalert.org/news-releases/621703>. También consulta Esther van Dam *et al.*, «Sugar-Induced Obesity and Insulin Resistance Are Uncoupled from Shortened Survival in *Drosophila*», *Cell Metabolism* 31, n.º 4 (abril de 2020): 710-725, <https://doi.org/10.1016/j.cmet.2020.02.016>.

2. Consulta los artículos de Christoph Kaleta en <https://scholar.google.de/citations?user=qw172uQAAAAJ&hl=en>.

3. Shijun Hao, Chunlei Zhang y Haiyan Song, «Natural Products

Improving Hyperuricemia with Hepatorenal Dual Effects», *Evidence-Based Complementary and Alternative Medicine* (2016), <https://doi.org/10.1155/2016/7390504>. También consulta Lin-Lin Jiang *et al.*, «Bioactive Compounds from Plant-Based Functional Foods: A Promising Choice for the Prevention and Management of Hyperuricemia», *Foods* 9, n.º 8 (julio de 2020): 973, <https://doi.org/10.3390/foods9080973>.

4. Yuanlu Shi y Gary Williamson, «Quercetin Lowers Plasma Uric Acid in Prehyperuricaemic Males: A Randomised, Double-Blinded, Placebo-Controlled, Cross-Over Trial», *British Journal of Nutrition* 115, n.º 5 (marzo de 2016): 800-806, <https://doi.org/10.1017/S0007114515005310>. También consulta Cen Zhang *et al.*, «Mechanistic Insights into the Inhibition of Quercetin on Xanthine Oxidase», *International Journal of Biological Macromolecules* 112 (junio de 2018): 405-412, <https://doi.org/10.1016/j.ijbiomac.2018.01.190>.

5. Maria-Corina Serban *et al.*, «Effects of Quercetin on Blood Pressure: A Systematic Review and Meta-Analysis of Randomized Controlled Trials», *Journal of the American Heart Association* 5, n.º 7 (julio de 2016): e002713, <https://doi.org/10.1161/JAHA.115.002713>.

6. Marina Hirano *et al.*, «Luteolin-Rich Chrysanthemum Flower Extract Suppresses Baseline Serum Uric Acid in Japanese Subjects with Mild Hyperuricemia», *Integrative Molecular Medicine* 4, n.º 2 (2017), <https://doi.org/10.15761/IMM.1000275>.

7. Muhammad Imran *et al.*, «Luteolin, a Flavonoid, as an Anticancer Agent: A Review», *Biomedicine & Pharmacotherapy* 112 (abril de 2019): 108612, <https://doi.org/10.1016/j.biopha.2019.108612>.

8. Stuart Wolpert, «Fructose and Head Injuries Adversely Affect Hundreds of Brain Genes Linked to Human Diseases», *UCLA College*, <https://www.college.ucla.edu/2017/07/11/fructose-and-head-injuries-adversely-affect-hundreds-of-brain-genes-linked-to-human-diseases/>.

9. Janie Allaire *et al.*, «A Randomized, Crossover, Head-to-Head Comparison of Eicosapentaenoic Acid and Docosahexaenoic Acid Supplementation to Reduce Inflammation Markers in Men and Women: The Comparing EPA TO DHA (ComparED) Study», *American Journal of Clinical Nutrition* 104, n.º 2 (agosto de 2016): 280-287, <https://doi.org/10.3945/ajcn.116.131896>.

10. Stephen P. Juraschek, Edgar R. Miller III y Allan C. Gelber,

«Effect of Oral Vitamin C Supplementation on Serum Uric Acid: A Meta-Analysis of Randomized Controlled Trials», *Arthritis Care & Research* 63, n.° 9 (septiembre de 2011): 1295-1306, <https://doi.org/10.1002/acr.20519>.

11. Hyon K. Choi, Xiang Gao y Gary Curhan, «Vitamin C Intake and the Risk of Gout in Men: A Prospective Study», *Archives of Internal Medicine* 169, n.° 5 (marzo de 2009): 502-507, <https://doi.org/10.1001/archinternmed.2008.606>.

12. Juraschek, Miller y Gelber, «Effect of Oral Vitamin C Supplementation on Serum Uric Acid».

13. Mehrangiz Ebrahimi-Mameghani *et al.*, «Glucose Homeostasis, Insulin Resistance and Inflammatory Biomarkers in Patients with Non-Alcoholic Fatty Liver Disease: Beneficial Effects of Supplementation with Microalgae *Chlorella vulgaris*: A Double-Blind Placebo-Controlled Randomized Clinical Trial», *Clinical Nutrition* 36, n.° 4 (agosto de 2017): 1001-1006, <https://doi.org/10.1016/j.clnu.2016.07.004>.

14. Yunes Panahi *et al.*, «A Randomized Controlled Trial of 6-week *Chlorella vulgaris* Supplementation in Patients with Major Depressive Disorder», *Complementary Therapies in Medicine* 23, n.° 4 (agosto de 2015): 598-602, <https://doi.org/10.1016/j.ctim.2015.06.010>.

15. Christopher J. L. Murray *et al.*, «The State of US Health, 1990-2016: Burden of Diseases, Injuries, and Risk Factors Among US States», *JAMA* 319, n.° 14 (2018): 1444-1472, <https://doi.org/10.1001/jama.2018.0158>.

16. «Insulin Resistance & Prediabetes», Instituto Nacional de Diabetes y Enfermedades Digestivas y Renales, en <https://www.niddk.nih.gov/health-information/diabetes/overview/what-is-diabetes/prediabetes-insulin-resistance>.

17. Amir Tirosh *et al.*, «Normal Fasting Plasma Glucose Levels and Type 2 Diabetes in Young Men», *New England Journal of Medicine* 353, n.° 14 (octubre de 2005): 1454-1462, <https://doi.org/10.1056/NEJMoa050080>.

18. Adam G. Tabak *et al.*, «Prediabetes: A High-Risk State for Diabetes Development», *The Lancet* 379, n.° 9833 (junio de 2012): 2279-2290, <https://doi.org/10.1016/S0140-6736(12)60283-9>.

19. Para escuchar más de la doctora Casey Means y ganar una clase introductoria sobre la monitorización continua de glucosa, te invito a es-

cuchar mi entrevista con ella en mi pódcast, al que puedes acceder a través de mi página, en <https://www.drperlmutter.com/continuous-glucose-monitoring-a-powerful-tool-for-metabolic-health/>.

20. Heather Hall *et al.*, «Glucotypes Reveal New Patterns of Glucose Dysregulation», *PLOS Biology* 16, n.° 7 (julio de 2018): e2005143, <https://doi.org/10.1371/journal.pbio.2005143>.

21. Felicity Thomas *et al.*, «Blood Glucose Levels of Subelite Athletes During 6 Days of Free Living», *Journal of Diabetes Science and Technology* 10, n.° 6 (noviembre de 2016): 1335-1343, <https://doi.org/10.1177/1932296816648344>.

22. Viral N. Shah *et al.*, «Continuous Glucose Monitoring Profiles in Healthy Nondiabetic Participants: A Multicenter Prospective Study», *Journal of Clinical Endocrinology and Metabolism* 104, n.° 10 (octubre de 2019): 4356-4364, <https://doi.org/10.1210/jc.2018-02763>.

23. Alexandra E. Butler *et al.*, «β-Cell Deficit and Increased β-Cell Apoptosis in Humans with Type 2 Diabetes», *Diabetes* 52, n.° 1 (enero de 2003): 102-110, <https://doi.org/10.2337/diabetes.52.1.102>.

24. Li Li *et al.*, «Acute Psychological Stress Results in the Rapid Development of Insulin Resistance», *Journal of Endocrinology* 217, n.° 2 (abril de 2013): 175-184, <https://doi.org/10.1530/JOE-12-0559>.

25. «Survey: Nutrition Information Abounds, but Many Doubt Food Choices», Food Insight (mayo de 2017), <https://foodinsight.org/survey-nutrition-information-abounds-but-many-doubt-food-choices/>.

26. Echa un vistazo a mi entrevista con la doctora Casey Means en mi pódcast del 1 de junio de 2021, en <https://www.drperlmutter.com/continuous-glucose-monitoring-a-powerful-tool-for-metabolic-health/>.

27. Satchin Panda, *Activa tu ritmo biológico; pierde peso, llénate de energía y mejora tu salud equilibrando tu ritmo circadiano* (Nueva York, Rodale, 2018). Para más sobre el doctor Panda y su labor de investigación, visita la página de su laboratorio en el Instituto Salk, en <https://www.salk.edu/scientist/satchidananda-panda/>.

28. Satchin Panda, *Activa tu ritmo biológico, op. cit.*

29. Emily N. Manoogian *et al.*, «Time-Restricted Eating for the Prevention and Management of Metabolic Diseases», *Endocrine Reviews* (2021), <https://doi.org/10.1210/endrev/bnab027>.

30. Sociedad Endocrina, «Intermittent Fasting Can Help Manage Metabolic Disease: Popular Diet Trend Could Reduce the Risk of Dia-

betes and Heart Disease», *ScienceDaily*, <www.sciencedaily.com/releases/2021/09/210922090909.htm>. Consultado el 7 de octubre de 2021.

31. Malini Prasad *et al.*, «A Smartphone Intervention to Promote Time Restricted Eating Reduces Body Weight and Blood Pressure in Adults with Overweight and Obesity: A Pilot Study», *Nutrients* 13, n.º 7 (junio de 2021): 2148, <https://doi.org/10.3390/nu13072148>.

32. Nidhi Bansal y Ruth S. Weinstock, «Non-Diabetic Hypoglycemia», *Endotext* (20 de mayo de 2020).

33. Fernanda Cerqueira, Bruno Chausse y Alicia J. Kowaltowski, «Intermittent Fasting Effects on the Central Nervous System: How Hunger Modulates Brain Function», en *Handbook of Famine, Starvation, and Nutrient Deprivation: From Biology to Policy*, Victor Preedy y Vanood B. Patel (eds.), Springer, <https://doi.org/10.1007/978-3-319-40007-5_29-1>.

34. Humaira Jamshed *et al.*, «Early Time-Restricted Feeding Improves 24-Hour Glucose Levels and Affects Markers of the Circadian Clock, Aging, and Autophagy in Humans», *Nutrients* 11, n.º 6 (mayo de 2019): 1234, <https://doi.org/10.3390/nu11061234>.

Segunda parte. Vuelta en U

1. Joana Araujo, Jianwen Cai y June Stevens, «Prevalence of Optimal Metabolic Health in American Adults: National Health and Nutrition Examination Survey 2009-2016», *Metabolic Syndrome and Related Disorders* 17, n.º 1 (febrero de 2019): 46-52, <https://doi.org/10.1089/met.2018.0105>.

Capítulo 7. Preparación a LUV

1. Adriano Bruci *et al.*, «Very Low-Calorie Ketogenic Diet: A Safe and Effective Tool for Weight Loss in Patients with Obesity and Mild Kidney Failure», *Nutrients* 12, n.º 2 (enero de 2020): 333, <https://doi.org/10.3390/nu12020333>.

Capítulo 8. Modificaciones alimentarias para bajar los niveles úricos

1. «Health Effects of Dietary Risks in 195 Countries, 1990-2017: A Systematic Analysis for the Global Burden of Disease Study 2017», *The Lancet* 393, n.° 10184 (abril de 2019): 1958-1972, <https://doi.org/10.1016/S0140-6736(19)30041-8>. También consulta Nita G. Forouhi y Nigel Unwin, «Global Diet and Health: Old Questions, Fresh Evidence, and New Horizons», *The Lancet* 393, n.° 10184 (abril de 2019): 1916-1918, <https://doi.org/10.1016/S0140-6736(19)30500-8>.

2. Para todo lo que quieras saber sobre el FNDC y la salud cerebral, incluyendo referencias a estudios, ve la edición actualizada de mi libro *Cerebro de pan: la devastadora verdad sobre los efectos del trigo, el azúcar y los carbohidratos en el cerebro*, México, Penguin Random House (2021).

3. May A. Beydoun *et al.*, «Dietary Factors Are Associated with Serum Uric Acid Trajectory Differentially by Race Among Urban Adults», *British Journal of Nutrition* 120, n.° 8 (octubre de 2018): 935-945, <https://doi.org/10.1017/S0007114518002118>. También consulta Daisy Vedder *et al.*, «Dietary Interventions for Gout and Effect on Cardiovascular Risk Factors: A Systematic Review», *Nutrients* 11, n.° 12 (diciembre de 2019): 2955, <https://doi.org/10.3390/nu11122955>; M. A. Gromova, V. V. Tsurko y A. S. Melekhina, «Rational Approach to Nutrition for Patients with Gout», *Clinician* 13, n.° 3-4 (2019): 15-21, <https://doi.org/10.17650/1818-8338-2019-13-3-4-15-21>; Kiyoko Kaneko *et al.*, «Total Purine and Purine Base Content of Common Foodstuffs for Facilitating Nutritional Therapy for Gout and Hyperuricemia», *Biological and Pharmaceutical Bulletin* 37, n.° 5 (2014): 709-721, <https://doi.org/10.1248/bpb.b13-00967>.

4. Jotham Suez *et al.*, «Artificial Sweeteners Induce Glucose Intolerance by Altering the Gut Microbiota», *Nature* 514, n.° 7521 (octubre de 2014): 181-186, <https://doi.org/10.1038/nature13793>.

5. Matthew P. Pase *et al.*, «Sugar- and Artificially-Sweetened Beverages and the Risks of Incident Stroke and Dementia», *Stroke* 48, n.° 5 (abril de 2017): 1139-1146, <https://doi.org/10.1161/STROKEAHA.116.016027>; Matthew P. Pase *et al.*, «Sugary Beverage Intake and Preclinical Alzheimer's Disease in the Community», *Alzheimer's & Dementia* 13, n.° 9 (septiembre de 2017): 955-964, <https://doi.org/10.1016/j.jalz.2017.01.024>.

6. Francesco Franchi *et al.*, «Effects of D-allulose on Glucose Tolerance and Insulin Response to a Standard Oral Sucrose Load: Results of a Prospective, Randomized, Crossover Study», *BMJ Open Diabetes Research and Care* 9, n.º 1 (febrero de 2021): e001939, <https://doi.org/10.1136/bmjdrc-2020-001939>.

7. Este es un pequeño conjunto de investigaciones sobre la miel para iniciarte en el tema: Noori Al-Waili *et al.*, «Honey and Cardiovascular Risk Factors, in Normal Individuals and in Patients with Diabetes Mellitus or Dyslipidemia», *Journal of Medicinal Food* 16, n.º 12 (diciembre de 2013): 1063-1078, <https://doi.org/10.1089/jmf.2012.0285>; Nur Zuliani Ramli *et al.*, «A Review on the Protective Effects of Honey Against Metabolic Syndrome», *Nutrients* 10, n.º 8 (agosto de 2018): 1009, <https://doi.org/10.3390/nu10081009>; Omotayo O. Erejuwa, Siti A. Sulaiman y Mohd S. Ab Wahab, «Honey—A Novel Antidiabetic Agent», *International Journal of Biological Sciences* 8, n.º 6 (2012): 913-934, <https://doi.org/10.7150/ijbs.3697>.

8. Anand Mohan *et al.*, «Effect of Honey in Improving the Gut Microbial Balance», *Food Quality and Safety* 1, n.º 2 (mayo de 2017): 107-115, <https://doi.org/10.1093/fqsafe/fyx015>.

9. Salma E. Nassar *et al.*, «Effect of Inulin on Metabolic Changes Produced by Fructose Rich Diet», *Life Science Journal* 10, n.º 2 (enero de 2013): 1807-1814.

10. Organización Mundial de la Salud, «Global Strategy on Diet, Physical Activity and Health», <https://www.who.int/dietphysicalactivity/strategy/eb11344/strategy_english_web.pdf>.

11. Gabsik Yang *et al.*, «Suppression of NLRP3 Inflammasome by Oral Treatment with Sulforaphane Alleviates Acute Gouty Inflammation», *Rheumatology* 57, n.º 4 (abril de 2018): 727-736, <https://doi.org/10.1093/rheumatology/kex499>. También consulta Christine A. Houghton, «Sulforaphane: Its 'Coming of Age' as a Clinically Relevant Nutraceutical in the Prevention and Treatment of Chronic Disease», *Oxidative Medicine and Cellular Longevity* (octubre de 2019), <https://doi.org/10.1155/2019/2716870>.

12. Albena T. Dinkova-Kostova *et al.*, «KEAP1 and Done? Targeting the NRF2 Pathway with Sulforaphane», *Trends in Food Science and Technology* 69, parte B (noviembre de 2017): 257-269, <https://doi.org/10.1016/j.tifs.2017.02.002>.

13. Robert A. Jacob *et al.*, «Consumption of Cherries Lowers Plasma Urate in Healthy Women», *Journal of Nutrition* 133, n.º 6 (junio de 2003): 1826-1829, <https://doi.org/10.1093/jn/133.6.1826>. También consulta Keith R. Martin y Katie M. Coles, «Consumption of 100 % Tart Cherry Juice Reduces Serum Urate in Overweight and Obese Adults», *Current Developments in Nutrition* 3, n.º 5 (febrero de 2019): nzz011, <https://doi.org/10.1093/cdn/nzz011>; Naomi Schlesinger, Ruth Rabinowitz y Michael Schlesinger, «Pilot Studies of Cherry Juice Concentrate for Gout Flare Prophylaxis», *Journal of Arthritis* 1, n.º 1 (2012): 101, <https://doi.org/10.4172/2167-7921.1000101>.

14. Jiahong Xie *et al.*, «Delphinidin-3-O-Sambubioside: A Novel Xanthine Oxidase Inhibitor Identified from Natural Anthocyanins», *Food Quality and Safety* 5 (abril de 2021): fyaa038, <https://doi.org/10.1093/fqsafe/fyaa038>.

15. Marc J. Gunter *et al.*, «Coffee Drinking and Mortality in 10 European Countries: A Multinational Cohort Study», *Annals of Internal Medicine* 167, n.º 4 (agosto de 2017): 236-247, <https://doi.org/10.7326/M16-2945>. También consulta Hyon K. Choi y Gary Curhan, «Coffee, Tea, and Caffeine Consumption and Serum Uric Acid Level: The Third National Health and Nutrition Examination Survey», *Arthritis & Rheumatology* 57, n.º 5 (junio de 2007): 816-821, <https://doi.org/10.1002/art.22762>.

16. Song-Yi Park *et al.*, «Prospective Study of Coffee Consumption and Cancer Incidence in Non-White Populations», *Cancer Epidemiology, Biomarkers & Prevention* 27, n.º 8 (agosto de 2018): 928-935, <https://doi.org/10.1158/1055-9965.EPI-18-0093>.

17. Choi y Curhan, «Coffee, Tea, and Caffeine Consumption».

18. Yashi Mi *et al.*, «EGCG Ameliorates High-Fat- and High-Fructose-Induced Cognitive Defects by Regulating the IRS/AKT and ERK/ECREB/BDNF Signaling Pathways in the CNS», *FASEB Journal* 31, n.º 11 (noviembre de 2017): 4998-5011, <https://doi.org/10.1096/fj.201700400RR>.

19. Hyon K. Choi *et al.*, «Alcohol Intake and Risk of Incident Gout in Men: A Prospective Study», *The Lancet* 363, n.º 9417 (abril de 2004): 1277-1281, <https://doi.org/10.1016/S0140-6736(04)16000-5>.

Capítulo 9. Los compañeros de LUV

1. Scott Shannon *et al.*, «Cannabidiol in Anxiety and Sleep: A Large Case Series», *Permanente Journal* 23 (2019), <https://doi.org/10.7812/TPP/18-041>.

Capítulo 10. Una dulce oportunidad

1. Alpana P. Shukla *et al.*, «Food Order Has a Significant Impact on Postprandial Glucose and Insulin Levels», *Diabetes Care* 38, n.º 7 (julio de 2015): e98-e99, <https://doi.org/10.2337/dc15-0429>.

2. Andrea R. Josse *et al.*, «Almonds and Postprandial Glycemia—A Dose-Response Study», *Metabolism* 56, n.º 3 (marzo de 2007): 400-404, <https://doi.org/10.1016/j.metabol.2006.10.024>.

3. Austin Perlmutter, «The Coronavirus Took Advantage of Our Weaknesses», *Elemental* (21 de octubre de 2020), <https://elemental.medium.com/the-coronavirus-took-advantage-of-our-weaknesses-e7966ea48b75>.

4. Goodarz Danaei *et al.*, «The Preventable Causes of Death in the United States: Comparative Risk Assessment of Dietary, Lifestyle, and Metabolic Risk Factors», *PLOS Medicine* 6, n.º 4 (abril de 2009): e1000058, <https://doi.org/10.1371/journal.pmed.1000058>.

Epílogo

1. Robert N. Proctor, *Golden Holocaust: Origins of the Cigarette Catastrophe and the Case for Abolition* (Berkeley, University of California Press, 2012).

2. Katherine Gourd, «Fritz Lickint», *Lancet Respiratory Medicine* 2, n.º 5 (mayo de 2014): 358-359, <https://doi.org/10.1016/S2213-2600(14)70064-5>.

3. Colin Grabow, «Candy-Coated Cartel: Time to Kill the U. S. Sugar Program», análisis de políticas públicas n.º 837 del Instituto Cato (10 de abril de 2018), <https://www.cato.org/policy-analysis/candy-coated-cartel-time-kill-us-sugar-program>.

4. Yujin Lee *et al.*, «Cost-Effectiveness of Financial Incentives for Improving Diet and Health through Medicare and Medicaid: A Microsimulation Study», *PLOS Medicine* 16, n.º 3 (marzo de 2019): e1002761, <https://doi.org/10.1371/journal.pmed.1002761>.

5. Sarah Downer *et al.*, «Food Is Medicine: Actions to Integrate Food and Nutrition into Healthcare», *BMJ* 369 (junio de 2020): m2482, <https://doi.org/10.1136/bmj.m2482>.

6. Katie Riley *et al.*, «Reducing Hospitalizations and Costs: A Home Health Nutrition-Focused Quality Improvement Program», *Journal of Parenteral and Enteral Nutrition* 44, n.º 1 (enero de 2020): 58-68, <https://doi.org/10.1002/jpen.1606>.